XIANDAI LINCHUANG MAZUI JISHU

现代临床麻醉技术

主编 胡瑞花 李 朋 宋连刚 巩文怡

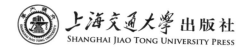

上海交通大学出版社
SHANGHAI JIAO TONG UNIVERSITY PRESS

内容提要

本书从临床实际需要出发，先对麻醉学科的发展与现状进行了简单介绍；后详细阐述了不同科室麻醉的相关内容，包括神经外科麻醉、心外科麻醉、普外科麻醉等。本书能够帮助临床麻醉医师提高对临床麻醉的理解和认识、培养临床麻醉思维和规范自身麻醉行为。本书可供住院医师、进修医师、麻醉学专业医学生和教育工作者参考阅读。

图书在版编目（CIP）数据

现代临床麻醉技术 / 胡瑞花等主编. --上海：上海交通大学出版社，2023.12
ISBN 978-7-313-29405-0

Ⅰ．①现… Ⅱ．①胡… Ⅲ．①麻醉学 Ⅳ．①R614

中国国家版本馆CIP数据核字（2023）第169766号

现代临床麻醉技术
XIANDAI LINCHUANG MAZUI JISHU

主　　编：胡瑞花　李　朋　宋连刚　巩文怡

出版发行：上海交通大学出版社

邮政编码：200030

印　　制：广东虎彩云印刷有限公司

开　　本：710mm×1000mm　1/16

字　　数：220千字

版　　次：2023年12月第1版

书　　号：ISBN 978-7-313-29405-0

定　　价：198.00元

地　　址：上海市番禺路951号

电　　话：021-64071208

经　　销：全国新华书店

印　　张：12.5

插　　页：2

印　　次：2023年12月第1次印刷

编委会

◇ **主　编**

胡瑞花　李　朋　宋连刚　巩文怡

◇ **副主编**

潘要执　凌　泉　涂兵权　方　伟

◇ **编　委**（按姓氏笔画排序）

方　伟（湖北省枝江市人民医院）

巩文怡（上海市宝山区吴淞中心医院）

孙晋玉（山东省枣庄市峄城区中医院）

李　朋（山东省济宁市汶上县人民医院）

宋连刚（山东省德州市庆云县人民医院）

胡瑞花（山东省临沂市人民医院）

凌　泉（广东省中山市人民医院）

涂兵权（广东省东莞松山湖东华医院）

潘要执（山东省济南市历下区人民医院）

前 言

麻醉学是一门新兴的学科，它是一门研究临床麻醉、生命功能调控、重症监测治疗和疼痛诊疗的科学，在手术室中发挥着越来越重要的作用。

近年来，随着医学科学的不断发展，与麻醉相关的生理学、病理学、药理学取得了新的进步，从而推动了临床麻醉、疼痛治疗及急救复苏等方面的发展。同时麻醉学的新理论、新知识、新方法的不断涌现，使麻醉学不论是在基础理论研究方面，还是在临床实践方面，都取得了长足的发展，研究范围也日益拓宽且更加系统规范，越来越多的人也逐渐认识到麻醉治疗的重要性。作为麻醉科医师必须不断学习新知识、掌握新技术和新方法，提高自身麻醉处理和疼痛治疗的水平，最大限度地减少麻醉对患者的伤害，减少医疗事故、麻醉意外和差错纠纷的发生，以达到更好地为患者服务的目的。为此，我们特组织了多位有着临床工作经验的麻醉科专家，收集和整理国内外麻醉学相关文献资料，共同编写了《现代临床麻醉技术》一书。希望本书的相关理论与技术可以为麻醉学的发展贡献一份力量。

本书从临床实际需要出发，先对麻醉学科的发展与现状进行了简单介绍；后详细阐述了不同科室麻醉的相关内容，包括神经外科麻醉、心外科麻醉、普外科麻醉等。本书的编写参考了国内外大量临床麻醉技术和疼痛管理的相关资料，内容丰富、翔实，逻辑清晰，言简意赅，通俗易懂，集科学性、专业性、先进性和实用性于一体，能够帮助临床麻醉医师提高对临床麻醉的理解和认识、培养临床麻醉思维和规范麻醉技能。本书可供住院医师、进修医师、麻醉学专业医学生和教育工作者参考阅读。

　　编者在编写本书的过程中,力求资料新颖、精益求精,但是由于编写时间有限、编写经验不足,书中存在的疏漏与不足,恳请广大读者提出意见和建议,以便不断完善和改进。

《现代临床麻醉技术》编委会

2023 年 1 月

目 录

CONTENTS

第一章 麻醉学科的发展与现状

第一节 麻醉学的发展史

1842年3月30日,美国Crawford Williamson Long医师成功为一位实施颈部肿块手术的患者实施了世界上第一例乙醚全身麻醉(简称全麻),但遗憾的是,直到1848年他才将这些结果公布于众,发表在 *Southern Medical and Surgical*,与"现代医学全麻第一人"的称号失之交臂。1846年,美国牙科医师 Wilian Thomas Morton 在麻省总医院成功演示了乙醚麻醉。乙醚麻醉的成功被认为是近代麻醉学的开端。近代麻醉学经过170年多的发展,在基础理论与临床实践、麻醉学科的建设、麻醉学专业的发展,以及麻醉学科队伍的建设等各个方面取得了巨大发展。

回顾麻醉学的历史发展可以大致分为古代麻醉(麻醉的萌芽)、近代麻醉(临床麻醉学的形成)、现代麻醉(麻醉的飞速发展)3个阶段。

一、古代麻醉学

古代的麻醉仅仅以镇痛为主要目的。古人在日常生活或行医时,发现某种物质或措施具有睡眠或镇痛作用,就移用做麻醉,初始麻醉的萌芽阶段跨越了数千年之久。这些早期的镇痛技术和镇痛性物质尽管非常原始,使用也很盲目,有些甚至是利用某种物质的毒性作用,几乎无安全性可言,不符合如今麻醉的基本含义,却能使患者在昏睡或无痛状态下接受手术,消除患者的病痛,对医学,特别是对开展外科手术起到了重要的作用,也为后人进行有关麻醉药物的科学研究提供了宝贵的经验。

从方法学而言,麻醉学是以使用麻醉相关的药物为基础的应用性技术学科。它的发展有赖于化学和药物工业的发展。18世纪至20世纪初,随着西方化学工业的蓬勃发展,加之医学,特别是外科学迅速发展的迫切需要,先后发现和合成了大量的麻醉药,其中有些沿用至今,仍有其独特的应用价值。麻醉管理也从单纯的镇痛发展到从麻醉前、麻醉期间到麻醉后整个围麻醉期间的全面管理。至20世纪30~40年代积累了大量的临床实践经验,逐步形成了近代麻醉学。

二、近代麻醉学

近代麻醉以吸入全麻药与吸入全麻技术、局部麻醉(简称局麻)药及神经阻滞技术、静脉全麻药和其他特殊麻醉技术为主要标志。

(一)吸入全麻药与吸入全麻技术

氧化亚氮、乙醚和氯仿这几种吸入麻醉药的发现和应用是近代麻醉学的开端。随着氟化学技术的发展,使用氟元素替换氯元素后可以提高药物的稳定性,减小器官毒性,同时降低药物的溶解性,起效快且苏醒快,因此相继开发出氟烷、恩氟烷、异氟烷、地氟烷、七氟烷。现在,氟代醚类已经成为主流的吸入麻醉药物。

除了吸入麻醉药物的发现和应用,吸入麻醉的安全性和可控性是伴随吸入全麻技术的应用及改进才得以不断完善的。气管插管及气管内麻醉方法的问世,无疑是全麻发展的一大进步,它不仅扩大了手术范围,为开胸手术在内的多种外科手术创造了控制呼吸的条件,大大提高了安全性,也为救治呼吸循环衰竭提供了保障,同时还带动了吸入麻醉器械和麻醉机的研发。

目前,各种类型精密复杂的麻醉机,配合气管插管、气管内麻醉的各种技术操作方法已广泛应用于各种全麻及实施复苏术的患者,既能有效维护患者的呼吸功能,增强麻醉的安全性,还能对麻醉气体浓度进行监测,提高麻醉的可控性。

(二)局麻药及神经阻滞技术

局麻技术是伴随局麻药物的发现而发展起来的。1884年,在海德堡举行的眼科会议演示了可卡因滴眼后产生局麻效果。20世纪初,人工合成普鲁卡因成功。1928年,人工合成丁卡因成功。以后相继出现的局麻药包括利多卡因(1943年)、甲哌卡因(1956年)、丙胺卡因(1960年)、布比卡因(1963年)、罗哌卡因(1996年)等。由于新的局麻药不断涌现,使用方法不断改进,局部和神经阻滞麻醉,包括椎管内阻滞,已成为目前临床上应用较多的一种麻醉方法。

局麻药物的发现和应用改变了全麻一统天下的局面,由此避免了全麻的某些缺点,也简化了麻醉操作和管理,提高了麻醉安全性,促进了许多新型局麻药的合成和应用,也促成了局部浸润、神经阻滞、椎管内麻醉等局麻技术的形成和发展,也为后来利用局麻药施行静脉内麻醉及静脉复合全麻创造了必备的条件。

(三)静脉全麻药和其他特殊麻醉技术

静脉全麻药的发现较早。1872 年,发现静脉注射水合氯醛可产生全身麻醉。1903 年,人工合成巴比妥成功。1909 年,发现静脉注射普鲁卡因可产生镇痛作用。1932 年,开始使用环乙巴比妥钠进行静脉麻醉,同年人工合成硫喷妥钠成功。1933 年,开始使用硫喷妥钠进行静脉麻醉,自此掀开了静脉全麻的帷幕。随后相继出现的静脉全麻药包括丙泮尼地(1956 年)、羟丁酸钠(1962 年)、氯胺酮(1965 年)、乙醚酯(1972 年)、丙泊酚(1977 年)等,这些静脉全麻药的发现极大地丰富了全麻的用药选择。静脉全麻的开展,弥补了吸入全麻的某些不足,如静脉内麻醉加速麻醉诱导,可消除患者紧张不适感及操作简便等,因而扩大了全麻的适用范围。

肌肉松弛药的发现始于筒箭毒碱,于 1942 年首次用于临床,是临床应用最早的非去极化型肌肉松弛药。1948 年,人工合成十羟季铵。1951 年,合成短效肌肉松弛药琥珀胆碱,同年应用于临床获得良好效果。随后相继出现泮库溴铵、维库溴铵、阿曲库铵等肌肉松弛药,对增强全麻期间的肌肉松弛作用和呼吸管理发挥了重大作用。肌肉松弛药的使用可使全麻药用量显著减少,不仅可避免深全麻的不良影响,更可主动控制肌肉松弛程度,给手术提供良好条件。现在,肌肉松弛药辅助下的呼吸管理和呼吸治疗已经走出手术室,扩大到危重症治疗的领域。

其他特殊的麻醉技术,包括低温、控制性降压、体外膜肺氧合等。

三、现代麻醉学

随着麻醉药物的开发及辅助用药的配合应用、麻醉机的研发改进及监测技术的进步,麻醉的精确性和安全性不断得以提高,奠定了现代麻醉学的基础。今天的现代麻醉学已涵盖临床麻醉学、复苏、重症监测治疗学、疼痛诊疗学等诸多重要组成部分,成为一门研究麻醉镇痛、急救复苏及重症医学的综合性学科,既要求有基础医学各学科中有关麻醉的基础理论,又需要广泛的临床知识和熟练的技术操作。

第二节　麻醉学科的发展

一、麻醉学科和麻醉专业组织的成立

从 1842 年乙醚麻醉出现到现在,特别是在之后的半个多世纪,是近代麻醉学飞跃发展的时期,不仅麻醉学技术和理论得到空前进步和日趋完善,而且涌现出大批优秀的麻醉专业人才,集医疗、科研和教学于一身,进行了大量的开拓性工作,麻醉学发展日新月异。麻醉学作为临床医学的一个组成部分,已日益显示出其独特的学科特点和在医疗救治工作中的重要作用,20 世纪中叶麻醉学逐渐从外科学中分化独立出来。随着医学科学的发展,建立起一支专科性更强的麻醉专业化队伍,既是临床医学发展的客观需求,也是临床医学发展的必然趋势。

1848 年,一位 15 岁的女孩死于氯仿麻醉,这是麻醉导致的第一例死亡报道,随后,麻醉药物并发症及麻醉相关病死率逐步得到广泛关注,并推动了由专业人员来实施麻醉管理的共识。1893 年《英国医学杂志》提出,麻醉应该由专业人员来做。1927 年,美国第一个麻醉医师培训基地建立。随后,麻醉医师的需求越来越多。与此同时,麻醉护士还继续为患者提供麻醉服务,但是已经从外科医师指导下转换成在麻醉医师的指导下进行。最终,形成了麻醉护士和麻醉医师组成的麻醉团队。1927 年,Waters 在 Wisconsin 大学建立了美国第一个麻醉住院医师培训基地,开始了麻醉医师的正规培养。世界上第一个麻醉科在纽约大学医学院设立,自此,麻醉学科终于正式从外科学中独立出来。随后世界各国诸多医院,以教学医院为主,也先后设立了麻醉科。

麻醉专业组织最早出现于 19 世纪末和 20 世纪初。1893 年在英国出现了伦敦麻醉医学会。1905 年在美国成立了第一个麻醉医师协会"长岛麻醉医师协会",1911 年更名为纽约州麻醉医师协会,1936 年,再次改名为美国麻醉医师学会,即 ASA 成立。1941 年,美国医学专业委员会正式承认麻醉为一个新的医学专业,自此麻醉学作为一个医学专业被美国医学会认可。之后在世界各国相继成立了麻醉专门学会。1955 年,成立了世界麻醉医师联盟(WFSA),至今已有 107 个国家麻醉学分会参与,1956 年开始,每 4 年举办一次世界麻醉学会。1962 年,亚澳麻醉理事会(AARS)成立,并每隔 4 年召开一次亚澳麻醉学会

（AACA）。其他麻醉相关的专业组织包括世界疼痛学会联合会（WFPS）、世界危重病医学会联盟（WFSICCM）等也定期召开学术会议。

麻醉专业的系统论著和杂志创立开始于 20 世纪。1941 年，Gwathmey 出版了第一部比较全面介绍麻醉的专著《麻醉》。关于麻醉专业杂志，最早于 1922 年美国麻醉学会主编出版了《麻醉与镇痛杂志》，1923 年出版了《英国麻醉学杂志》，1940 年《麻醉学杂志》出版，以后陆续在世界各国发行了英、德、法、日、中等语种的麻醉、复苏、重症监测治疗杂志约 50 种。这些麻醉专业组织的成立，以及麻醉专著和杂志的创立对于交流学术、发展麻醉学都起了积极的推动作用。这些发展也标明麻醉学作为一门新学科和医学专业已被普遍承认和接受，麻醉学专业已趋于成熟及处于良性的发展阶段。

二、麻醉理论范畴和工作范围的不断扩大

进入 20 世纪 50 年代，在临床麻醉学发展的基础上，麻醉的工作范围与领域进一步扩展，麻醉操作技术不断改进完善，麻醉学科和专业进一步发展壮大，迈进了现代麻醉学的发展阶段。伴随着麻醉理论和麻醉学科的范畴不断地更新，麻醉学又分支出若干亚学科，伴随新理论、新知识、新技术的运用，进一步丰富了现代麻醉学的内涵。

传统的麻醉工作仅仅局限于简单给予某些麻醉药，现在，麻醉不只是单纯解决手术止痛，工作范围也不单局限在手术室，麻醉临床工作者的足迹已涉及整个医院。1942 年，创建了世界上第一个麻醉后恢复室，这是加强监护病房的早期雏形，也是麻醉专业的最早分化。现今，麻醉学有了进一步的分化和综合，不仅分出了心血管、儿科、妇产科、神经外科等专科麻醉，而且工作范围已经扩大到手术室以外的心肺脑复苏、重症加强监护病房和急救医学。此外，麻醉医师还常规地承担起临床上诊断性和治疗性神经阻滞，以及输液、输血和氧疗等工作。近年来，疼痛门诊和呼吸功能不全的康复治疗门诊也开始在世界各地建立起来。现代麻醉还拥有许多新型的技术手段，例如，低温体外循环技术，多功能多用途麻醉机和呼吸机的应用，电子技术和微电脑监测仪器及质谱仪等先进设备的配置等，使麻醉工作迈入了现代化的发展阶段。

现代麻醉学科的概念不仅包括麻醉镇痛，而且涉及麻醉前、麻醉后整个围术期的准备与治疗，监测手术麻醉时重要生理功能的变化，调控和维持机体内环境的稳态，以维护患者生理功能，为手术提供良好的条件，为患者安全度过手术提供保障，一旦遇有手术麻醉发生意外时，能及时采取有效的紧急措施抢救患者。

此外,麻醉科还承担危重患者复苏急救、呼吸疗法、休克救治、疼痛治疗等临床诊疗工作。

三、麻醉学科在临床重要作用的不断延伸和麻醉学科建设的继续发展

麻醉学在临床医学中发挥着重要作用,为外科、妇产科、耳鼻喉科、眼科、口腔科等手术患者提供无痛、安全、肌肉松弛、无术中知晓、无不良反应和良好的手术条件以完成手术治疗。同时通过其掌握的复苏急救知识和技术,对各临床科室患者,特别是危重症患者发生的循环、呼吸、肝肾等功能衰竭进行处理,并在加强治疗病房、疼痛诊疗门诊,以及其他有关治疗诊断场合等方面,也都发挥着重要作用。

麻醉学科与其他学科的关系也日益紧密起来。麻醉学是一门基础医学与临床医学密切结合的学科。在基础医学方面以药理、生理、生化、病理生理学为基础。近年来,麻醉学又与生物物理、分子生物、免疫、遗传、生物医学工程学密切联系,进一步探讨和阐明疼痛与麻醉对机体的影响和机制。在复苏和危重症医学方面研究机体死亡与复活的规律。反过来通过临床实践,验证和丰富诸如疼痛学说、麻醉药作用机制、麻醉对遗传的影响等。随着整个医学科学和麻醉学的发展,麻醉学与其他学科的关系将更加密切,相互促进,共同提高。

在科技高速发展、麻醉安全性和可控性不断提高的今天,麻醉医师仅仅关注手术期间麻醉实施的传统工作已经无法适应新时代的需求了。麻醉医师必须思考如何发挥自身优势来改善患者的远期预后,这不仅是社会广大群众对麻醉医师提出的更高要求,也是麻醉学发展的大好契机。如何保障围术期安全、减少麻醉对手术患者造成的长期影响,并积极参与到促进患者术后恢复的临床实践中,将成为麻醉管理质量优劣的新标准。为此,2016年的中华医学会麻醉学分会在年会中特别设立年会主题"从麻醉学到围术期医学",就是为了引导麻醉学科更好地适应围术期医学发展的要求。因此,以患者为中心,通过实施精准麻醉、加强培训和学习、开展科学研究并在临床推广,使麻醉科成为医院临床安全的关键学科、舒适医疗的主导学科、未来医院的支柱学科、科研创新的重点学科、社会熟知的品牌学科,定然会为患者预后的改善带来最大的益处。

第三节 我国麻醉学科的现状

一、我国麻醉学科近百年发展史

(一)中华人民共和国成立前

我国麻醉学起步较晚。19世纪西方医学开始传入我国。麻醉药物方面的发展包括1847年,乙醚传入中国,Parker首次在中国使用乙醚进行了全麻。次年,氯仿传入国内。1931—1945年的14年抗战期间,麻醉仍以乙醚、氯仿为主,间或使用氯化乙烷,至抗战末期美国大量援助硫喷妥钠,静脉全麻得以大量使用。

19世纪末和20世纪初,外国教会在全国各地开办医院,进而招收学徒,创办医学校。最早有上海仁济医院(1844年)、广州博济医学堂(1866年)、上海同仁医院(1879年)、天津医学馆(1881年)、北京协和医学校(1903年)、济南齐鲁医学校(1904年)等。辛亥革命后陆续在北京、浙江、奉天等地建立了公立或私立医学专门学校,大部分均附设有医院,但这些医院创设之初都没有麻醉科,而从事麻醉专业的人员也是凤毛麟角。

中华人民共和国成立之前,国内的外科手术刚刚兴起,也只有少数几个大城市的大医院才能实施较大的手术,如胃大部切除术,胆囊切除术等。尽管大部分手术的麻醉均由麻醉医师或护士负责,但整体方法简单,设备简陋,技术水平不高,更缺乏创造性的成就。当时国内出版社的麻醉专著也非常少,有1931年亨利、孟合理摘译的《局部麻醉法入门》,1942年陶马利著的《全身麻醉》等。我国麻醉学科在中华人民共和国成立之后,才得到迅速发展,出现了根本的变化并取得较大的成就。

(二)中华人民共和国成立初期

尽管我国的麻醉学起步较晚,麻醉科于中华人民共和国成立后才得以设立,但在老一辈麻醉学家辛勤耕耘及引领下,全国麻醉科的建设发展很快,至20世纪60年代初,临床麻醉已能紧跟世界水平并有自己的创新,如针刺麻醉、中药麻醉,以及从中草药中提制催醒药、肌肉松弛药和降压药等,曾引起各国同道们的关注和兴趣。20世纪70年代,麻醉学科建设全面中断。直至20世纪80年代初,我国麻醉科成为外科学的分支学科,是三级学科,归属医技科室。

在此期间,我国麻醉学科发展历程中具有历史性的重要事件和里程碑包括:1964 年在南京召开麻醉学术会议(以后定为全国第一次麻醉学术会议);1979 年在哈尔滨召开第二次全国麻醉学术会议,会上成立了中华医学会麻醉学分会;1981 年,《中华麻醉学杂志》创刊;1982 年,《国外医学·麻醉与复苏分册》创刊;1986 年,徐州医学院试办麻醉学专业(本科);1987 年,国家教委将麻醉学列入专业目录;等等。

过去的半个世纪以来,我国麻醉学科的发展是巨大的,凝聚了几代人的艰辛与心血。20 世纪 40 年代末至 50 年代初,我国现代麻醉学的开拓者吴珏、尚德延、谢荣在美国中西部的几所医科大学学习麻醉的专业知识,前后回国在上海、兰州、北京等地教学医院建立了麻醉科,充实了麻醉设备,培养专业人才,逐步创建麻醉专业,构架起与美国相似的麻醉学临床与教学框架。这一期间还有李杏芳(上海)、谭蕙英(北京)、王源昶(天津)等也在创建麻醉科室、开展临床麻醉的工作中发挥了奠基作用。在这些先辈的努力下,培养了大批麻醉骨干力量,之后这批人员遍及全国各省市,进一步建立麻醉科室。迄今,在我国县级以上医院,大部分建立了科室组织,配备了麻醉学教研室和麻醉研究室。与此同时,还创办了麻醉专业杂志和各级麻醉学会,2006 年,被世界麻醉医师联合会(WFSA)接纳为正式成员,使中国麻醉学科得以跻身世界麻醉学科之列。总之,这些麻醉学科先辈们通过麻醉医疗、教学和科研活动,为新中国麻醉学科的建设、麻醉专业的创立、人才的培养发挥了重大作用,对中国现代麻醉学的发展作出了不可磨灭的贡献。

在临床麻醉工作发展的同时,从 20 世纪 50 年代开始,我国麻醉工作者开始参与手术、急诊室及临床各科室心搏、呼吸骤停患者的复苏急救工作,率先实施胸外心脏按压和头部降温等心、肺、脑复苏等措施,积累了丰富的经验,成功地抢救了许多心搏骤停脑缺氧超过临界时限的病例。20 世纪 50 年代末国内有的医院建立麻醉恢复室,20 世纪 80 年代重症监测治疗病室在国内大医院普遍开展,集中训练有素的专业医护人员,采用先进的监测仪器和技术,对重大手术及危重患者的救治充分发挥了作用。20 世纪 70 年代我国疼痛治疗工作有了新进展,在临床以神经阻滞为主,许多医院开设了疼痛诊疗门诊和病室,对某些疼痛的机制开展研究。麻醉科室的创建和健全,不断应用新的麻醉药物和方法,逐步扩大工作范围,使我国麻醉学科得到快速的发展。

(三)确立一级临床科室地位

1989 年 5 月,国家卫生部在通知中明确指出:"近年来,我国医院临床麻醉学科有了较大的发展,其工作性质、职责范围已超出了原'麻醉'词义的范畴,为进一步推动麻醉学科的发展并借鉴其国内外发展经验,同意医院麻醉科由原来的医技科室改为一级临床科室。"通知具体指出了我国麻醉学科发展的主要表现有以下 3 点:①麻醉科工作领域由原来的手术室逐步扩大到了门诊与病房。②业务范围由临床麻醉逐步扩大到急救、心肺脑复苏、疼痛的研究与治疗。③临床麻醉的工作重点将逐步转向人体生理功能的监测、调节、控制及麻醉并发症的治疗等。

通知希望"各级卫生主管部门和医疗单位根据本通知精神,结合各地医院具体情况,按二级学科的要求与标准,切实加强麻醉科的科学管理工作,重视人员培训,注重仪器装备,努力提高技术水平,使其不断适应医学发展的需要"。这一文件奠定了现代麻醉学在医院中的地位,麻醉学科因而得到了迅速发展。目前,麻醉学科的三级学科正在建立与发展,包括临床麻醉、危重病监护、疼痛治疗和急救复苏。培养高素质的后备人才,是新世纪麻醉专业的需要,也是医学发展的需要。这就要求麻醉科室从住院医师的培养抓起,规范培训,不断改进方法,为将来进一步培养高层次麻醉人才打下坚实的基础。

在学科建设的对外交流和国际协作方面,中华医学会麻醉学分会加入世界麻醉医师联盟曾是几代麻醉学人的夙愿。创立于 1955 年的世界麻醉医师联盟是全球公认的国际性学术组织,当时中国的麻醉学会还不是国际麻醉协会、亚太麻醉协会的成员,这在一定程度上影响了我国麻醉学科与国际麻醉学科的交流与协作。1981 年,谢荣教授赴德国参加第七届世界麻醉学会议以后,我国麻醉界与世界各国同行的往来逐渐密切,积极开展国际和海外麻醉学协会之间的学术交流,进行多场海外专题报告活动,同时邀请多名海外知名专家来华讲学或举办国际专题会议等。经过几代人多方积极的努力,中华医学会麻醉学分会已于 2004 年底正式加入了世界麻醉医师联盟,迄今已有数千人先后成为美国麻醉协会(ASA)、世界疼痛医师学会中国分会(CCWSPC)、国际麻醉研究协会(IARS)等的会员或负责人,在世界平台上展示中国麻醉事业的蓬勃发展,让世界了解中国,亦为世界麻醉学的发展贡献一份力量。

二、我国麻醉学科的现状与差距

(一)我国麻醉学科的现状

20 世纪 40 年代至 50 年代初期,我国只能施行简单的乙醚开放滴入法、气管内插管吸入麻醉及单次普鲁卡因蛛网膜下腔阻滞等几种麻醉方法。之后,随着我国医药卫生和工业的发展,麻醉条件逐步有了改善,从国产的吸入麻醉机施行循环密闭式吸入麻醉到轻便空气麻醉机,从单次硬膜外阻滞到应用导管法连续硬膜外阻滞麻醉。20世纪70年代后期,随着改革开放,我国引进了许多国外新的麻醉药物,如恩氟烷、异氟烷、七氟烷、泮库溴铵、阿曲库铵、维库溴铵等麻醉药与辅助药,以及先进的麻醉设备,包括配备精密流量计和挥发器及监测报警装置的现代麻醉机和呼吸机,具有多方面监测功能的呼吸、循环、体温、肌肉松弛等生理监测仪等,进一步提高了中国麻醉水平,促进了我国麻醉学科的现代化发展。

经过中国麻醉工作者几代人不懈的努力,麻醉学科有了很大的发展。麻醉学专业在临床麻醉和基础研究方面都取得了巨大的进步,麻醉学科的整体水平得到全面提高,主要表现在下列几个方面。

(1)麻醉学基础研究十分活跃,从细胞水平、基因水平等多层面研究了吸入麻醉药、静脉麻醉药和麻醉性镇痛药及局麻药的作用机制。随着国家对麻醉科研的投入力度越来越大,在国际研究的热门领域,几乎都有中国麻醉学者涉足,麻醉学科已开始迈步走向世界麻醉学领域的研究前沿。另外,基础研究带动的新药物、新技术的不断投入和推广使临床麻醉更加方便、快捷、舒适。

(2)建立了现代化麻醉手术系统,麻醉学临床研究也取得了显著进展,包括微创外科的麻醉处理、"快通道"麻醉方案的实施、器官移植等特殊手术的麻醉。特别是进入21世纪以来,随着循证医学的快速发展,临床麻醉取得了长足的进步,麻醉学科的整体水平得到全面提高,与国际上发达国家的麻醉学发展水平之间的差距越来越小。

(3)围术期监测、治疗和重要器官功能保护等在理论研究和临床实施方面开展了大量的工作,如麻醉深度监测、体温监测、血液稀释与血液保护等。监测技术和麻醉设备的更新换代使得中国麻醉学科的装备,尤其是在大城市和沿海地区迅速与国际接轨,增加了临床麻醉的可控性,大大提高了麻醉管理质量和麻醉安全性。

(4)亚专科不断发展,疼痛、重症监测治疗已成为麻醉学科的重要组成部分。疼痛机制得以深入研究,疼痛治疗正在广泛开展,规范化疼痛处理逐步推广应用。我国目前已有80%以上的二级甲等医院麻醉科开展了急慢性疼痛的治疗,较为普遍地建立了疼痛治疗门诊或病房,诊治领域包括术后镇痛、无痛人工流产、有创检查的镇静镇痛、慢性疼痛治疗、癌性疼痛治疗等。规范化疼痛处理是近年倡导的镇痛治疗新观念,已先后制定众多有关临床疼痛的诊疗指南和技术操作规范。

(5)学科人才梯队建设有了长足的发展。大量本科生、研究生进入学科梯队,使麻醉学科的人才结构逐步趋于合理,梯队层次逐年提高。与此同时,原在麻醉队伍中的护士逐步过渡到麻醉的各种辅助工作岗位。伴随着《医师法》的颁布和执业医师制度的执行,麻醉学科已正式进入由医师执业的临床学科行列。近年来,广泛实施的住院医师规范化培训工作,也为今后学科水平的进一步提升打下了基础。

(二)我国麻醉学科的差距

1989 年国家卫生部 12 号文件确定麻醉科为一级临床科室、二级临床学科,但总体而言,我国麻醉学科至今仍是一个发展中的学科,学科发展很不平衡,目前存在的问题包括几方面:组织与管理方面、人力方面、设备方面,以及安全隐患问题。

1.外部环境和组织与管理方面的差距

在新一轮医药卫生体制改革的大背景下,我国医院麻醉学科的内外环境都发生了较大的变化,但目前我国大多数医院对麻醉学科的功能和作用尚缺乏准确的定位。由于种种原因,多数医院尤其是基层医疗机构的麻醉学科尚未受到应有的重视,综合性医院麻醉学科的地位并没有得到相应的提高,医院麻醉科的发展相对滞后,其舒适化医疗、保障医疗安全等作用未能得到充分发挥。

这种对麻醉学科的轻视首先就体现在麻醉科与手术室的混合建制上。麻醉科是医院重要的临床科室,县级以上综合性医院都应成立麻醉科。所谓的麻醉手术科和手术麻醉科都是不符合麻醉发展要求的,这不仅阻碍了麻醉科的发展,也不利于手术室作为一个科室的建设。同时,麻醉科同样有繁杂、技术要求高的任务,因此配备护士编制以配合麻醉医师的工作非常必要,但很多医院麻醉科没有护士编制,或由护士从事麻醉医师工作,这都很不规范。

2.人力方面存在的差距

主要表现在以下几个方面。

(1)人员数量配备不足。麻醉科人力资源数量不足是目前二三级医院存在的普遍现象,也是麻醉安全的重大隐患。

(2)人员结构差异明显。表现在公私有别,即公立的医疗机构中,不论是医院,还是基层卫生机构,麻醉医师均以中青年人员为主,而民营医院的麻醉医师以 45 岁以上中老年为主,人员老化情况较为严重;城乡有别,即城市三级医院、二级医院和社区卫生服务中心的麻醉医师年龄梯队基本上符合老中青结合的梯形结构,但是农村乡镇卫生院麻醉医师出现断层现象,除了部分即将退休的麻醉医师外,普遍年龄结构偏年轻,35～44岁人员力量较弱。

(3)人员素质高低不齐。从学历水平来看,麻醉医师学历的构成情况,三级医院较其他级别的医疗机构要好,农村基层医疗机构(乡镇卫生院)较城市基层医疗机构(社区卫生服务中心)麻醉人员的学历构成层次明显偏低。

(4)连续工作时间过长。麻醉医师,尤其是大型综合性医院的麻醉医师,连续工作的时间大大超过了工作极限,处于疲劳麻醉的边缘。

(5)麻醉医师的职业倦怠不容忽视。调查结果显示,麻醉医师整体情绪衰竭和情感疏离情况属于较轻水平或正常,与相关科室医师水平相当;但是在个人成就感方面处于中度水平,明显低于相关科室。其中,三级医院麻醉医师情绪衰竭情况最为严重,处于高度情绪衰竭和高度情感疏离水平的麻醉医师比例最高,三级医院麻醉医师工作量较大,面对的患者病情较其他二级医院和基层医疗机构的患者复杂,相对处于工作压力和竞争力都较大的环境中,容易产生身心疲惫感。

(6)收入情况不够乐观。在三级医院中,麻醉医师的奖金收入水平在院内处于中上等水平,在二级医院和基层医疗机构中,麻醉医师的奖金收入处于中等水平。

(7)基层医疗机构仍存在资质不够的问题。调查显示,部分麻醉医师的最后学历专业并非麻醉专业或外科专业,而是由其他专业转到麻醉专业,经过一定培训转岗从事麻醉工作。《执业医师法》实施时,其中的"护转医"人员有一部分也取得了执业医师资格。随着执业医师的严格准入,这种情况目前已经不多见。

3.设备方面存在的差距

数据显示,90%以上的医疗机构麻醉设备配备数量都达到了国家的要求,无论是公立医疗机构还是民营医疗机构,无论是城市医疗机构还是农村医疗机构,麻醉设备配备的数量已不是麻醉科存在的主要问题。

目前存在的问题主要在于麻醉设备的检修维护、设备使用和设备质量等几方面。资料显示,90%以上三级医院的麻醉科未配备专门的设备维护工程师,所有的麻醉设备都是发生故障后才找厂家来修,而厂家维修的速度有快有慢,在一定程度上影响手术麻醉的正常开展。同时,90%以上的三级医院缺乏规范的设备定期检修制度,所有设备缺乏必要的检修和维护,在未出现故障之前几乎365天不停歇地运转,一旦麻醉机等关键设备在术中麻醉时出现故障,就会导致重大的安全事故,因此,麻醉设备的检修和维护是麻醉安全中的重要隐患。部分医疗机构虽然在麻醉设备的配备数量上达到了要求,但在麻醉设备的配备质量上还存在一定问题,尤其是民营医疗机构和基层医疗机构,问题更为严重。出于成本考虑,民营医疗机构和基层医疗机构购置的多为功能较为单一的麻醉设备,甚至部分医疗机构为了应付上级的检查,购置一些废置或即将淘汰的麻醉设备以充数量,但实际上这些麻醉设备并不能正常运转,有些麻醉机只剩下给氧用途,真正要抢救患者时就会存在问题。

4.麻醉安全有待提高

麻醉安全一直是中外麻醉学关注和讨论的焦点,美国的麻醉病死率为 $1/50$ 万~$1/20$ 万。但我国缺乏麻醉相关病死率的数据。麻醉事故的降低,既反映出麻醉医师的良好素质和训练,也和药物及仪器设备的改进和发展分不开,更是学科建设绕不开的核心问题。在现阶段及现有的医疗环境中,麻醉学科作为高风险临床科室,因为上述组织管理、人力及物力等多方面原因,存在一些重大安全隐患,需要特别关注及亟待相应措施加以防范。要在这一复杂的医疗过程中实现有效的质量控制,需要积极争取和利用各方面支持和资源,增加设备投入并注重人才培养,既要利用现代化的管理理念,又要结合自身特点,从多角度全方位保障麻醉科医疗质量管理,推进麻醉学科的不断发展。

总之,麻醉学科涉及多学科合作与共建,既是推动"舒适化医疗"的主导学科,又是保障医疗安全的关键学科,既是提高医院工作效率的枢纽学科,也是未来医院的支柱学科和科研创新的重点学科。通过不断努力,还要使之成为社会所熟知和认可的重要学科。麻醉学科的发展应顺应和适应医学各学科的需要,健全学科的合理结构,提升医疗技术水平,凝聚和形成优秀人才群体,进而促进医院建设与发展。麻醉学科发展的最核心要素是人才。科研学术水平的提高、技术的创新离不开人才,先进仪器设备的操作和诊治同样离不开人才,合理的人才梯队更是学科持续发展的动力。麻醉学科发展离不开人才培养、财力支持、物资设备,其中人才培养是关键,领军人物对顶层设计和学科管理的把控是重中之重。

第四节　我国麻醉学科的发展

新时代背景下,麻醉学科应抓住机遇,直面挑战,从而促进学科发展。

一、机遇与挑战

(一)社会发展、医学发展及医疗体制改革带来的学科建设的机遇

随着社会的发展、医疗模式的改变,医疗体制改革、竞争机制的引入和卫生

改革工作的不断深入,人们对健康的需求不断增长,给围术期手术麻醉安全性、医疗服务效率及社会的经济支付能力带来了巨大挑战。过去的医疗改革,主要是靠"以药养医"的政策来维持,随着社会发展及医疗体制改革,医药的批零差价将逐步取消,今后医院的效益必须来自手术、检查及介入等一系列的医疗活动,从医务人员的劳动价值来体现。而所有这一切,都离不开麻醉学科的工作。麻醉学科会逐步成为提高医院工作效率的枢纽学科。下一轮的医院竞争,前提是效益的竞争。所以,今后医疗的发展趋势必然会推动麻醉学科成为医院提高工作效率的枢纽学科,同时也是为医院赢得社会和经济效益的主要科室,将是医改未来发展的支柱学科。

其次,先进的仪器、设备及许多新药、新技术在围术期的使用,既提高了麻醉安全,又要求麻醉医师必须具备丰富广博的专业知识,且应熟练地掌握现代化仪器的使用。这些都对麻醉安全、服务模式、服务质量提出更高的要求。如何从麻醉学科发展的角度,通过调整专业定位、规范医疗行为、加强患者安全管理建设,来构建起围术期手术麻醉的安全体系,是当下时代背景下的重大课题。

(二)麻醉质量管理与控制带来的学科发展的机遇

随着外科领域的纵深发展,外科专科化趋势明显快于麻醉学科的发展进程,许多外科手术已经打破人体禁区或非生理状况,加上手术数量和复杂程度与日俱增、人口结构越趋老龄化,必然带来重大手术和危重患者逐渐增多的局面,给麻醉医师带来新的挑战。结合我国目前医疗改革现状,加强医疗质量、促进患者安全变得更为重要和紧迫。近年来,围绕麻醉质量管理与控制做出了一系列举措和革新,包括专注技术革新以解决客观问题、专注管理革新以解决主观问题,以及重视社会、媒体、舆论等外部环境问题。

其中,"建立系统化临床路径,消除个人因素导致的错误"是近几年在管理策略方面的重要更新。临床医疗是临床特色学科的重中之重,是学科存在的前提。特色的麻醉学科来源于特色的临床麻醉病例的有效收集和利用。应改变多年来应付临床任务而缺乏临床病例的有效记录与利用的现状。建立麻醉临床路径,即针对某一疾病建立一套标准化麻醉方案与治疗程序,以循证医学证据和指南为指导来促进麻醉管理的规范化,最终起到规范医疗行为的目的,从而进一步建立信息化麻醉病例数据库。麻醉临床路径应区别于常规的临床路径,在ICD码对应的各种疾病或某种手术名称规范的基础上,强调麻醉前、麻醉中、麻醉后的围术期医学概念,手术、麻醉、护理、检验、心理等学科结合起来,保证治疗项目精细化、标准化、程序化,形成单一病例的标准化与同类病例的规范化。因此,完善临床路径,尽量细化麻醉各项程序,以规范化操作防范麻醉意外是保障临床麻醉安全的重要举措。

(三)快通道麻醉、围术期医学、加速康复医学等带来新的学科发展机遇

加速康复外科最早是 2001 年提出的,其核心思想是指在术前、术中及术后应用各种已证实有效的方法来减少手术应激及并发症,加速患者术后的康复。其运作涉及外科医师、麻醉医师、康复治疗师、护士,也包括患者及家属的积极参与,是一个多学科协作的过程。其中快通道麻醉和充分完善的术后止痛这两个环节是重要的组成部分,以尽量减少围术期的各种应激反应。除此之外,近年来广受青睐的日间手术的麻醉,最早源自欧美发达国家,其实也属于快通道麻醉的工作范围之一。快速康复外科和日间手术都对快通道麻醉技术的实施和推广提出了更高的要求,核心要素在于需要建立一整套科学高效的管理体系和一系列严谨细致的安全保障措施。

进入 21 世纪以来,麻醉医师主导了患者合并疾病的围术期评估与处理工作,对手术患者的围术期安全承担的责任也与日俱增。现在一些欧美国家的麻醉科和我国西京医院等已经更名为"围术期医学科",麻醉学已经进入"围术期医学"时代。

现代外科的理念也进行了更新。1997 年,丹麦哥本哈根大学 Henrik Kelhet 教授提出加速康复外科的概念,其本人被誉为"加速康复外科"之父。ERAS 指采用一系列有循证医学证据的围术期处理措施,以减少手术患者的生理及心理的创伤应激,达到快速康复,其核心理念是减少创伤和应激。促进术后康复的麻醉管理是 ERAS 的重要组成部分。ERAS 要求采用遵循循证医学证据的一系列围术期优化方案,促进患者术后尽快康复。促进术后康复的麻醉管理强调麻醉科医师在围术期所起的作用,使麻醉科医师从提供最佳手术条件、最小化疼痛和保障围麻醉期患者生命安全,到确保患者的合并疾病得到最佳处理,促进术后患者康复转变。麻醉科医师应当在围术期合理调节应激反应(内分泌、代谢和免疫),使用各种已证实有效的方法(优化术前、术中、术后患者管理等)来降低手术伤害性刺激反应,维持重要器官功能,最小化不良反应(如疼痛、恶心和呕吐等),减少并发症,提高康复质量,从而缩短住院时间,减少住院费用,提高患者满意度。

显然,快通道麻醉技术、围术期医学和 ERAS 的迅速发展和应用,将使麻醉学科面临许多新问题的考量。学科必须顺应医学发展趋势,适应临床诊疗的发展需求,对新问题深入思考和研究,探索出行之有效和安全可靠的新技术与服务项目,以期在围术期医学领域及临床医疗实践中发挥自己应有的、独到的作用。

二、应对挑战

当前,麻醉学科正面临跨世纪学科发展的挑战,科技是这场挑战的核心。如何在原有的学科建设的基础上将麻醉学科推向新的台阶? 疼痛诊疗和重症医学这些亚学科的独立发展和迅速剥离,麻醉学科如何应对? 生命科学的高度繁荣带来的新技术的更新甚至颠覆性的改变,是否会边缘化麻醉学科? 随着神经科学的迅猛发展,麻醉学科会不会掉队? 摆在面前的是机遇,更是挑战。

(一)麻醉亚学科的独立发展,是否会从麻醉科剥离

麻醉亚学科的兴起和发展丰富了麻醉学内容,将麻醉技术更多地应用于为人类造福,其中疼痛诊疗和重症医学已经成为麻醉学比较成熟的亚学科,而正在兴起的毒瘾医学(主要代表技术为全麻下快速脱毒)也可能成为下一个麻醉学亚学科。然而,近年来疼痛和重症医学已逐渐脱离麻醉学科。

麻醉亚学科的独立发展不应脱离麻醉的整个学科体系。从历史沿袭而言,疼痛诊疗和重症医学都是麻醉科医师首创,都是麻醉学的重要组成部分之一。即使到今天,欧洲国家仍然是麻醉科在管理重症监护室(ICU)。从麻醉前门诊、手术室临床麻醉、手术后恢复室及 ICU,全部由麻醉科管理,这仍是目前整个国际麻醉界最通行的组织模式,因为这一模式符合医疗流程的自然规律,符合患者的最大利益,也为医院带来最大的效益。在心内科、呼吸内科等都有自己专科 ICU 的现实情况下,医院综合 ICU 或外科 ICU 的收治对象,主要是围术期间的危重患者。由麻醉科管理 ICU,就可以将手术前对患者病情和机体生理功能的评估和准备、手术中患者生命体征的综合管理、手术后早期的病情判断和及时处理,以及术后疼痛与术后并发症的处置连为一体,真正做到高效、安全的医疗服务。

其次,从规范化培训和人才培养的角度而言,没有麻醉科的工作基础,缺乏神经阻滞技术、危重患者急救和复苏技术,缺乏麻醉药、肌肉松弛药及麻醉性镇痛药的授权和使用经验,如何能开展亚专科的临床工作? 因此,亚专科医师的麻醉科工作基础是非常必要的。应当是从经过麻醉学科基础训练 1～2 年后的住院医师中选拔,再经相关亚专科的专业培训后,才可以胜任他们的本职工作。

总之,伴随科学技术的高速发展,必然出现学科越来越多,分工越来越细,研究越来越深入的局面,但从更广阔的范围来看,学科间的联系越来越密切,相互渗透的程度越来越深,科学研究朝着综合性方向发展。未来,各个学科之间的交叉碰撞、知识和资源的整合重组将成为学科发展的总的趋势,在这样的时代背景下,结合历史沿袭、组织管理及人才培养几方面的客观现实,这些本来隶属于麻醉学科的亚专科,其未来发展不能脱离麻醉学科建设的这个大体系。

(二)新技术带来的精准医学,是否会使麻醉科边缘化

随着计算机能力和人工智能的迅猛发展,自动化浪潮已经波及医学领域。以 Nacrotrend 为代表的麻醉深度监测,以靶控输注静脉麻醉、闭环反馈吸入麻醉及强生 Sedasys 麻醉机器人等为代表的计算机辅助麻醉,在提高麻醉精准度的同时,也在挑战麻醉学科的未来发展。

建立在电脑分析基础上的麻醉深度监测,具有安全、无痛、数字化麻醉管理的优势,在指导麻醉药物选用、反映意识状态、麻醉镇静深度等方面具有明显的优势,对提高麻醉安全性和促进术后恢复、减少住院费用等方面具有良好的临床价值。近年来,强生公司子公司 Ethicon Endo-Surgery 开发了麻醉机器人 Sedasys,以静脉注射的方式将处方药注入血液,通过检测与镇静相关的体征信号,可以自动调整或停止输液。尽管美国食品和药品监督管理局于 2013 年批准了这一疗法,但目前该技术仅被允许在常规的结肠镜检测手术中使用。

如果麻醉自动化得以推广,将在医学界引发一场自动化改革浪潮。但以目前的技术水平来看,"靶控"并不是"全自动",麻醉机器人也不是"全能",即使使用闭环靶控系统或麻醉机器人,仍需要麻醉医师严密观察患者生命体征和把控系统的运行情况。机器能极大辅助人类医疗行为,但尚未达到完全取代人的程度。麻醉医师仍然承担着患者围术期生命体征监测和管理的全部工作,是手术安全的关键所在。麻醉医师应发挥围术期管理的特长,让机器听命于人而非被其替代。

(三)脑科学的快速发展,是否会让麻醉科掉队

全身麻醉离不开对人脑的研究。随着各种测量大脑活动与行为的新技术新手段的出现,脑科学研究得到了快速发展,脑科学正广泛渗透影响着自然科学各个领域,尤其是极大促进了医学、心理学、思维认知科学的发展。目前看来,神经元标记和大范围神经网络中神经环路示踪和结构功能成像技术,大范围神经网络活动的同步检测、分析和操控技术,具有高时间、空间分辨力的新型成像技术,以及电子探针、纳米技术等,都将令研究者们探索大范围的神经元集群功能状态及动态变化成为可能,由此积累的大量数据或许可以帮助人类在探索大脑的路上跨越沟壑、走得更远。

在脑科学的研究过程中,麻醉学科有着悠久的历史,多年来曾围绕全麻机制、防范术中知晓和术后认知功能障碍等展开过一系列脑功能相关的临床诊疗和研究工作。除了前述的多种监测麻醉深度的新理论和新技术之外,得益于脑科学定量多导脑电图监控脑电活动以防范神经系统的损伤,影像学方法(如功能磁共振成像、经颅多普勒等)测定脑血流灌注,通过测定颈静脉球血氧饱和度间接测定脑血氧或直接脑组织氧测定整体脑氧合状态提供信息等领域,都可能是今后麻醉学科获得突破或得以推广的脑科学相关工作。

伴随着全球脑科学研究的浪潮,麻醉学科必须迎头赶上,不能掉队。今后,围术期脑功能保护意识的提高,围术期脑功能监测进入快速发展阶段,从对麻醉深度的监测发展至直接对脑组织氧供需平衡的监测,从有创监测发展至微创监测甚或无创监测,提供的信息更加细致多样。麻醉学科应自始至终在这一领域扎根,发出自己的声音。

三、促进发展

跨学科时代,麻醉学科如何将围术期管理与国家政策、基础建设、领导方式和医院文化相结合,对接高品质围术期管理学术发展前沿,引领高品质围术期管理跨学科合作的创新发展?

围术期医疗模式的提出,强调以手术患者为中心,以围术期医师和/或麻醉科医师为主导,各专业之间互相合作,通过医患双方的共同决策和无缝连接的医疗服务,来实现改善医疗质量、改进医疗服务和降低医疗费用的目的。在中国倡导、推广围术期医学和 ERAS 的观念需要结合国情来进行必要的本土化,结合我国目前的医疗现状,提高医疗质量、保障患者安全是构建围术期医疗安全体系的根本要务。因此,麻醉医师应该顺应麻醉学科发展的历史使命,重新调整学科的专业定位,加强医学教育和培训,规范麻醉医疗行为和加强系统患者安全管理建设,在围术期构建起手术麻醉的安全体系。

随着医学技术、社会经济的发展和对疾病、疼痛的深入认识和研究,舒适医疗应运而生。舒适医疗的核心是无痛医疗。无痛治疗正是由麻醉学科开创的,是麻醉学的重要组成部分之一,是麻醉医师最擅长的技术。在这种新的医疗服务模式下,麻醉学科表现出无可比拟的学科优势,在保证医疗安全的前提下,已经广泛开展了以围术期镇痛和无痛诊疗为核心的医疗服务,在一定范围内真正实现了舒适医疗。舒适医疗服务既是患者的一种诉求,也是临床医师立足以人为本,实现以患者为中心的诊疗思想的一种具体体现,同时又是促进临床医学多学科协作发展的必要条件。麻醉学科的自身特点决定了其在舒适医疗服务中的核心地位,麻醉学科未来发展方向也必然是由安全、无痛转向舒适医疗。

为此,除继续关注镇静镇痛和快速麻醉技术革新之外,还需开放视野,主动提升理念,主动占据高位,从人员编制、设备配置、医学人文、科室管理、运作流程等全方位、多层次适应临床医学对麻醉学科的发展需求。麻醉学科的主动参与和应对,必将在有利于推动医院相关学科发展的同时,进一步优化与整合自身资源,学科建设将更大更强。

第二章　神经外科麻醉

第一节　颅脑外伤手术麻醉

一、颅脑外伤患者的病理生理

颅脑外伤按其病理生理过程可分为原发性损伤和继发性损伤。受伤的瞬间,先为不同程度的原发性损伤,然后继发于血管和血液学的改变而引起脑血流减少,从而导致脑缺血和缺氧,脑水肿,颅内压增高,进一步发生脑疝,导致死亡。因此,临床上需要对继发性损伤病理生理过程进行干预,防止其进一步发展加重损伤。

(一)脑血流的改变

研究证明,脑外伤患者在创伤急性期即可发生脑血流的变化。严重脑外伤患者约 30% 在外伤后 4 小时内发生缺血性改变。目前认为,这种外伤后缺血性改变是一种直接的反应性变化,而非全身性低血压所致,尽管后者可加重缺血性改变。

影响继发性改变的其他因素。

(二)高血压和低血压

由于原发性损伤之后,脑的顺应性发生改变,甚至有颅内出血,颅内压增高,无论高血压还是低血压都将加重脑损伤。由于自身调节功能损害,低血压造成脑灌注压减少,导致脑缺血;而高血压可造成血管源性脑水肿,进一步升高颅内压,引起脑灌注压降低。在自身调节功能保持完整的情况下,低血压可引起代偿性脑血管扩张,脑血容量增加,进而使颅内压增高,造成脑灌注压进一步降低,产

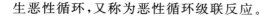

生恶性循环,又称为恶性循环级联反应。

(三)高血糖症

在脑缺血、缺氧的情况下,葡萄糖无氧酵解增加,产生过多的乳酸在脑组织中蓄积,可引起神经元损害。

(四)低氧血症和高二氧化碳血症

低氧血症和高二氧化碳血症都可引起颅脑损伤患者脑血管扩张,颅内压增高、脑组织水肿,从而可加重脑损伤。

(五)脑损伤的机制

脑损伤的机制主要是在脑缺血的情况下激活了病理性神经毒性过程。包括兴奋性氨基酸的释放、大量氧自由基的产生、细胞内钙超载、局部 NO 产生等,最终引起脑水肿加重和神经元不可逆性损害。

(六)脑水肿

外伤后脑水肿和脑肿胀使脑容量增加、颅内压增高,导致继发性脑损害,重者发生脑疝,甚至死亡。脑水肿分为五种情况:血管源性、细胞毒性、水平衡性、低渗性和间质性。

(1)血管性脑水肿:脑组织损伤可破坏血-脑屏障,致使毛细血管的通透性与跨壁压增加,以及间质中血管外水潴留,从而造成血管源性脑水肿。由于组胺、缓激肽、花生四烯酸、超氧化物和羟自由基、氧自由基等引起内皮细胞膜受损,激活内皮细胞的胞饮作用和内皮结合部的破裂,使毛细血管通透性增加。其次,研究发现体温升高、高碳酸血症可使内皮细胞跨膜压增高,导致毛细血管前阻力血管松弛,使脑水肿发生率和范围增加。另外,蛋白分子电负荷的改变使血管外水潴留。由于清蛋白为阴离子蛋白,容易通过受损的血-脑屏障,然后由外皮细胞清除。相反,IgG 片段为阳离子蛋白,则黏附于阴离子结合部位,而潴留于间质中。临床上脑出血、慢性硬脑膜下血肿和脑肿瘤附近的水肿,均属于血管源性水肿。

(2)细胞毒性水肿:细胞毒性水肿的主要机制是在脑血流减少的情况下,能量缺乏使细胞膜泵(Na^+-K^+-ATP 酶)功能受损,进而引起一系列的生化级联反应,使细胞外钾增加,细胞内钙增高,膜功能损害可引起细胞不可逆性损伤。由梗死造成的局灶性或全脑缺血、低氧,均可导致细胞毒性水肿的形成。

(3)流体静力性水肿:由于跨血管壁压力梯度增加,使细胞外液积聚。脑血管自身调节功能受损,可引起毛细血管跨壁压急剧增加。如急性硬脑膜外血肿清除后使颅内压突然下降,导致脑血管跨壁压突然增加,出现一侧脑半球弥漫性水肿。

(4)低渗透压性水肿:严重血浆渗透压降低和低钠血症是渗透性脑水肿的主要原因。脑胶体渗透压超过血浆渗透压,水分即被吸收入脑。当血清钠浓度低于 125 mmol/L 时可引起脑水肿。此外,由于性激素的不同,在同一血清钠浓度时,女性较男性更易发生脑水肿。

(5)间质性脑水肿:阻塞性脑积水、脑室过度扩大可使脑脊液-脑屏障破裂,导致脑脊液渗透到周围脑组织并向脑白质细胞外蔓延,在临床上可出现一种明显的非血管性脑水肿,即间质性脑水肿。这类水肿一旦发生,可导致脑缺血和神经元损害。

颅脑外伤初期由于静脉容量血管的扩张,脑血容量增加而出现脑肿胀,而不单是脑组织含水量的增加。其神经源性因素包括脑干刺激和脑循环中释放血管活性物质等。因此,早期的脑水肿主要由于脑血管自身调节功能下降,而脑干损害则影响动脉扩张,或静脉梗阻导致充血性或梗阻性脑水肿。如处理不当或不及时,在脑外伤的后期,随着脑水肿加重,颅内高压,脑灌注压下降,引起脑缺血,生化级联反应发生改变,发生复合性脑水肿,即血管性和细胞毒性脑水肿。

二、麻醉处理要点

(一)术前准确评估

由于颅脑外伤病情严重,麻醉医师应首先确保患者的呼吸道通畅,供氧应充分,及时开放静脉通路,以稳定循环,为抢救赢得时间,然后在极短的时间内迅速与家属沟通,了解相关病情,并掌握生命体征和主要脏器的功能情况,了解患者既往有无其他疾病,受伤前饮食情况,有无饮酒过量等。目前心肺功能状况,有无合并其他脏器损伤。脑外伤患者常因颅内压增高而发生呕吐,甚至误吸,所以这类患者均应视为饱胃患者,在插管前和插管时都应防止误吸。

(二)麻醉前合理用药

颅脑外伤患者一般不用术前镇静药,只给阿托品或东莨菪碱等抗胆碱药即可。无论何种镇静药都可引起患者呼吸抑制,特别是患者已存在呼吸减弱、呼吸节律异常或呼吸道不畅,即使少量的镇静药也可能造成呼吸抑制,使动脉血中二氧化碳分压增加,引起颅内压增高。对于躁动的患者,一定要在密切监护情况下方可给予镇静。

(三)术中密切监测

术中常规监测有心电图(ECG)、脉搏血氧饱和度(SpO_2)、呼气末二氧化碳分压($PETCO_2$)、体温、尿量、袖带血压。必要时还应进行动脉有创测压、动脉血气分析和电解质分析。怀疑血流动力学不稳、估计失血较多或术中可能大出血,应行深静脉穿刺置管。为操作和管理方便,穿刺点以选择股静脉为宜。

(四)麻醉诱导

颅脑外伤患者的麻醉诱导非常关键,诱导过程当中血流动力学的急剧变化将会加重脑损伤;颅脑外伤患者常常饱胃,诱导过程中发生误吸,会使病情复杂化;颅脑外伤患者常合并其他部位脏器的损伤,如颈椎损伤、胸部损伤、肝脾破裂等。此外,颅脑外伤的老年患者可合并严重的心肺疾病。因此,如不加考虑,贸然进行常规诱导,势必酿成大祸,引发纠纷。

对于全身状况较好、无其他合并症的单纯脑外伤患者,麻醉诱导用药可以选丙泊酚、咪达唑仑、芬太尼和非去极化肌肉松弛药。丙泊酚作为目前静脉麻醉药的主打药物,也适用于脑外伤患者,可降低颅内压和脑代谢率,并能清除氧自由基,对大脑有一定的保护作用。应用咪达唑仑可减少诱导期丙泊酚的用量,对减少患者医疗费用有积极作用,同时也降低因单纯应用丙泊酚所引起的低血压发生率。若患者血容量明显不足,可单独应用咪达唑仑,避免应用丙泊酚引起严重低血压而加重脑损伤。咪达唑仑和丙泊酚的用量一定要个体化,一般情况下可用咪达唑仑 4~8 mg,丙泊酚 30~50 mg。肌肉松弛药以非去极化肌肉松弛药为宜,如必须选用去极化肌肉松弛药,应注意有反流与误吸、增高颅内压和导致高血钾的可能。非去极化肌肉松弛药以中、长效为主,如罗库溴铵(0.6~1 mg/kg)、维库溴铵(0.1 mg/kg)、哌库溴铵(0.1 mg/kg)。麻醉用药的顺序对诱导的平稳也有影响,先给予芬太尼(1.5 μg/kg),后给咪达唑仑,再给肌肉松弛药,30 秒后给丙泊酚。这种给药方法既可避免丙泊酚注射痛刺激,又能使各种麻醉诱导用药的作用高峰时间叠加一致,可减少气管内插管应激反应。气管内插管前采用 2% 利多卡因行气管表面麻醉,可使插管反应降到理想程度,最大限度地维持麻醉诱导平稳。

对于全身状况较差、合并其他脏器损伤或伴有其他合并症的患者,麻醉诱导应当慎重。

(1)对病情危重、反应极差或呼吸微弱甚至停止的患者,可直接或气管表面麻醉下插管。

(2)对于发生过呕吐的患者,应在吸引清除口咽部滞留物后,再进行诱导用药,在面罩加压控制呼吸之前,应由助手压迫喉结,防止胃内容物再次溢出加重误吸,在气管内插管成功后,用生理盐水灌洗,尽可能吸除误吸物,以利于气体交换。

(3)对其他合并症的患者,特别是心功能较差,甚至心力衰竭患者,首先应用强心药,选择诱导药物,如采用咪达唑仑、依托咪酯等,配合适量的芬太尼和肌肉松弛药。

(4)合并其他脏器损伤的患者,尤其是内脏大出血者,应进行积极的抗休克治疗,在血压回升、心率接近正常的情况下,谨慎地进行麻醉诱导与气管内插管,以免延误手术时机。诱导用药应选择对血压影响轻且对大脑有保护作用的药物,如咪达唑仑,即使这样,用药量也应减少,以避免血压剧烈波动。

(五)麻醉维持

颅脑外伤的患者一般都存在不同程度的颅内压增高,因此,麻醉维持一般不单独采用吸入全身麻醉,目前较多采用静脉复合全身麻醉或静脉吸入复合麻醉。静脉复合全身麻醉的维持采用静脉间断注射麻醉性镇痛药和肌肉松弛药,持续泵入静脉全麻药。麻醉性镇痛药以芬太尼为主,有条件的可用舒芬太尼和阿芬太尼,哌替啶较少使用。麻醉性镇痛药的用量一般应根据患者的实际情况决定,切忌量大,静脉全麻药也是如此。肌肉松弛药应选择对颅内压影响小的阿曲库铵、维库溴铵和哌库溴铵等。静脉全身麻醉药目前最为常用的是咪达唑仑和丙泊酚。丙泊酚优势更为明显,因手术医师希望术后能尽早评估患者的神经系统功能,丙泊酚起效和苏醒都快,而且还有脑保护作用,故选用丙泊酚更为有益。

静脉吸入复合麻醉维持是在静脉复合麻醉的基础上增加了气管内挥发性麻醉药的吸入。静脉复合麻醉的维持同上不再赘述。应该注意的是吸入麻醉药的选择,吸入麻醉药有脑血管扩张作用,异氟烷扩张作用最弱,适合应用。

(六)术中管理

颅脑外伤患者容量管理非常重要。临床上常用脉搏、血压、尿量等指标进行监测。需要注意的是脑外伤患者常用脱水剂,用尿量判断液体平衡情况不准确。最好监测中心静脉压,尤其是合并内脏出血休克者。在液体种类上,晶体液以乳酸钠林格液、平衡盐液和生理盐水为好,应避免应用含糖液。有大出血者,紧急时可选用胶体液,如羧甲淀粉、琥珀酰明胶(血定安)、万汶等。颅脑外伤患者血-脑屏障可能存在不同程度的损害,万汶有预防毛细血管渗漏的作用,从理论上讲,输注万汶可能优于其他血浆代用品。术中应注意失血量估计的准确性,适量输血,防止血液过度稀释,术中血细胞比容最好维持在 0.30 左右。

术中保持过度通气,维持呼气末二氧化碳分压 4.0～4.7 kPa(30～35 mmHg),有利于颅内压的控制。术中除了密切监测患者生命体征外,还应观察手术步骤,对手术的进程有所了解。因为脑外伤患者由于颅内压升高,致交感神经兴奋性增高、血中儿茶酚胺上升,易掩盖血容量不足,一旦开颅剪开脑膜,容易发生低血压,严重者可致心搏骤停。此外,麻醉医师在观察手术操作期间,应结合所监测的生命体征指标变化,及时与手术医师沟通,并根据术中生命体征变化,做出准确的判断和正确的解释及处理。

(七)麻醉恢复期的管理

麻醉恢复期的管理非常重要,不能掉以轻心。麻醉医师应根据病情做出相应的处理。早期拔除气管内插管,有利于手术医师及时进行神经系统检查,对手术效果做出及时评估。但必须掌握拔管时机,若患者出现不耐管倾向,且呼之睁眼,可给予少量丙泊酚,吸净气管内和口腔内分泌物后,拔除气管内插管。应尽可能避免麻醉过浅和拔管时剧烈呛咳,以免由此而引起颅内压增高和颅内创面出血。

对术前情况较差、多脏器损伤或有其他严重合并症者,尤其是昏迷患者,宜保留气管导管或做气管切开,以利于术后呼吸道管理,有条件者护送专科 ICU 或综合 ICU。

三、麻醉注意事项

颅脑外伤患者麻醉一个最为关键的问题是,一定不能只注意颅脑外伤的情况而忽略了对其他脏器外伤的观察,以免贻误治疗,导致不良后果。入室后开放两条静脉通路,以备快速输血、输液,抢救休克和大出血。

无论哪种麻醉方法,麻醉诱导时都应防止误吸,以免使病情复杂化。手术过程中避免使用增高颅内压的药物,控制呼气末二氧化碳分压,维持患者一定程度的过度通气。术中应注意患者水、电解质的情况,特别是患者大量应用脱水剂,极易引起水、电解质紊乱,液体量可以略欠一些,切不可过量,必要时输血,避免应用含糖液体。术中注意避免血压剧烈波动而诱发脑血管痉挛,加重脑损伤,影响术后神经功能的恢复。

脑外伤患者术后切不可盲目拔除气管导管,严重的脑水肿或脑干损伤,随时可能发生呼吸暂停,甚至死亡危险。

第二节　垂体腺瘤手术麻醉

一、垂体腺瘤患者的病理生理及临床表现

垂体腺瘤可分为功能性和非功能性腺瘤。功能性腺瘤因过度分泌相关激素引起临床不同症状,非功能性腺瘤一般仅引起压迫症状。功能性腺瘤引起的机体病理生理变化由其分泌的激素所决定。功能性腺瘤分为生长激素(GH)腺瘤、催乳素(PRL)瘤、GH 和 PRL 混合型细胞瘤、促肾上腺皮质激素(ACTH)瘤、促甲状腺素释放激素(TRH)细胞瘤、黄体刺激素(LH)和促卵泡激素(FSH)瘤、嗜酸干细胞瘤。

垂体腺瘤的临床表现一是高分泌综合征,二是肿瘤占位的影响。早期经常表现为分泌亢进,随着肿瘤的发展,相关症状不断加重且明显,并出现垂体组织、鞍旁组织的受压改变,甚至出现垂体功能减低。

PRL 瘤是最常见的高分泌性垂体腺瘤,约占 25%,常表现为性欲减退、阳痿、乳房发育、溢乳、胡须减少,重者生殖器官萎缩,精子减少、活力低、不育。

生长激素腺瘤可以导致巨人症和肢端肥大症,在青春期前,骨骺尚未融合时发病者,表现为巨人症。肢端肥大症若发生在骨骺闭合的成人,则手足肥厚宽大,下颌突出,巨舌,皮肤变厚变粗,糖代谢异常,心脏病和周围神经病变。99%以上的肢端肥大症是由于分泌 GH 腺瘤引起。其中 20%～50%合并 PRL 或其他激素分泌。

皮质醇增多症是由慢性皮质醇增高引起。由垂体 ACTH 瘤引起称为库欣(Cushing)病,由于脂肪代谢异常出现向心性肥胖,满月脸,水牛背,四肢相对瘦小,动脉粥样硬化。蛋白质分解大于合成代谢,抑制胶原合成导致皮肤菲薄,毛细血管扩张,呈现多血质。腹部皮肤紫纹,毛细血管脆性增加,易出现紫癜。骨质疏松,易致病理性骨折。伤口不易愈合,促性腺激素分泌抑制,女性出现月经稀少,闭经,溢乳,不孕;男性出现性欲减退,阳痿,精子减少,睾丸萎缩。少数患者盐皮质激素增加,导致电解质代谢紊乱,低血钾,低氯,高血钠。糖代谢紊乱,胰岛素抵抗和糖耐量减低。患者多伴有高血压、左心室肥大、心力衰竭、心律失常,肾衰竭、皮肤色素沉着及精神异常等。

垂体瘤在鞍内生长缓慢,当长至鞍上区时产生症状,压迫视神经、视交叉,出

现不同程度的视力下降和视野改变。头痛常常是患者首诊的症状。头痛位于眶后、前额和双颞部,程度轻,间歇性发作。少数巨大肿瘤可至第三脑室,引起室间孔或中脑水管梗阻,出现颅内压增高时头痛剧烈。垂体卒中时瘤体坏死、出血、瘤内压力急剧增高,蛛网膜下腔出血者出现突发性剧烈头痛。

二、麻醉处理要点

(一)患者术前评价及准备

麻醉医师应对病情做全面了解,注意患者基础代谢情况,了解肿瘤有无功能,术前电解质等生化指标,以及有无其他合并症,以便对患者做出准确评价。术前做必要的试验和治疗,可减少麻醉和手术的危险。垂体卒中急症手术对视力恢复有利,一般情况下,患者需要糖皮质激素替代及脱水治疗。对肢端肥大症患者应考虑到有气管内插管困难的可能,要准备充分。

(二)麻醉前用药

麻醉前用药无明显禁忌,常规应用巴比妥类药物和抗胆碱药物,一般为苯巴比妥、东莨菪碱。

(三)术中监测

术中除了常规监测 ECG、SpO_2、$PETCO_2$、体温、尿量、袖带血压外,还应对患者进行 ACTH、皮质醇、血糖和尿糖的监测。

(四)麻醉方法

垂体瘤手术常用入路是经鼻蝶和经颅,无论哪种入路,都要选择全身麻醉。经鼻蝶入路时,麻醉过程中应进行控制性降压,以减少出血,保持手术野清晰,缩短手术时间。麻醉诱导用药量要足,尤其是有甲状腺功能亢进的症状时,用量要增大,因这种情况下循环系统极易激惹。气管内插管前应对口、咽喉、声门及气管黏膜充分表面麻醉(表麻),一般用 1% 丁卡因或者 2% 利多卡因,最大限度地减轻气管内插管反应。

(五)麻醉维持

对经颅手术的患者一般多选用静脉复合全身麻醉,维持用药可以静脉持续泵入丙泊酚,也可持续泵入咪达唑仑,镇痛药和肌肉松弛药可间断注射。镇痛药可用吗啡、芬太尼、舒芬太尼等,肌肉松弛药可选用长效哌库溴铵或中效维库溴铵。经鼻蝶手术的患者可在静脉麻醉的基础上辅以吸入少量的恩氟烷,以更好地控制血压。

(六)术中管理

由于手术在显微镜下进行,所以一定要控制血压,同时液体量也要适当限制,必要时输血,尤其是经翼点入路手术时,血压高时颅内压将增高,且出血多,影响手术视野。经额开颅或经蝶手术时,有可能有血水流入口腔,且经蝶手术后,伤口渗液也有流入口腔的可能,所以气管内插管后需将气囊满意充气。术中监测呼气末二氧化碳分压,调整机械通气有关设定,维持患者一定程度的过度通气,以降低颅内压。

(七)麻醉恢复期管理

因此类患者术前一般意识良好,多主张术后早期拔除气管导管,故垂体腺瘤患者在麻醉恢复期应注意呼吸的恢复情况,特别是 GH 腺瘤的患者,由于结缔组织增生,舌体肥大,口腔内可能有渗液,经鼻蝶入路手术后鼻腔被填塞,所以患者通气量一定要接近术前水平,SpO_2 正常,肌力恢复,完全清醒且无呼吸道梗阻的表现,吞咽反射、咳嗽反射良好后方可拔除气管导管。

三、麻醉注意事项

垂体腺瘤患者多比较年轻,一般无其他合并症,麻醉医师应该注意的是由肿瘤引起的,尤其是与内分泌有关的症状,对可能发生垂体功能衰竭的患者做出估计,以采取预防措施。对经额或翼点入路手术的患者要注意颅内压的控制,麻醉诱导应避免血压波动,手术开始时要提前加深麻醉,特别是开颅骨时,更要注意镇痛药足量。

经鼻蝶入路时,术者要进行鼻腔准备,鼻腔局部应用肾上腺素可引起血压增高、心率增快,同时鼻腔神经末梢丰富,从鼻镜的置入至手术结束,麻醉医师应注意控制血压,尽管手术时间短,但麻醉用药量一定要足以保证手术野清晰。

无论是麻醉诱导还是维持,都应避免麻醉过浅,特别是避免呛咳,在体位改变的过程中气管导管刺激,更易诱发呛咳。由于垂体腺瘤手术时间较短,所以肌肉松弛药的选择一般不选用长效药,以中、短效为宜,长效肌肉松弛药有术后发生延迟性呼吸抑制之虑,选用时一定要谨慎。

术中液体量不宜过多,应注意适量控制,必要时输血即可。对尿崩倾向的患者要注意纠正水、电解质紊乱,术中可应用去氨加压素,一方面可止血,另一方面可降低血压,并有抗利尿的作用。

第三节　颅内肿瘤手术麻醉

一、颅内肿瘤患者的病理生理

颅内肿瘤按部位可粗略分为大脑半球肿瘤、小脑肿瘤和脑干肿瘤,后两者位于颅后窝,又统称为颅后窝肿瘤。病理报告以神经胶质瘤、脑膜瘤多见,余为转移瘤、结核瘤等。患者可能患病数年无临床症状,随着占位病变体积的增大出现颅内压升高的症状,伴视力、嗅觉障碍、偏瘫、失语等。与麻醉有关的颅内肿瘤的病理生理变化主要是肿瘤占位引起的颅内压增高,颅内压是指颅内容物对颅腔壁产生的压力,临床上一般通过测量脑脊液压力了解颅内压的变化情况,颅内压正常是维持脑功能正常运转所必需的。

(一)颅内压的调节

颅内容物主要有脑组织、脑脊液和血液 3 种成分,正常情况下,其中一种成分增加,其他两种成分则相应减少,机体通过自动调节维持颅内压在一定限度之内[成人 $0.7\sim2.0$ kPa($5\sim15$ mmHg),儿童 $0.5\sim1.0$ kPa($4\sim7.5$ mmHg)]的正常平衡状态。颅内肿瘤引起颅内容物的增加,早期可通过自动调节维持正常的颅内压,随着颅内肿瘤体积增大,超过代偿限度颅内压即增高。有时颅内肿瘤(如颅后窝病变)体积虽然很小,但也可引起颅内压增高,这主要是因为肿瘤位置引起脑脊液回流受阻,脑积水所致。

(二)脑脊液对颅内压的调节作用

由脉络丛生成的脑脊液时刻在进行着新陈代谢变化,包括生成、循环和吸收。颅内压的变动可受脑脊液分泌、循环、吸收的影响,在颅内压的调节中起重要作用。当颅内压增高时,脑脊液回吸收增加,而且一部分脑脊液受挤压流入脊髓蛛网膜下腔,使颅内容物总体积减小,有利于颅内压降低。

(三)脑血流对颅内压的调节

颅内压的变化直接影响脑血流,颅内压增高,脑血流减少,而脑静脉系统的血液受挤压而排出增多,脑血容量减少,因而颅内压可以降低。正常情况下脑血流的调节主要通过动脉血管口径的变化来实现的,其影响因素有二氧化碳分压、动脉血酸碱度、温度等。临床上通常采用过度通气来降低二氧化碳分压,以使脑血管收缩,脑血流减少,达到降低颅内压的作用,为手术提供良好的手术野。

颅内压的调节有一定的限度,在这个限度之内,颅内对容积的增加有一定的代偿力,这种代偿力表现在脑脊液被挤压至脊髓蛛网膜下腔,脑部血液减少与脑组织受压向压力低处转移,以达到机体承受的病理平衡,故这个限度的极限称之为临界点。超过临界点即失代偿,这时颅内容物微小的增加,可使颅内压急剧增加,加重脑移位与脑疝,发生中枢衰竭。

二、麻醉处理要点

(一)术前准备

颅内肿瘤手术一般都是择期手术,有足够的时间进行术前准备。麻醉医师所要做的是麻醉前认真访视患者,了解病史,包括既往史、手术史等,特别是与麻醉有关的心、肺合并症,肝、肾功能情况。

(二)麻醉前用药

成人一般在麻醉前 30 分钟肌内注射苯巴比妥 0.1 g,东莨菪碱 0.3 mg。

(三)术中监测

术中监测见颅脑外伤患者麻醉处理要点中的术中监测,此不再赘述。

(四)麻醉方法

颅内肿瘤患者麻醉方法有局部麻醉、局部麻醉加神经安定镇痛术、全身麻醉。随着时代的进步,人们对麻醉的要求也越来越高,一方面,患者要求术中舒适而无恐惧,另一方面,随着显微手术的不断开展,手术医师要求良好的手术野。因此,目前所有的颅内肿瘤患者均在全身麻醉下进行手术。麻醉诱导目前可选用的药物很多,如咪达唑仑、丙泊酚、依托咪酯、羟丁酸钠等;肌肉松弛药可选择阿曲库铵、维库溴铵、哌库溴铵等;麻醉性镇痛药可选芬太尼、舒芬太尼、吗啡等。

(五)麻醉维持

见颅脑外伤患者麻醉处理要点中的麻醉维持。

(六)术中管理

颅内肿瘤患者术前常用脱水剂,因而术前常常血容量不足,术中还要丢失一部分血液,特别是手术较大时,有效循环血容量不足将更为明显,术中液体管理非常重要,最好监测中心静脉压,以指导输液。液体种类根据患者具体情况选用晶体液和胶体液,晶体液以乳酸钠林格液为主,不用含糖液,胶体液有聚明胶肽(血代)、血定安、万汶等。对体质较好的患者,可采用大量输血补液,尿量保持30 mL/h 即可。以免肿瘤切除后,正常脑组织解除压迫,出现脑组织严重水肿,加重脑损害。呼吸管理见颅脑外伤患者麻醉处理中的术中管理。

(七)麻醉恢复期

麻醉恢复期的管理要求与颅脑外伤患者相同。

三、麻醉注意事项

此类患者由于术前使用脱水剂,往往伴有电解质紊乱,所以术前一定要化验电解质,以利于术中选择液体种类,保持电解质平衡。

颅内高压的处理非常重要,处理不妥病死率很高。在麻醉诱导后应立即静脉注射 20% 甘露醇1 g/kg,最好在剪开脑膜前输完,并配合过度通气,保持一定的麻醉深度,最大限度地降低颅内压,以利手术的进行。

对出血多的手术,如脑膜瘤多沿大静脉窦发展,极易侵犯静脉窦,血运非常丰富,麻醉前一定要有充分的估计,多开放几条静脉通路,以备能快速输液输血。术中在分离肿瘤前进行控制性降压,注意降压的幅度,根据需要动脉压若降至 8.0 kPa(60 mmHg)以下时,切不可时间过长。麻醉力求平稳,无缺氧及二氧化碳蓄积。

颅后窝肿瘤手术麻醉比较复杂,手术体位常有坐位、俯卧位、侧卧位。坐位时术中易发生气体栓塞,为预防气体栓塞,术中禁用 NO_2 与过度通气及控制性降压,可采用呼气末正压通气。下肢用弹力绷带,防止淤积性血栓形成。变动体位时要慢,避免血流动力学急剧改变。常规监测 $PETCO_2$、SpO_2、心电图、中心静脉压(CVP),必要时置右心房导管及超声多普勒气体监测仪或食管超声心动图,可动态反映心内的气泡;一旦检出气泡立即通知术者关闭空气来源、右心房抽气、左侧垂头足高位、加快输液,必要时给予心肌变力性药物支持。

脑干是颅后窝内极为关键的结构,手术期间生命中枢受到刺激易出现呼吸节律和心率变化,因此,对机械通气的患者应加以注意。对保留自主呼吸的患者,应密切注意呼吸节律的变化,出现异常及时通知手术医师,以减轻对脑干的牵拉刺激。还应该注意的是脑干手术时应保证手术野安静,避免麻醉减浅出现呛咳,最为稳妥的方式是应用肌肉松弛药,进行机械通气。

第四节 癫痫及非癫痫手术麻醉

一、癫痫患者非癫痫手术的麻醉

(一)术前准备

(1)抗癫痫药:多数是肝代谢酶促进剂(酶促),长时间使用后肝药酶的活性增加,与麻醉性镇痛药和镇静药有协同作用。对造血功能有一定的抑制,术前应查血常规、凝血功能。抗癫痫药物应服药至术前一晚,必要时加用镇静药。

(2)若手术当天麻醉前有癫痫发作者应延期手术,除非是抢救性急诊手术。

(二)麻醉要点

1.首选全身麻醉

癫痫患者非癫痫手术的麻醉首选全身麻醉,尤其是癫痫发作较频繁者。某些下腹部、四肢等中小手术也可选用椎管内麻醉或神经阻滞。全身麻醉宜采用静脉诱导,静吸复合麻醉维持。易致惊厥的氯胺酮、羟丁酸钠、普鲁卡因和恩氟烷等禁忌单独使用。去极化肌肉松弛药与抗癫痫药之间无协同作用。抗惊厥药物可明显缩短维库溴铵神经肌肉阻滞作用的时效,而且服用抗惊厥药物时间越长,对非去极化肌肉松弛药影响就越大。所以对围术期服用抗惊厥药物的患者,术中肌肉松弛药的需要量增加。

2.麻醉管理

麻醉期间特别要重视避免缺氧、二氧化碳蓄积和体温升高等易诱发癫痫发作的病理因素。在麻醉苏醒期,要密切注意癫痫发作的可能。必要时在手术结束时预防性给予抗癫痫药。术后患者进食后要及早恢复术前的抗癫痫治疗。

二、癫痫患者癫痫手术的麻醉

(一)术前准备

术前抗癫痫药物原则上必须停用,由于脑电图会受药物的影响,尤其是抗癫痫药可抑制癫痫波的发放,影响术中对病灶部位的判断。癫痫发作频繁者应逐渐停药,避免突然停药导致癫痫持续状态,如果手术当天有癫痫发作,延期手术。

(二)麻醉方法

麻醉方法首选全身麻醉。苯二氮䓬类、巴比妥类药物对癫痫波有明显的抑制作用,不宜用于癫痫患者。丙泊酚在小剂量时可诱发广泛的棘波,在大剂量时抑制棘波,但由于其作用时间较短,常用于麻醉诱导。临床常用的诱导方法为芬太尼2 μg/kg、丙泊酚2 mg/kg、维库溴铵0.1 mg/kg快速诱导气管插管。吸入麻醉药中异氟烷、七氟烷和地氟烷在吸入浓度低于1.0 MAC时对脑电图影响小,无致痫作用,可用于麻醉维持。癫痫手术结束时常规使用抗癫痫药,以防发生惊厥。

(三)监测

癫痫患者行手术治疗时,术中常需行脑电图监测,通过对棘波出现频率和波幅变化的观察来确定癫痫源灶、指导切除范围及判断手术效果。要求所使用麻醉药及方法既不抑制病理性棘波,又不诱发非病理性的棘波样异常波。为了避免颅骨和头皮对脑电信号的衰减,术中常放置硬脑膜外或大脑皮质电极,监测脑电图的变化。

(四)唤醒麻醉

手术过程要求患者在清醒状态下配合完成某些神经测试及指令动作的麻醉技术,主要包括局部麻醉联合镇静与唤醒全身麻醉技术。唤醒麻醉应保证合适的镇静与镇痛深度、稳定的血流动力学与安全的气道管理,使患者可以在清醒状态配合完成运动、感觉与语言功能的测试,在脑功能区癫痫手术中应用广泛。技术要点如下。

(1)采用短效快速苏醒麻醉药丙泊酚与瑞芬太尼,插入喉罩或气管导管,维持血浆靶控药物浓度:丙泊酚2~3 μg/mL、瑞芬太尼2~4 ng/mL。唤醒麻醉中使用右美托咪定有许多优点。

(2)术前不用长效镇静药,术中注意保暖,预防患者清醒后寒战。

(3)运动与感觉功能定位时患者采取平卧位或侧卧位。语言功能定位时,一般采用右侧卧位,头略后仰,头架固定。

(4)在切皮、分离骨膜和硬膜时,应予以充分的局部浸润麻醉,以保证术中镇痛效果。

(5)皮质暴露后,调整麻醉药血浆靶控浓度:异丙酚0.5 μg/mL、瑞芬太尼0.8 ng/mL,直至患者清醒。

(6)患者清醒程度满意后,进行皮质电刺激功能区定位。唤醒时间10~50分钟。待皮质电刺激完成后,可加深麻醉,再次插入气管插管或喉罩。

第五节　帕金森病手术麻醉

一、术前准备

术前充分评估患者的病情,包括步态异常、颈部强直和吞咽困难。了解抗帕金森病药物使用情况,如美多巴或苯海索应继续服用至术前。

二、监测

除一般监测外,帕金森病患者长时间大手术应做动脉穿刺置管测压和颈内静脉置管测定中心静脉压,定期动脉血气分析。使用左旋多巴的患者应重点监测心电图,积极防治心律失常。由于帕金森患者体温调节异常,容易发生低体温,故长时间大手术应监测体温,注意保温。

三、全身麻醉诱导

全身麻醉诱导应注意:①评估有无颈部强直和困难气道,采取应对措施。②帕金森病患者常有吞咽功能障碍,易引起反流误吸,严格术前禁食,快速顺序诱导。③常用静脉麻醉药、麻醉性镇痛药、非去极化肌肉松弛药及吸入麻醉药均可用于帕金森患者。④避免应用诱发和加重帕金森病症状的药物,如麻黄碱、氟哌利多、甲氧氯普胺、氟哌啶醇、利血平、氯胺酮、氯丙嗪等药物。

四、麻醉管理

长时间外科手术中,由于治疗药物左旋多巴的半衰期极短(1～3小时),为了使患者在围术期保持体内稳定的左旋多巴药物浓度,在术中可通过鼻饲加倍剂量的美多巴或苯海索,并维持至术后2天。

术毕拔管前应确保肌肉松弛药作用已完全消失。拔管时应注意防止呕吐和误吸。避免使用新斯的明,因其使乙酰胆碱积聚,从而加重帕金森病。术后应尽快恢复服用抗帕金森病药物。

第三章　心外科麻醉

第一节　先天性心脏病手术麻醉

一、先天性心脏病的病理生理

先天性心脏病(简称先心病)种类繁多,同种病变之间的差别也很大。病理生理取决于心内分流和阻塞性病变引起的解剖和生理变化。从血流动力学角度可以分以下四种类型:分流性病变、梗阻性病变、反流性病变和混合性病变。

(一)分流性病变

分流性病变的病理生理特点是在体循环和肺循环之间存在交通,通过交通产生分流。分流可能是某种病变的主要表现,也可能是减轻某种严重病变症状的代偿现象。分流包括心内分流(如房、室间隔缺损)、心外分流(如动脉导管未闭和体肺侧支)。分流的流速取决于分流两端的压力梯度和相关的血管床血管阻力,而分流量的大小取决于解剖缺损的大小。①非限制性分流:解剖缺损较大,两端压力梯度较小,分流量的大小主要由影响分流的血管床的阻力决定。②限制性分流:解剖缺损较小,分流量较为固定,血管床阻力对分流的影响不明显。

(二)梗阻性病变

梗阻性病变可发生在主动脉和肺动脉的瓣膜上、瓣膜或瓣膜下。无论左侧还是右侧心室流出道发生梗阻性病变,都会引起相应心室的肥厚和扩大。心肌肥厚则需氧量增加,最后发展到冠状动脉供血不足,可导致心肌缺血。①右侧梗阻病变:早期即发生肺血流减少和可能出现低氧血症。长期低氧引起凝血功能异常和侧支循环的形成等。②左侧梗阻病变:表现为心排血量下降和体循环灌注不足,长期可引起左心室肥厚导致心肌缺血或纤维化。任何影响心率和容量的因素,都可能诱发心肌缺血和心搏骤停。③动力性梗阻和固定性梗阻:动力性梗阻(右心室流出道梗阻和肥厚性心肌病)的心肌收缩性降低可以减轻梗阻的程度。固定梗阻(肺动脉闭锁或瓣膜狭窄)的程度不受心肌收缩性的影响。

(三)反流性病变

反流性病变可以是先天的,如艾伯斯坦畸形、房室通道缺损和二尖瓣裂等,但更常见的是因先天性心脏病变而带来的继发改变。长期的容量和压力负荷引起心脏解剖和生理改变,导致瓣膜反流。反流量的大小取决于心脏的前负荷、后负荷和心率。

(四)混合性病变

混合性病变是先天性的缺陷引起氧合血和非氧合血在心腔或大血管内混合,如三尖瓣闭锁、单心室、共同动脉干和肺静脉畸形引流等。由于存在非限制性的血流交通,肺血管阻力和体循环血管阻力则明显影响分流量。

二、麻醉前准备

(一)术前禁饮食

(1)<6个月患儿,可在术前4小时喂奶和固体食物,术前2小时喂清水,如苹果汁、糖水或白水。

(2)6个月至3岁患儿,可在术前6小时喂奶和固体食物,术前2~3小时喂清水。

(3)3岁以上患儿,术前8小时可食奶和固体食物,3小时喝清水。

(二)手术室内准备

1.麻醉操作时室内温度

麻醉操作使小儿身体大部分暴露在空气中,半岁以内小儿应使室内温度保持在23℃以上,变温毯保温,新生儿最好使用保温气毯。

2.麻醉相关仪器准备

麻醉机、吸引器、监护仪和急救设备(如除颤器)常规检查、待用。

3.呼吸参数设定

潮气量10~12 mL/kg。呼吸次数:新生儿30~35次/分,2岁以内25~30次/分,2~5岁20~25次/分,5~12岁18~20次/分。

(三)气管插管准备

经鼻气管插管易于固定,便于口腔护理,患儿易于耐受,可用于带管时间长的患儿。但操作要轻柔,以免鼻腔出血。注意鼻道的清理,避免鼻内容物堵塞和污染气管导管。经口腔插管适合带管时间短的患儿。低压气囊导管对于预防术后肺内感染和避免气管压伤更为有利。

1.导管内径选择

早产儿 2.5~3.0 mm;新生儿 3.0~3.5 mm;1~6 个月 3.5~4.0 mm;6 个月至 1 岁 4.0~4.5 mm;1~2 岁导管为 4.5~5.0 mm;2 岁以上可以按 4＋年龄/4 计算。

2.鼻腔插管深度

(1)早产儿:鼻翼至耳垂的距离＋2;0~4 岁为 10＋体重(kg)/2;4 岁以上为14＋年龄/2。

(2)气管导管上有刻度,点状线一般为鼻插管和口插管深度之间的标记。

(3)口腔插管深度为鼻腔插管深度减 2 cm。

(4)气管导管插入后要在听诊双肺呼吸音对称后方可固定。

3.插管物品准备

(1)气管导管:准备所插导管和上、下 0.5 号的气管导管各 1 根。

(2)吸痰管两根:粗的插入导管内作为引导管,细的用来气管内吸痰。

(3)喉镜、镜柄和插管钳;润滑油和棉签等。

4.插管后处理

用吸痰管排除胃内气体;双眼涂抹眼药膏保护眼睛。

(四)常规准备的紧急用药

山莨菪碱(2 mg/mL)、10％葡萄糖酸钙、异丙肾上腺素(4 μg/mL)、麻黄碱(1.5 mg/mL)、去甲肾上腺素(4 μg/mL)或去氧肾上腺素(40 μg/mL)。

三、麻醉管理

(一)基础麻醉

患儿接入手术室后一般采取以下两种方法使其安静入睡:①先面罩吸入8％的七氟烷诱导入睡,然后降低吸入浓度至 5％,保持气道通畅。②氯胺酮 5~7 mg/kg 和阿托品 0.01~0.02 mg/kg 或长托宁 0.02~0.04 mg/kg 混合肌内注射。然后连接心电图、脉搏血氧饱和度和无创血压袖带监护,再立即进行动脉和外周静脉穿刺置管。

(二)麻醉诱导

(1)诱导药物:患儿开放静脉后可开始静脉诱导。常用药物有咪达唑仑、维库溴铵、芬太尼和地塞米松等。

(2)面罩通气时,可以根据病种和患儿当时状态选择吸入氧浓度。新生儿和左向右分流量大的患儿尽量避免吸入纯氧,依赖动脉导管循环的患儿可吸入低浓度氧或空气。

(3)气管插管:插管动作要轻柔,注意小儿最狭窄处在声门下,送入导管困难时,及时更换小 0.5 号气管导管。

(三)麻醉维持

(1)麻醉用药:可以间断给予阿片类药(芬太尼、舒芬太尼)、肌肉松弛药(维库溴铵、哌库溴铵等)和镇静药(咪达唑仑等),或经体外循环机给予异氟烷。

(2)一个月以上的小儿在体外循环中可用丙泊酚(200 mg)加氯胺酮(50 mg)静脉输注。

(四)特殊注意事项

(1)存在心内分流病变,尤其是右向左分流,在静脉给药时,要注意排气避免气栓。

(2)高危出血风险或预计时间较长的体外循环手术,建议准备血小板。

(3)先心病小儿静脉注射肝素后,动脉和静脉血的 ACT 值在一定时间内存在很大差别,故 ACT 测定应以静脉血为准。

(4)常温非体外全麻手术,常规准备自体血回输装置。

四、呼吸管理

(1)可以采取容控或压控通气模式,吸呼比 1∶(1~2),气道压力不宜超过 3.0 kPa。

(2)发绀患儿吸入氧浓度 80% 以上;严重左向右分流患儿吸入氧浓度 50% 以下。

(3)欲行体-肺动脉分流术者,在避免缺氧的情况下,尽量吸入 30%~50% 的低浓度氧,以观察和比较分流前后的氧供情况。

(4)增加肺血管阻力、轻度高碳酸血症、调节通气量使呼气末二氧化碳分压在 6.0~7.3 kPa(45~55 mmHg)、吸入低浓度氧或空气。

(5)降低肺动脉压力吸入高浓度氧、轻度过度通气、呼气末二氧化碳分压维持在 3.3~4.0 kPa(25~30 mmHg)等。

(6)体外循环期间静态膨肺,气道压力维持在 0.5~0.8 kPa,氧流量 0.3~0.5 L/min,氧浓度 21%。

(7)开始通气前气管内吸痰,开放升主动脉适时膨肺,但压力不宜超过 3.0 kPa。明显肺不张时,膨肺偶可达到 4.0 kPa,但要避免肺损伤。

五、循环管理

(一)心率和心律

1.维持循环稳定的参考心率

(1)体外循环前:新生儿 150 次/分以上;6 个月以内婴儿在 130 次/分以上;2 岁以内小儿 120 次/分以上;3 岁以内小儿在 110 次/分以上;5 岁以内小儿在 100 次/分以上。

(2)体外循环后:新生儿 160 次/分以上;6 个月以内婴儿在 140 次/分以上;3 岁以内小儿在 130 次/分以上;5 岁以内小儿在 110 次/分以上。

2.安装临时起搏器

药物不能维持满意心率,往往需要安装临时起搏器

(1)窦性心动过缓时,起搏电极放置在心房外膜,可维持满意的心排血量。

(2)心房和房室传导阻滞时,电极需放置在心室外膜。

(3)瓣膜反流时,需要安装双腔临时起搏器,心房和心室均需放置起搏电极。

3.室上性心动过速治疗(小儿心脏手术中较易发生)

(1)喷洒冰水在窦房结区,有时可以暂时缓解。

(2)适当牵拉窦房结区,可以部分中止发作。

(3)使用去氧肾上腺素、腺苷(50 μg/kg)、美托洛尔等治疗。

(4)顽固性室上性心动过速,可持续静脉输注艾司洛尔[负荷量:250~500 μg/kg;维持量:50~300 μg/(kg·min)]。

(5)严重影响循环时,可以电击(同步或非同步)除颤复律。

(二)体外循环前重症小儿维持循环稳定

(1)发绀患儿可以给予 5%碳酸氢钠(2 mL/kg)+5%葡萄糖液共 50 mL 输注。

(2)低血容量者,可以适量补充 5%清蛋白和洗涤浓缩红细胞。

(3)肺内分流过多者,外科适当束缚肺动脉,增加体循环流量。

(4)肺血过少者,以补充容量为主,适当增加外周血管阻力。

(5)必要时补充钙剂和持续输注正性肌力药(如多巴胺)支持。

(三)脱离体外循环机困难的处理

1.重度肺动脉高压

(1)适当过度通气,不使用呼气末正压通气;吸入NO。

(2)通过中心静脉输注血管扩张药,降低肺动脉压;左心房管输注血管升压药物,提高灌注压。

(3)适当给予碳酸氢钠维持血液偏碱状态。

(4)维持足够的右心室前负荷。

2.左心功能异常

(1)根据左心房压缓慢还血,维持较快的心率,降低左心室前负荷。

(2)在使用其他血管活性药基础上,可以经左心房管加用肾上腺素输注。

(3)心律存在问题时使用双腔起搏器为宜。

(四)重症患儿体外循环后循环维持

(1)根据心脏饱满程度和左、右心房压回输机器血。

(2)鱼精蛋白中和后最好使用洗涤后的红细胞。

(3)通气调整肺循环血管阻力。

(4)使用正性肌力药或其他血管活性药。

(5)必要时持续输注葡萄糖酸钙(5~10 mg/h)。

(五)体外循环后早期反常性血压

(1)部分患儿体外循环后出现主动脉压和外周动脉压反转现象,术后可以持续数小时而逐渐恢复正常。

(2)停机过程中外周动脉压过低时,要进行主动脉根部测压:①当主动脉根部压与外周动脉压差别大时,先缓慢还血以补充容量,不急于加大正性肌力药的剂量。如果还血主动脉根部压力增高,左心房压也升高,而外周动脉压无变化时,有可能主动脉插管过粗,需尽快调整停机,拔出主动脉插管。②主动脉根部压与外周动脉压均低时,输血后左心房压升高,往往存在心功能异常,需调整呼吸循环状态,加大正性肌力药物的支持。

六、凝血管理

(一)鱼精蛋白中和肝素

(1)鱼精蛋白和肝素之比为(1~1.5)mg∶100 U。

（2）重度肺动脉高压者可经主动脉根部或左心房管推注鱼精蛋白,亦同时可推注葡萄糖酸钙(15～30 mg/kg)。

（3）静脉推注鱼精蛋白要缓慢,一旦推注过程中血压逐渐下降,暂停推注鱼精蛋白。心率未减慢者可首选推注钙剂和小量回输机器血。伴心率有减慢者,首选山莨菪碱处理,必要时给予小量肾上腺素。

（二）改善凝血功能（重症手术和长时间体外循环手术）

（1）手术切皮前即持续输注抑肽酶和乌司他丁。

（2）推注鱼精蛋白后,立即开始输入血小板和血浆。

（3）渗血明显多时,可使用凝血酶原复合物和纤维蛋白原等。

（4）输入洗涤的机器剩余血,而非肝素化的输机器机血。

七、其他管理

（一）手术室内吸入 NO 的注意事项

（1）有效吸入浓度 10～80 mg/L,吸入接口在气管导管与螺纹管的弯接头处。

（2）NO 流量＝吸入浓度×分钟通气量/NO ppm(NO 入口呼吸环路内时)。

（3）NO ppm 为 NO 钢瓶内的浓度。

（4）新鲜气体流量不得＜2 倍分钟通气量,以保证有毒气体 NO 的排除。

（5）如存在心肌抑制和顽固性低血压,需立即停止吸入 NO。

（二）微量泵输注常用药液的配制（50 mL 液体所含药量 mg）

（1）多巴胺/多巴酚丁胺:体重(kg)×3。

（2）肾上腺素:体重(kg)×0.3。

（3）异丙肾上腺素:体重(kg)×0.03。

（4）硝酸甘油:体重(kg)×0.9(新生儿 kg×3)。

（5）米力农:体重(kg)×0.6/0.9/1.2[负荷量体重(kg)×(25～50)μg,需在复温时经体外循环机注入]。

（三）药物输入速度计算

（1）当 50 mL 药液中药物含量是体重(kg)×3 mg 时,泵入 1 mL/h 相当于输入速度:1 μg/(kg · min)＝kg×3(mg)÷50(mL)÷60(min)÷kg×1 000(μg)。

（2）其他按配制的倍数不同,用上式依次推算。

（四）补充碳酸氢钠的计算方法

（1）补碱按细胞外液总量来补充:即补碱量(mmol)＝体重(kg)×△BE×0.2。

(2)1 g NaHCO$_3$＝12 mmol HCO$_3^-$;1 g NaHCO$_3$＝20 mL 5％NaHCO$_3$。

(3)故补 5％的碳酸氢钠量(mL)＝体重(kg)×△BE×0.2×20/12＝体重(kg)×△BE/3。

(五)补充氯化钾的方法

(1)低钾小儿补钾量安全范围:0.2～0.5 mmol/(kg·h)。

(2)小儿钾浓度:＞3.0 mmol/L 不主张积极补钾。

(3)50 mL 不同浓度的溶液含钾量:3‰,2 mmol;6‰,4 mmol;9‰,6 mmol;12‰,8 mmol;15‰,10 mmol;30‰,20 mmol。

(4)安全补钾速度简易用法:30‰KCl 每小时泵入毫升数≤体重数;15‰KCl 每小时泵入毫升数≤2 倍体重数。

八、不同病种先心病的麻醉

(一)动脉导管未闭(PDA)

1.病理生理

(1)分流量的大小取决于导管的直径和体血管阻力(SVR)与肺血管阻力(PVR)之比值(SVR/PVR)。

(2)动脉导管分流,使主动脉舒张压降低,心肌灌注减少。

(3)主动脉分流使肺血增多,左心室舒张末容量增大,导致左心室扩张、肥厚和舒张末压力升高。

(4)当左心房压增高时导致肺水肿,肺血管阻力增高,从而右心负荷增加。

2.外科处理

(1)小婴儿常温全身麻醉下导管结扎或切断缝合术,左后外侧切口。

(2)年龄大的合并严重肺动脉高压的患者,一般在体外循环下正中切口行导管闭合术。

(3)大部分单纯 PDA 可以在放射科介入封堵。

3.麻醉管理

(1)同时监测右上肢和股动脉血压,辅助判断主动脉缩窄和避免外科误操作。

(2)常温全麻结扎动脉导管时,可用硝普钠控制性降压,平均动脉血压可暂时维持在 5.3～6.7 kPa(40～50 mmHg)。

(3)深低温低流量体外循环经肺动脉缝闭时,采取头低位,避免主动脉进气和利于头部灌注。

(二)主-肺动脉间隔缺损

1.病理生理

(1)与动脉导管未闭相似。

(2)分流直接从主动脉灌入肺动脉,缺损较大,分流量多。

(3)缺损较大时,早期即出现充血性心力衰竭。

(4)肺动脉高压和肺血管阻塞性病变发生早。

2.外科处理

(1)体外循环下缺损修补。

(2)深低温停循环。

3.麻醉管理

(1)小婴儿体外循环前控制肺血流,使氧饱和度维持在80%~85%。

(2)体外循环前控制肺血流量呼吸管理外,外科可临时环缩肺动脉,增加肺血管阻力。

(3)术前存在营养不良和肺血管病变严重者,麻醉诱导时吸80%以上浓度的氧,呼吸管理要避免诱发肺动脉高压危象。

(4)体外循环后要降低肺血管阻力,镇静、适当过度通气。

(5)使用硝酸甘油、米力农,必要时吸入NO。

(三)共同动脉干

1.病理生理

(1)主动脉和肺动脉共干,同时给冠状动脉、肺动脉和体循环动脉供血。根据肺动脉在共干上的发出位置不同分为4型。一组半月瓣连接两个心室。

(2)新生儿初期,随着PVR的下降,肺血流逐渐增加,最后导致充血性心力衰竭(CHF)。

(3)肺静脉血和体循环静脉血通过室间隔缺损不同程度双向混合。

(4)肺血过多,心脏做功增加,舒张压降低,容易发生心肌血供不足。

(5)婴儿早期即可发生肺血管梗阻性病变。

2.外科处理

(1)由于肺动脉高压出现早,新生儿期是外科手术的最佳时间。

(2)从共干根部离断肺动脉,修补共干;修补室间隔缺损;使用带瓣同种血管重建右心室-肺动脉通道。

(3)术后早期死亡率5%~18%。

(4)由于残余室缺和共干瓣膜狭窄或反流,可能出现右心功能不全。

(5)由于修补室缺或右心室切口,易发生完全性右束支阻滞、完全性房室传导阻滞、房室交界性心动过速等心律失常。

3.麻醉管理

(1)体外循环前的管理与主-肺动脉间隔缺损相似。

(2)存在 CHF 可使用正性肌力药支持。

(3)使用大剂量芬太尼麻醉($>50~\mu g/kg$),以保持血流动力学稳定。

(4)术中尽量维持 Qp/QS 平衡,避免过度通气和吸入高浓度氧。

(5)当平衡难以调整时,手术者可暂时压迫肺动脉来限制肺血流,以改善体循环和冠状动脉灌注。

(6)已经有明显肺动脉高压的较大婴儿,麻醉中吸入氧浓度可提高到80%以上。

(7)体外循环后,大部分患儿需要正性肌力药支持,降低心脏前后负荷,维护左右心脏的功能。

(8)由于此类患儿常合并有 DiGeorge 综合征,静脉持续输注钙剂有利于维持循环稳定。

(9)体外循环后,要适当过度通气,纯氧通气,纠正酸中毒和吸入 NO。

(10)术后镇静和机械通气至少 24 小时,以避免发生肺动脉高压危象。

(四)房间隔缺损(ASD)

1.病理生理

(1)分流量取决于缺损的大小和右心室与左心室的相对顺应性。

(2)右心室容量超负荷,导致右心室肥厚,顺应性逐渐下降。

(3)肺血增多,随年龄增长,肺血管发生病变。

(4)分流量大的发生房性心律失常的比例增加。

(5)肺动脉高压发生较晚,一般 10 岁以内没有症状,很少发展为 Eisenmenger 综合征。

2.外科处理

(1)常规外科治疗体外循环下房间隔直视修补。

(2)杂交手术右侧胸部切口显露右心房,在食道超声的引导下,经右心房直接将封堵器置于缺损处。

(3)部分 ASD 可以在放射科介入封堵。

3.麻醉管理

(1)由于婴幼儿期很少有心肺功能改变,所以麻醉无特殊要求。

(2)体外循环后不可以参考中心静脉压值回输液体,以免发生急性肺水肿。

(3)杂交手术是常温全麻下进行,注意保温,准备自体血回输装置。

(4)放置封堵器过程中,位置不当时可引起二尖瓣位置异常,血压会发生明显变化。

(5)无特殊情况,一般不需使用正性肌力药和血管活性药。

(6)可以手术室内气管拔管。

(五)室间隔缺损(VSD)

1.病理生理

(1)缺损分 4 种类型:膜周型、肺动脉干下型、肌型和混合型,是最常见的先心病(占 20%)。

(2)缺损大小与临床症状相关。肺血多,常表现左心室肥厚。

(3)心脏杂音由大变弱甚至消失,是肺动脉压进行性增高的发展过程。

(4)限制性 VSD 分流量取决于缺损的大小和左右心室间压力差。

(5)非限制性 VSD 分流量仅依赖于 PVR/SVR 之比,左右心室间无压差。

(6)15% 的患者在 20 岁左右发展为不可逆的严重肺血管梗阻性病变。

(7)非限制性 VSD 婴儿在出生后 3 个月内可发生 CHF。

2.外科处理

(1)正中或右侧胸部切口,体外循环直视下 VSD 修补。

(2)杂交手术正中切口开胸,在 TEE 的引导下,直接经右心室放入封堵器。

3.麻醉管理

(1)非限制 VSD 小婴儿麻醉管理,体外循环前要适当限制肺血流,避免肺损伤和体循环灌注不足。

(2)严重肺动脉高压患儿要防止 $PaCO_2$ 增高,以避免肺动脉压进一步升高,肺血流减少。脱离体外循环机困难时,首先排除外科因素(残留 VSD 和存在 PDA),联合使用正性肌力药和血管活性药。留置左心房管为脱离体外循环机时泵入药物使用。术后早期加强镇静镇痛,降低肺血管的反应性。

(3)房室传导阻滞时有发生,常用山莨菪碱和异丙肾上腺素治疗,必要时使用临时起搏器。

(4)有明显心室肥厚和扩大者,常需使用多巴胺、多巴酚丁胺、米力农和硝酸甘油等药物。

(六)心内膜垫缺损

1.病理生理

(1)可分为部分、过渡和完全 3 型。常伴发各种综合征,如唐氏综合征、Noonan 综合征和 Elisvan Creveld 综合征。

(2)部分型心内膜垫缺损(PECD)发生 CHF 取决于左向右分流量和二尖瓣反流程度。

(3)过渡型的症状相对最轻。

(4)完全型心内膜垫缺损(TECD)缺损为非限制性,早期即可出现肺动脉高压或 CHF。

2.外科处理

(1)PECD 可在 2～5 岁时修补,手术与房间隔缺损类似,二尖瓣反流纠正如何影响术后效果。

(2)TECD 最佳手术期为 3～6 个月,较为安全,控制 CHF,防止发生肺血管梗阻性病变和减轻瓣环扩张。

(3)根治手术:体外循环下闭合房间隔和室间隔缺损,修复两个房室瓣。对反复肺内感染和解剖上不能做双心矫治的,先行肺动脉环缩手术,再择期二期手术。

3.麻醉管理

(1)体外循环前控制肺血流,限制吸入氧浓度和防止过度通气。

(2)TEE 评估矫治后房室瓣功能和心室功能。

(3)术中放置左心房测压管,指导容量管理和使用正性肌力药等血管活性药物。

(4)体外循环后肺动脉高压的处理:吸入 100% 的氧,过度通气,用大剂量阿片类药加深麻醉,吸入 NO。适当给予碳酸氢钠可以降低肺动脉压力。对于吸入 NO 无反应的肺动脉高压,可能对硫酸镁有效,初始剂量 20 mg/(kg·h)。

(5)大部分脱离体外循环时需要正性肌力药支持。

(6)脱离体外循环机困难,可以从左心房管使用缩血管药物,而右心房管使用血管扩张药。

(7)对于有房室瓣反流和残余 VSD,使用米力农和降低后负荷。

(8)房室传导功能异常者,使用房室顺序性起搏对于减少房室瓣反流和改善心脏功能有益。

(七)右心室双出口

1.病理生理

(1)大动脉转位型(Taussig-Bing 畸形)肺动脉下 VSD,伴有或不伴有主动脉狭窄。表现类似伴有 VSD 的大动脉转位(TGA)。肺血流增加,易发生 CHF 和肺血管病变。

(2)伴大 VSD 型主动脉下 VSD,不伴有肺动脉狭窄。由于肺血管阻力低,故肺血过多。

(3)法洛四联症型主动脉下 VSD,伴有肺动脉狭窄。肺血流梗阻为固定性。

2.外科处理

(1)室间隔修补+将肺动脉与左心室连通+大动脉调转术。

(2)室间隔修补+将主动脉与左心室连通。

(3)姑息手术 Block-Taussig 分流术;肺动脉环缩术。

(4)单心室矫治分期双向格林和全腔静脉与肺动脉吻合术。

3.麻醉管理

(1)肺血过多者应注意避免降低肺血管阻力,维持脉搏氧饱和度在 80%~85%。

(2)肺血少者应注意改善肺血流,避免增加肺血管阻力。

(3)围术期肺动脉高压者需过度通气、吸入 100%的氧、适当碱化血液、深镇静和保持肌肉松弛。

(4)及时诊断和处理心律失常。

(5)常需使用正性肌力药物支持。

(八)肺静脉畸形引流

1.病理生理

(1)部分性肺静脉畸形引流。病理生理变化与单纯的房间隔缺损类似。左向右分流导致肺血增加,右心房和右心室扩大,肺动脉扩张。分流量大小取决于参与畸形引流的肺静脉支数,畸形引流的肺叶,肺血管阻力和右心房室的顺应性。

(2)完全性肺静脉畸形引流。完全性肺静脉畸形引流分 4 型:心上型,心内型,心下型和混合型。肺血管梗阻性病变发生早。伴有梗阻的肺静脉畸形引流,患儿出生后的第一周即出现明显的发绀和呼吸窘迫,需紧急外科治疗。无梗阻的肺静脉畸形引流,肺血过多,轻微发绀。氧饱和度一般为 85%~90%。右侧

47

房室扩张,限制性的卵圆孔(或房间隔缺损)供给左心容量,左心发育小。室间隔向左侧移位,导致左心室心排血量进一步减少。

2.外科处理

(1)部分性肺静脉畸形引流无症状和无房间隔缺损,分流量少,可不手术。左向右分流量较大,Qp:Qs>2:1,需要外科手术治疗。反复肺内感染,尤其是伴有"镰刀"综合征的,需要外科手术治疗。

(2)完全性肺静脉畸形引流有梗阻的一旦诊断明确,需要急诊外科手术治疗。无引流梗阻伴有限制性房水平分流的,需要行房间隔切开或球囊扩张术,以及药物治疗,在1岁内择期行矫治术。

(3)有非限制性房水平分流的,可择期1岁内行矫治术。

(4)部分患者可能需要深低温停循环下行修补术。

(5)外科手术一般是切开和扩大肺静脉畸形连接处,与左心房吻合。

3.麻醉管理

(1)部分性肺静脉畸形引流的麻醉类似于肺血多的ASD。

(2)完全性肺静脉畸形引流:体外循环前吸入100%的氧,过度通气,纠正代谢性酸中毒,使用正性肌力药维持循环稳定。体外循环后吸入NO,降低肺血管阻力。防止肺动脉高压危象(过度通气,吸入100%的氧,碱化血液,充分镇静和肌肉松弛)。严重肺动脉高压可以使用硫酸镁和前列腺素E_1。体外循环后,避免左心房压过高,维持低水平血压有助于防止未适应的左心过度负荷所致损伤。术前存在肺水肿,体外循环产生的炎性反应,采用压力控制通气的方式,给予适当变化的呼气末正压通气,改善肺的顺应性。使用正性肌力药物如多巴胺,多巴酚丁胺和肾上腺素等,使用降低肺血管阻力和体循环阻力药物如米力农、硝酸甘油和酚妥拉明等,减少心脏做功和增加心排血量。使用药物或临时起搏器最佳化心率和节律,减轻左心室负荷。

(九)主动脉瓣狭窄

1.病理生理

(1)重度的主动脉瓣狭窄常与左心发育不良并存。

(2)重度单纯的主动脉瓣异常新生儿常有心内膜下纤维弹性组织增生(开始于胎儿期)。心肌的舒张功能下降,使左心室舒张末容积减少,射血分数降低。

(3)中等程度的主动脉瓣狭窄,左心明显肥厚扩大。

(4)跨瓣压差>6.7 kPa(50 mmHg)的为重度,常表现呼吸困难,代谢性酸中毒和心源性休克。

2.外科处理

(1)新生儿重度主动脉狭窄需要急诊经皮球囊扩张术才能存活,等待进一步的外科治疗。

(2)非重度狭窄的年长患儿一般可行主动脉瓣修补或置换(Ross手术)。

3.麻醉管理

(1)心肌肥厚,注意维持心肌氧供与氧耗的平衡。

(2)避免心动过速,以免影响心脏舒张期充盈。

(3)积极处理心律失常,心房功能的异常严重影响心排血量,可以静脉注射利多卡因,冷盐水心脏表面刺激和超速起搏处理心律失常,严重影响循环的心律失常,需紧急电转复。

(十)主动脉瓣下狭窄

1.病理生理

(1)主动脉瓣下狭窄常在出生后1年内发现,是进行性发展的疾病。

(2)梗阻程度与年龄相关。

(3)50%的患儿伴有主动脉反流。

2.外科处理

(1)手术切除纤维性隔膜或狭窄环。

(2)由于病情发展较快,且易发生主动脉瓣反流,故多主张早期手术治疗。

(3)术后易发生轻度主动脉瓣反流,狭窄复发率较高。

3.麻醉管理

(1)管理类似于主动脉瓣狭窄。

(2)降低心肌氧耗,维持氧供需平衡。

(3)保证心脏的前后负荷,避免低血压的发生。

(十一)主动脉瓣上狭窄

1.病理生理

(1)常合并脏器动脉狭窄,部分患者合并Wiliam综合征(智力低下、特殊面容和高钙血症)。

(2)狭窄部常累及冠状动脉窦,易造成冠状动脉缺血。有猝死的危险。

2.外科处理

切开升主动脉狭窄内膜,自体心包加宽补片。

3.麻醉管理

麻醉管理同主动脉瓣狭窄。

(十二)主动脉缩窄

1.病理生理

(1)典型的主动脉缩窄位于左锁骨下动脉远端到动脉导管开口的周围。

(2)严重主动脉缩窄在出生后的最初几周内可出现呼吸困难和呼吸衰竭。狭窄远端体循环低灌注、代谢性酸中毒。动脉导管的闭合可以导致左心室后负荷急剧增加,引起 CHF 和心源性休克。

(3)中度缩窄出现症状较晚,逐渐出现缩窄近端体循环高血压和左心功能不全。

2.外科处理

(1)左侧开胸主动脉修补左锁骨下动脉片翻转成形术;缩窄切除端端吻合术;人工补片主动脉成形术等。

(2)并发症术后高血压;残余狭窄或再复发;截瘫;动脉瘤形成。

3.麻醉管理

(1)新生儿最初几天,由于动脉导管未闭,上、下肢的压差不明显。

(2)新生儿左心室衰竭需静脉持续输注前列腺素 E_1 来维持动脉导管开放。

(3)重度狭窄的小儿术前需要气管插管机械通气,以减轻心、肺做功。

(4)减少肺血的呼吸管理(高二氧化碳通气、限制吸入氧浓度)。

(5)纠正酸中毒和使用正性肌力药来维护心脏功能。

(6)常温全身麻醉,术中监测右侧上肢动脉压和下肢股动脉压。

(7)术中心温度不宜超过 37.5 ℃,且可以适度降温至 35 ℃。

(8)动脉阻断或钳夹动脉前,静脉注射肝素 200 U/kg(ACT>200 秒),并使用自体血回收装置。

(9)动脉阻断或钳夹后,注意控制血压和维护心脏功能。

(10)术后早期可出现高血压,持续 2 周左右,可使用血管扩张药和 β 受体阻滞药。

(十三)主动脉弓中断

1.病理生理

(1)分型。①A 型:中断末端紧靠左锁骨下动脉远端。②B 型:中断位于左锁骨下动脉和左颈总动脉之间。③C 型:中断位于无名动脉和左颈总动脉之间。

(2)新生儿早期可无症状,一旦动脉导管闭塞,则出现 CHF 和代谢性酸中毒。

(3)27%的患儿合并 DiGeorge 综合征(低钙血症、胸腺缺如、面部发育异常)。

2.外科处理

(1)深低温体外循环。

(2)深低温停循环＋区域性脑灌注。

(3)一期手术根治。

3.麻醉管理

(1)一经诊断静脉持续输注前列腺素 E_1,使用正性肌力药和利尿剂。

(2)麻醉选择以大剂量阿片类药为主,维持循环的稳定。

(3)动脉压选择左、右上肢和下肢同时监测。

(4)使用血液回收装置、新鲜冰冻血浆和血小板。

(5)体外循环后需要正性肌力药物支持。

(6)DiGeorge 综合征体外循环后需要补充较大剂量钙。

(十四)三尖瓣下移(Ebstein 畸形)

1.病理生理

(1)三尖瓣瓣叶下移至右心室腔,右心房扩大,右心室房化,右心室腔发育异常。可发生右心功能不全。常有卵圆孔未闭和房缺,可产生右向左分流。

(2)新生儿早期血流动力学不稳定,随着肺动脉阻力的降低,可有改善。

(3)易发生室上性心律失常、右束支传导阻滞和预激综合征(10%～15%)。

2.外科处理

(1)三尖瓣成形术适合前瓣叶发育好,右心室腔发育尚可者。

(2)Starnes 手术适合重症新生儿。扩大房间隔缺损,闭合三尖瓣口,建立体肺分流。

(3)严重右心系统发育不良,可行分期单心室生理根治术或一个半心室矫治术。

3.麻醉管理

(1)维持前负荷,避免心肌抑制和外周血管扩张。

(2)麻醉以大剂量阿片类药(芬太尼)为主,辅以低浓度异氟烷。

(3)体外循环前易发生室上性心律失常,有时需要紧急建立体外循环。

(4)由于右心房室严重扩张肥厚,体外循环后易发生室性心律失常,故可预防性持续输入利多卡因或胺碘酮。

(5)使用正性肌力药米力农、多巴酚丁胺等改善右心功能。

(6)术后早期充分镇静和镇痛。

(十五)法洛四联症

1.病理生理

(1)病理解剖特点非限制性室间隔缺损;右心室流出道梗阻(RVOT);主动脉骑跨;右心室肥厚。

(2)RVOT 程度不同,表现为发绀轻重有别,梗阻轻的可无发绀。

(3)缺氧发作与 RVOT 梗阻性质有关:动力性梗阻是由于漏斗部肥厚和心室异常肌束形成。漏斗部痉挛引起急性的肺血减少,低氧的静脉血分流至体循环,表现缺氧发作。固定性梗阻由肺动脉瓣增厚,发育不良和二瓣化导致肺血减少引起。

(4)肺动脉瓣完全梗阻(肺动脉瓣闭锁)时,肺血流来源于 PDA、支气管动脉和体肺侧支。

(5)常有主肺动脉或分支不同程度的发育不良。

(6)常合并畸形房间隔缺损,动脉导管未闭,完全性的心内膜垫缺损,多发室间隔缺损。

(7)少见合并畸形永存左上腔,冠状动脉起源异常和左、右肺动脉起源异常。

2.外科处理

(1)姑息手术体-肺动脉分流术。

(2)根治手术。

(3)问题和并发症室缺残余漏;房室传导阻滞;右心室流出道残余狭窄;灌注肺和低心排血量综合征。

3.麻醉管理

(1)缺氧发作防治:术前避免过度控制液体摄入,麻醉前 2~4 小时可以喝适量的清水。发绀较重者,麻醉诱导后,经静脉持续输入碳酸氢钠 1~2 mL/(kg·h)。5%清蛋白(20%清蛋白 10 mL+林格液 30 mL)扩充容量。心率过快,氧饱和度迅速降低时,可用艾司洛尔(10 mg/mL)单次静脉注射,剂量 0.5~1.0 mg/kg;氧饱和度迅速降低,心率快,血压也明显降低时,可用去氧肾上腺素(20 μg/mL),单次静脉注射 1~10 μg/kg。

(2)麻醉管理原则:使用降低心肌兴奋性的麻醉药物,吗啡类药麻醉为主。避免使用明显降低外周血管阻力药物。手术使右心室解剖发生改变,功能受到影响,常需要正性肌力药支持。心室压力测定收缩压 RV/LV>0.7,常需要重新进行右心室流出道的疏通。体外循环时间较长时,肺血管阻力增加,可采取降低肺血管阻力的处理。由于右心室流出道的疏通和肺血管阻力较低,以及左心室术前发育较差,体外循环后,左心房压有时偏高。此时一般需要微量泵持续输注肾上腺素,根据左心房压适当限制循环容量。术前发绀较重者,体外循环后渗血可能较多,常需输入血浆,血小板和止血药等促进凝血功能。对房室传导紊乱,需要安置临时起搏器。

(十六)大动脉转位(TGA)

1.病理生理

(1)循环特点:肺循环与体循环关系为平行循环,而非顺序循环。两循环之间的交通有房间隔、室间隔或动脉导管未闭,是患儿赖以生存的条件。两循环之间的交通为通常为双向分流。

(2)分类。①室间隔完整 TGA(TGA-IVS):若限制性的房水平分流量,可影响动脉氧饱和度。在伴有非限制性的 PDA 时,动脉氧饱和度较高,但容易发生 CHF。在伴有 ASD 和 PDA 分流不能满足机体氧需时,患儿表现为酸中毒和循环衰竭。②室间隔缺损 TGA(TGA-VSD):房水平的混合是左心房到右心房;室水平的混合是从右心室到左心室,但也存在双向分流;易发生 CHF。一般 4～6 周肺血管阻力达到出生后最低,故是有症状 CHF 期。伴有主动脉梗阻的易早期发生肺血管病变。③室间隔缺损和解剖左心室流出道梗阻 TGA(TGA-VSD/LVOTO):常伴有室间隔缺损,LVOTO 限制肺血流,并决定肺循环和体循环血流的平衡。梗阻导致肺血减少可发生发绀。

2.外科处理

(1)TGA-IVS:应在出生后 3 周内行解剖矫治术(ASO);酸中毒,循环衰竭患儿需要机械通气和持续静脉输注前列腺素 E_1 维持动脉导管开放,球囊房间隔扩开术为增加房水平的血混合。以上处理无效,提示存在肺动脉高压,需急诊外科治疗。3 周以上则根据术中测压结果决定一期手术或二期手术。左心室收缩压大于右心室收缩压的 60%,则行一期手术。左心室收缩压占右心室收缩压的 50%～60%,一期手术后可能需要辅用 ECMO 治疗。左心室收缩压小于右心室收缩压的 50%,则行二期手术治疗:一期行肺动脉环缩术,同时加做改良的 BT 分流术,训练左心室功能。在训练1～2 周内尽快行二期矫治术(ASO)。

(2)TGA-VSD:6 个月内行 ASO 和 VSD 修补术。6 个月以上导管检查评估肺血管阻力决定是否可行 ASO 手术。

(3)TGA-VSD/LVOTO:根据年龄和狭窄程度决定做 REV、Nikaidoh 和 Rasteli 手术。

3.麻醉管理

(1)ASO 手术:多为新生儿和婴儿手术,注意保温,避免酸中毒。前列腺素 E_1 使用直到开始体外循环。避免使用对心脏功能抑制作用较强的药物。体外循环后避免高血压,收缩压维持在 6.7~10.0 kPa(50~75 mmHg)。尽量低的左心房压 0.5~0.8 kPa(4~6 mmHg),来维持适当的心排血量。维持较快心率,避免心动过缓。体外循环后需要正性肌力药和血管活性药的支持。

(2)REV、Nikaidoh 和 Rasteli 手术:一般为 TGA(VSD 和 LVOTO),患儿年龄相对较大,心脏功能较好。手术难度大,时间较长,创伤面大,渗血较多,需要输入血小板,凝血酶原复合物和血浆等。备洗红细胞机,在鱼精蛋白中和后使用。需要血管活性药支持,多巴胺和多巴酚丁胺等。较易发生肺动脉瓣反流,给予降低肺血管阻力处理(呼吸管理和药物)。

(3)肺动脉环缩术+BT 分流术:常温全麻下手术,备自体血回输装置。动脉压力监测在非锁骨下动脉分流侧(一般在左侧)或股动脉。环缩后右心室收缩压为主动脉收缩压的 60%~80%。需要正性肌力药支持。

(十七)矫正性大动脉转位

1.病理生理

(1)心房与心室连接不一致和心室与大动脉连接不一致。

(2)常合并畸形:室间隔缺损,肺动脉瓣狭窄伴解剖左心室流出道狭窄,以及三尖瓣畸形导致的解剖右心室房室瓣反流。

2.外科处理

(1)功能性矫治术纠正伴随的其他畸形(如室间隔缺损)。

(2)解剖矫治术包括双调转手术(心房调转+动脉调转;心房调转+Nikaidoh 手术)和双调转+双向格林手术。

3.麻醉管理

(1)解剖矫治术手术时间较长,调整好麻醉深度。

(2)食道超声和压力测定可以发现腔静脉和肺静脉梗阻。

(3)放置房室顺序起搏电极,在术中和术后心率和循环的维持起重要作用。

(4)手术开始即持续静脉微量泵输入抑肽酶和乌司他丁,停机后输入血小板和血浆等促进凝血功能。

(十八)左心发育不良综合征

1.病理生理

(1)二尖瓣狭窄或闭锁,左心室严重发育不良,主动脉瓣狭窄或闭锁,主动脉根部细小。

(2)体循环血运来源于未闭的动脉导管。出生后肺血管阻力的降低,使体循环灌注受损。

(3)体循环阻力代偿增高,肺血容量进一步增加。代谢性酸中毒和器官功能紊乱。

(4)肺充血和组织低灌注,可导致突然的动脉导管闭合。患儿常常在出生后1个月内死亡。

2.外科处理

(1)介入治疗(替代 Norwood Ⅰ 期手术):包括动脉导管放置支架,然后适当扩大房间隔缺损以改善体循环血供,待患儿 6 个月后再行 Norwood Ⅱ、Ⅲ 期手术。

(2)Norwood Ⅰ 期手术:一般在出生后 1 个月内进行;手术将房间隔切除开;近端肺动脉与升主动脉吻合,同种血管补片扩大主动脉弓。体肺分流(或右心室-肺动脉人工血管),需要深低温停循环(18~20 ℃)。

(3)Norwood Ⅱ 期手术:在 Norwood Ⅰ 期手术后,在出生后 4~10 个月进行双向 Glenn 或 Hemi-Fontan 手术。

(4)Norwood Ⅲ 期手术:在 Norwood Ⅱ 期手术后,在出生后 18~24 个月进行全腔肺动脉吻合术或 Fontan 手术。

(5)心脏移植能根治本病,供体心脏包括整个动脉弓,但供体来源有限。

3.麻醉管理

(1)持续静脉输入前列腺素 E_1[0.02~0.10 $\mu g/(kg \cdot min)$]直到开始体外循环。

(2)麻醉诱导开始即给予正性肌力药支持心脏功能[多巴胺 2~5 $\mu g/(kg \cdot min)$,肾上腺素 0.02~0.05 $\mu g/(kg \cdot min)$]。

(3)动脉监测避免使用右侧桡动脉(体肺分流影响测压)。

(4)麻醉以吗啡类药为主,小量的镇静药为辅。

(5)体外循环开始至术后恢复期,适当使用 α 受体阻滞剂改善体循环的器官灌注。

(6)SvO_2 的监测对于调整体肺循环的平衡和器官灌注至关重要。

(7)体外循环后改变体循环血管阻力更容易调整 Qs/Qp。

(8)维持较高血红蛋白,满足器官的氧供。

(9)停体外循环早期使用新鲜血浆和血小板促进凝血功能。

4.ECMO 使用

(1)排除外科原因,经过调整体肺循环的平衡和使用正性肌力药均不能满足脏器的氧供。

(2)脑氧饱和度持续低于 40%,SvO_2 低于 30%。

(3)一般 ECMO 术后支持时间 48～96 小时。

(十九)单心室

1.病理生理

(1)一个心室腔通过两个房室瓣或共同房室瓣与两个心房连接。

(2)体循环和肺循环的静脉血在心室水平完全混合。

(3)SVR 与 PVR 的平衡和心排血量影响脏器的氧供。

(4)肺血过多时,氧饱和度>85%,肺顺应性减低,心室扩张,低心排血量。

(5)肺血过少时,氧饱和度<75%,发绀,心肌缺氧,心排血量减少。

2.外科处理

(1)肺动脉束带术:适用于肺血多者,减少肺血,为后期手术治疗做准备。

(2)体肺分流术:适用于肺血少者,增加肺血,为后期手术做准备。

(3)双向 Glenn 手术:上腔静脉与肺动脉端侧吻合,减轻单心室的容量负荷。

(4)全腔静脉-肺动脉吻合术:在双向 Glenn 手术的基础上,使用外管道使下腔静脉和主肺动脉端端吻合。生理水平上达到根治的目的。

3.麻醉管理

(1)双向 Glenn 手术:一般不需要体外循环辅助,常温,全身麻醉。颈内静脉穿刺点要尽量取高位,留置双腔套管不宜过深,以避免影响手术操作。双腔套管用于测压和术后持续输入硝酸甘油,降低肺动脉压。股静脉留置双腔套管,为输入血管活性药(多巴胺)和备快速输液使用。阻断血管前给予肝素(200～400 U/kg),吻合结束后鱼精蛋白可以按 1:(0.5～0.8)的比例中和。上腔静脉阻断期间,尽管经导管引流上腔血至右心房,但上腔静脉压仍然较高 2.7～5.3 kPa(20～40 mmHg),故应维持较高体循环压力,以保障脑灌注。备自体血简易回输装置;术中失血较多时,从股静脉快速输血补液。手术开始后即经股静脉泵入多巴胺 2～3 μg/(kg·min),在体循环压力低时可增至 5～8 μg/(kg·min)。吻合后,需要输入 5%清蛋白、血浆和红细胞提高上腔静脉压(肺动脉压)在 1.9～2.1 kPa(14～16 mmHg),以维持循环的稳定。呼吸管理降低肺血管阻力,必要时吸入 NO。

(2)全腔静脉-肺动脉吻合术:体外循环辅助或非体外循环下常温全身麻醉

完成手术。体外循环辅助下吻合术麻醉管理较容易。非体外循环下手术需颈内静脉和股静脉均留置套管,为使用血管活性药和快速输血补液用。呼吸管理降低肺血管阻力,必要时吸入 NO。吻合后需要输入 5%清蛋白、血浆和红细胞提高静脉压(肺动脉压)在 1.9～2.1 kPa(14～16 mmHg),以维持循环的稳定。

第二节　心脏瓣膜病手术麻醉

心脏瓣膜病是多见病,发病原因较多,包括风湿性、非风湿性、先天性、老年性退变以及冠状动脉硬化等,其中以风湿病瓣膜病最为常见。在初发急性风湿热的病例中,有 50%～75%(平均 65%)患者的心脏受累;余 35%虽当时未见心脏明显受累,但以后 20 年中约有 44%仍然发生瓣膜病。在 20～40 岁人群患心脏病者,约 70%为风湿性心脏病。成人风湿性心脏病中,1/3～1/2 病例可无明显风湿病史。风湿热后可累及心脏瓣膜,甚或侵犯其附属结构(包括瓣膜环、腱索、乳头肌),主要病理改变为胶原纤维结缔组织化和基质部非化脓性炎症。

一、病情、病理特点与估计

(一)二尖瓣狭窄

正常二尖瓣瓣口面积为 4～6 cm²,瓣孔长径为 3～3.5 cm,静息时约有 5 L 血液在心脏舒张期通过瓣口。

(1)风湿性瓣膜病变包括前后瓣叶交界粘连、融合;瓣膜增厚、粗糙、硬化、钙化、结疤;腱索缩短、黏着;左心房扩大血液潴留。风湿性炎症也可使左心房扩大,左心房壁纤维化及心房肌束排列紊乱,导致传导异常、并发心房颤动和血栓形成。房颤使心排血量减少 20%;血栓一般始于心耳尖,沿心房外侧壁蔓延。

(2)瓣口缩小可致左心房压上升,左心房扩张;由于左心房与肺静脉之间无瓣膜,因此肺静脉压也上升而迫使支气管静脉间交通支扩大,血液从肺静脉转入支气管静脉而引起怒张,可能发生大咯血。同时肺毛细血管扩张淤血及压力上升,导致阻塞性肺淤血、肺顺应性下降、通气/血流比减少,血氧合不全,血氧饱和度下降。肺毛细血管压超过血胶体渗透压 2.7～3.7 kPa(20～28 mmHg),可致肺间质液淤积而出现肺水肿。

(3)肺静脉高压先引起被动性肺动脉压上升,以后肺小动脉痉挛,属代偿性机制;但随时间延长,肺小动脉由功能性痉挛演变为器质性改变,包括内膜增生、中层增厚、血管硬化和狭窄、肺血管阻力增加、肺血流量减少,肺循环阻力增高可高达接近体循环压力,右心负荷增加,肺动脉干扩大,右心室肥厚扩大,右心房压上升,甚者可致三尖瓣相对关闭不全而导致右心衰竭及外周静脉淤血;另外由于心肌炎或心肌纤维化也可导致右心功能不全。

(4)二尖瓣狭窄患者的左心室功能大部分保持正常,但 1/3 患者的射血分数低于正常;由于右心室功能不全,或室间隔收缩力减低,也影响左心功能,长期的前负荷减少可使左心室心肌萎缩和收缩力减低。

(5)二尖瓣狭窄的病理生理特点:左心室充盈不足,心排血量受限;左心房压力及容量超负荷;肺动脉高压;右心室压力超负荷致功能障碍或衰竭;多伴心房颤动,部分有血栓形成。

(二)二尖瓣关闭不全

二尖瓣结构包括瓣叶、瓣环、腱索、乳头肌、左心房和左心室。

(1)二尖瓣任何结构发生病变时,即可引起二尖瓣关闭不全。主要系风湿热引起的瓣膜后遗症,包括瓣叶缩小、僵硬、瘢痕形成;瓣环增厚、僵硬;腱索缩短、融合或断裂;乳头肌结节变和淀粉样变、缩短、融合、功能失调。此外,当二尖瓣后叶粘着于二尖瓣环而与左心房相连,导致左心房扩大可牵引后叶移位而发生关闭不全。左心室扩张使乳头肌向外下移位,导致二尖瓣环受牵拉和扩张,也可发生反流。

(2)二尖瓣关闭不全时,左心室收缩期血液除向主动脉射出外,部分血液反流回左心房,重者可达 100 mL,因此左心房容量和压力增高;最初左心泵功能增强,肌节数量增加,容量和重量增大。左心房扩大时,75% 发生心房颤动。一旦左心室功能下降,每搏量减少,反流增剧、肺淤血,可引起肺动脉高压、右心室过负荷及心力衰竭。

(3)临床症状主要来自肺静脉高压和低心排量。在慢性二尖瓣关闭不全时,只要维持左心功能,左心房与肺静脉压可有所缓解,临床症状较轻。急性二尖瓣关闭不全时,由于发病急而左心房、左心室尚未代偿性扩大,此时容易出现左心房功能不全,左心室舒张末压增高和左心房压顺应性降低,临床上可早期出现肺水肿。急性二尖瓣关闭不全多因腱索或乳头肌断裂或功能不全引起。腱索断裂可在原有瓣膜病基础上发生;也可因二尖瓣脱垂、外伤及感染性心内膜炎引起;也可因冠心病供血不足、心肌梗死引起。

(4)二尖瓣关闭不全的病理生理特点:左心室容量超负荷;左心房扩大;右心

衰竭、肺水肿;左心室低后负荷;多伴有心房颤动。

(三)主动脉瓣狭窄

正常主动脉瓣口面积 $3\sim 4\ cm^2$,孔径为 2.5 cm。主动脉瓣狭窄可因风湿、先天畸形或老年退变而引起。

(1)风湿炎症使瓣叶与结合处融合,瓣沿回缩僵硬,瓣叶两面出现钙化结节,使瓣口呈圆形或三角形,在狭窄的同时多数伴有关闭不全。

(2)瓣口狭窄后,左心室与主动脉压差>0.7 kPa(5 mmHg)(系正常值);随着狭窄加重,压差也增大,重者可>6.7 kPa(50 mmHg)。由于左心室射血阻力增加,左心室后负荷加大,舒张期充盈量上升,心肌纤维伸展、肥大、增粗呈向心性肥厚,心脏重量可增达 1 000 g,致心肌耗氧增加,但心肌毛细血管数量并不相应增加。因左心室壁内小血管受到高室压及肥厚心肌纤维的挤压,血流量减少;左心室收缩压增高而动脉舒张压降低,可影响冠状动脉供血,严重者可因心肌缺血而发作心绞痛。

(3)当左心室功能失代偿时,心搏量和心排血量下降,左心室与主动脉间压差减小,左心房压、肺毛细血管压、肺动脉压、右心室压及右心房压均相应升高,临床上可出现低心排血量综合征。

(4)如果伴发心房颤动,心房收缩力消失,则左心室充盈压下降。

(5)主动脉狭窄的病理生理特点为排血受阻,左心室压超负荷,心排血量受限;左心室明显肥厚或轻度扩张;左心室顺应性下降;心室壁肥厚伴有心内膜下缺血;心肌做功增大,心肌需氧增高。

(四)主动脉瓣关闭不全

主动脉瓣或主动脉根部病变均可引起主动脉瓣关闭不全。

(1)慢性主动脉瓣关闭不全的 $60\%\sim 80\%$ 由风湿病引起,瓣叶因炎症和肉芽形成而增厚、硬化、挛缩、变形;主动脉瓣叶关闭线上有细小疣状赘生物,瓣膜基底部粘连。其他病因有先天性主动脉瓣脱垂、主动脉根壁病变扩张、梅毒、马方综合征、非特异性主动脉炎以及升主动脉粥样硬化等。

(2)主动脉瓣关闭不全时,左心室接纳从主动脉反流的血液每分钟可达 $2\sim 5$ L之多,致使舒张期容量增加,左心室腔逐渐增大,肌纤维被动牵长,室壁增厚,左心室收缩力增强,左心室收缩期搏出量较正常高,此时左心室舒张末压可暂时不上升。但一旦左心失代偿,即出现舒张末压上升,左心室收缩力、顺应性及射血分数均下降;左心房压、肺小动脉楔压、右心室压、右心房压均随之上升,最后发生左心衰竭、肺水肿,继后出现右心衰竭。因主动脉舒张压下降可直接影响冠脉供血,可出现心绞痛症状。

(3)急性主动脉瓣关闭不全可因感染性心内膜炎、主动脉根部夹层动脉瘤或外伤引起,由于心脏无慢性关闭不全过程的代偿性左心室心肌扩张和肥厚期,因此首先出现左心室容量超负荷,最初通过增快心率、外周阻力和每搏量取得代偿,但心肌氧耗剧增;随后由于左心室充盈压剧增,左心室舒张压与主动脉压差缩小,收缩压及舒张压均下降,同样冠脉血流量也下降而致心内膜下缺血加重,最后出现心力衰竭。

(4)主动脉关闭不全的病理生理特点为左心室容量超负荷;左心室肥厚、扩张;舒张压下降,降低冠状动脉血流量;左心室做功增加。

(五)三尖瓣狭窄

三尖瓣狭窄多为风湿热后遗症,且多数与二尖瓣或主动脉瓣病变并存,由瓣叶边沿融合,腱索融合或缩短而造成。其他尚有先天性三尖瓣闭锁或下移Ebstein畸形。

(1)因瓣口狭窄致右心房淤血、右心房扩大和房压增高。由于体静脉系的容量大、阻力低和缓冲大,因此右心房压在一段时间内无明显上升,直至病情加重后,静脉压明显上升,颈静脉曲张,肝大,可出现肝硬化、腹水和水肿等体循环淤血症状。

(2)由于右心室舒张期充盈量减少,肺循环血量、左心房左心室充盈量均下降,可致心排血量下降而体循环血量不足。

(3)由于右心室搏出量减少,即使并存严重二尖瓣狭窄,也不致发生肺水肿。

(六)三尖瓣关闭不全

三尖瓣关闭不全多数属于功能性,继发于左心病变和肺动脉高压引起的右心室肥大和三尖瓣环扩大,由于乳头肌、腱索与瓣叶之间的距离拉大而造成关闭不全;因风湿热引起者较少见。①其瓣膜增厚缩短,交界处粘连,常合并狭窄;因收缩期血液反流至右心房,使右心房压增高和扩大。②右心室在舒张期尚需接纳右心房反流的血液,因此舒张期容量负荷过重而扩大。③当右心室失代偿时可发生体循环淤血和右心衰竭。

(七)肺动脉瓣病变

肺动脉瓣狭窄绝大多数属先天性或继发于其他疾病,常与其他瓣膜病变并存,且多属功能性改变,而肺动脉瓣本身的器质性病变很少;因风湿热引起者很少见。在风湿性二尖瓣病、肺源性心脏病、先心病 VSD、PDA、马方综合征、特发性主肺动脉扩张、肺动脉高压或结缔组织病时,由于肺动脉瓣环扩大和肺动脉主干扩张,可引起功能性或相对性肺动脉瓣关闭不全。因瓣环扩大,右心容量负荷增加,最初出现代偿性扩张,失代偿时可发生全身静脉淤血和右心衰竭。

(八)联合瓣膜病

侵犯两个或更多瓣膜的疾病,称为联合瓣膜病或多瓣膜病。

(1)常见的原因是风湿热或感染性心内膜炎,往往先只有一个瓣膜病,随后影响到其他瓣膜。例如风湿性二尖瓣狭窄时,因肺动脉高压而致肺动脉明显扩张时,可出现相对性肺动脉瓣关闭不全;也可因右心室扩张肥大而出现相对性三尖瓣关闭不全。此时肺动脉瓣或三尖瓣本身并无器质病变,仅只是功能及血流动力学发生变化。又如主动脉瓣关闭不全时,由于射血增多可出现主动脉瓣相对性狭窄;由于大量血液反流可影响二尖瓣的自由开放而出现相对性二尖瓣狭窄;也可因大量血反流导致左心室舒张期容量负荷增加,左心室扩张,二尖瓣环扩大,而出现二尖瓣相对性关闭不全。

(2)联合瓣膜病发生心功能不全的症状多属综合性,且往往有前一个瓣膜病的症状部分掩盖或减轻后一个瓣膜病临床症状的特点。例如二尖瓣狭窄合并主动脉瓣关闭不全比较常见,约占 10%。二尖瓣狭窄时的左心室充盈不足和心排血量减少,当合并严重主动脉瓣关闭不全时,可因心排血量低而反流减少。又如二尖瓣狭窄时可因主动脉瓣反流而使左心室肥厚有所减轻,说明二尖瓣狭窄掩盖了主动脉瓣关闭不全的症状,但容易因此而低估主动脉瓣病变的程度。又如二尖瓣狭窄合并主动脉瓣狭窄时,由于左心室充盈压下降,左心室与主动脉间压差缩小,延缓了左心室肥厚的发展速度,减少了心绞痛发生率,说明二尖瓣狭窄掩盖了主动脉瓣狭窄的临床症状,如果手术仅解除二尖瓣狭窄而不矫正主动脉瓣狭窄,则血流动力学障碍可加重,术后可因左心负担骤增而出现急性肺水肿和心力衰竭。

(九)瓣膜病合并冠心病

部分瓣膜病患者可并存冠心病,因此增加了单纯瓣膜手术的危险性。有学者采取同期施行二尖瓣手术与冠脉搭桥手术,占 15%～20%。有医院曾对 550 例瓣膜病患者于术前施行冠状动脉造影检查,结果并存冠状动脉 50% 以上狭窄者占 13.8%,其中发生于 40～49 岁者占 8.8%,50～59 岁者占 12.8%,60～69 岁者占 20.9%。可见在瓣膜手术前如果未发现冠心病,则十分危险。有学者曾遇 1 例二尖瓣置换术后收缩无力,不能有效维持血压,经再次手术探查证实右冠状动脉呈索条状,当即施行右冠状动脉搭桥,术后心脏收缩恢复有力,顺利康复。为保证术中安全和术后疗效,对瓣膜病患者凡存在心绞痛史、心电图缺血性改变、年龄 50 岁以上者,术前均应常规施行冠状动脉造影检查。

(十)瓣膜病合并窦房结功能异常

多次反复风湿热链球菌感染,可形成慢性心脏瓣膜病,部分可合并心房颤动,有的可合并窦房结功能异常。对 CPB 瓣膜手术患者在麻醉诱导前,将心电图二级食管电极经鼻腔置入食管,以观察 P 波最大的位置,测定三项指标:窦房结恢复时间(SNRT),正常为<1 500 毫秒;校正窦房结恢复时间(CSNRT),正常为<550 毫秒;窦房结传导时间(SACT),正常为<300 毫秒。如果出现上列任何一项异常者,即可判为窦房结功能异常,且这种异常往往在 CPB 手术后仍然保持。风湿性瓣膜病患者即使术前为窦性心律,但由于麻醉药物的影响以及手术致心肌损伤等原因,常会出现窦房结功能异常。因此,术中保护窦房结功能具有重要性,可采取下列保护措施:①维持满意的血压,以保证窦房结供血。②手术操作尽量避免牵拉和压迫窦房结组织,特别在处理上腔静脉插管或阻断时尤需谨慎。③缩短阻断心脏循环的时间。④在阻断心肌血流期间要定时充分灌注停跳液,以使心肌均匀降温,可保护窦房结组织。

二、手术前准备

(一)患者的准备

1.心理准备

瓣膜成形术或瓣膜置换术都使患者经受创伤和痛苦;置换机械瓣的患者还需要终身抗凝,给患者带来不便。这些都应在术前给患者从积极方面解释清楚,给以鼓励,使之建立信心,精神安定,术前充分休息,做到在平静的心态下接受手术。

2.术前治疗

(1)除急性心力衰竭或内科久治无效的患者以外,术前都应加强营养,改善全身情况和应用强心利尿剂,以使血压、心率维持在满意状态后再接受手术。

(2)术前存在呼吸道感染或局灶感染者需积极防治,手术应延期进行。

(3)长期使用利尿剂者可能发生电解质紊乱,特别是低血钾,术前应予调整至接近正常水平。

(4)重症患者在术前 3～5 天起应静脉输注极化液(含葡萄糖、胰岛素和氯化钾)以提高心功能和手术耐受力。

（5）治疗药物可根据病情酌情使用，如洋地黄或正性肌力药及利尿剂可用到手术前日，以控制心率、血压和改善心功能。但应注意，不同类型的瓣膜病有其各自的禁用药，如β受体阻滞剂能减慢心率，用于主动脉瓣或二尖瓣关闭不全患者，可能反而增加反流量而加重左心负荷；心动过缓可能促使主动脉瓣狭窄患者心搏骤停。二尖瓣狭窄合并心房颤动，要防止心率加快，不应使用阿托品；主动脉瓣狭窄患者不宜使用降低前负荷（如硝酸甘油）及降低后负荷（钙通道阻滞剂）的药物以防心搏骤停。

（6）术前合并严重病态窦房结综合征、窦性心动过缓或严重传导阻滞的患者，为预防麻醉期骤发心脏停搏，麻醉前应先经静脉安置临时心室起搏器。

（7）对药物治疗无效的病情危重或重症心力衰竭患者，在施行抢救手术前应先安置主动脉内球囊反搏（IABP），并联合应用正性肌力药和血管扩张药，以改善心功能和维持血压。

3.麻醉前用药

除抢救手术或特殊情况外，应常规应用麻醉前用药，包括术前晚镇静安眠药。手术日晨最好使患者处于嗜睡状态，以消除手术恐惧。麻醉前用药不足的患者其交感神经处于兴奋状态，可导致心动过速等心律失常，同时后负荷增加和左心负担加重，严重者可因之诱发急性肺水肿和心绞痛，从而失去手术机会。一般麻醉前可用吗啡 0.2 mg/kg，东莨菪碱 0.3 mg；如若患者心率仍快，麻醉后可再给东莨菪碱。

（二）麻醉前考虑

1.二尖瓣狭窄手术

（1）防止心动过速，否则舒张期缩短，左心室充盈更减少，心排血量将进一步下降。

（2）防止心动过缓，因心排血量需依靠一定的心率来代偿每搏输出量的不足，若心动过缓，血压将严重下降。

（3）避免右侧压力增高和左侧低心排血量，否则心脏应变能力更小，因此对用药剂量或液体输入量的掌握必须格外谨慎。

（4）除非血压显著下降，一般不用正性肌力药，否则反而有害；有时为保证主动脉舒张压以维持冠脉血流，可适量应用血管升压药。

（5）房颤伴室率过快时，应选用洋地黄控制心率。

（6）保持足够的血容量，但又要严控输入量及速度，以防肺水肿。

(7)患者对体位的改变十分敏感,应缓慢进行。

(8)术后常需继续一段时间呼吸机辅助通气。

2.二尖瓣关闭不全手术

(1)防止高血压,否则反流增加,可用扩血管药降低外周阻力。

(2)防止心动过缓,否则反流增多。

(3)需保证足够血容量。

(4)可能需要用正性肌力药支持左心室功能。

3.主动脉瓣狭窄手术

(1)血压下降时,可用血管收缩药维持安全的血压水平。

(2)除非血压严重下降,避免应用正性肌力药。

(3)避免心动过缓,需维持适当的心率以保证冠脉血流灌注。

(4)避免心动过速,否则增加心肌氧需而形成氧债。

(5)保持足够血容量,但忌过量。

(6)对心房退化或丧失窦性心律者应安置起搏器。

4.主动脉瓣关闭不全手术

(1)防止高血压,因可增加反流。

(2)防止心动过缓,否则可增加反流和心室容量及压力,同时降低舒张压而减少冠脉供血。

(3)降低周围阻力,以降低反流量。

(4)需保证足够的血容量。

5.多瓣膜病或再次瓣膜置换手术

(1)麻醉诱导应缓慢,用芬太尼较安全,需减量慎用吸入麻醉药。

(2)因粘连重,手术困难,出血较多,需维持有效血容量。

(3)心脏复苏后多数需正性肌力药及血管扩张药支持循环。

(4)注意维持血清钾在正常浓度,预防心律失常。

(5)术后约1/3患者需安置心脏起搏器。

6.携带起搏器手术患者

对瓣膜病合并窦性心动过缓、房室传导阻滞患者,术前多已安置起搏器;对部分双瓣置换或再次瓣膜置换手术患者也需安置起搏器;某些先天性心脏病如二尖瓣关闭不全、法洛四联症等手术也需安置起搏器。起搏器可受到外界的干扰和影响,包括非电源及电源因素。非电源因素如血液酸碱度、血内氧分压及电解质变化,都影响起搏阈值。电源因素如雷达、遥测装置、高频装置等电磁波的干扰。术中应用电烙是常规止血方法,对已安置起搏器的患者术中原则上应避用电烙止血,以防发生心室颤动或起搏器停止工作,但不易做到,故需加强预防措施。①手术全程严密监测心电图,尤其在使用电烙时需提高警惕。②开胸过程或安置起搏器前仔细充分止血,以减少以后使用电烙的次数。③使用电烙前暂时关闭或移开起搏器,尽量缩短电烙的时间。④万一发生心律失常,首先停用电烙,如仍不恢复则心内注药,按摩心脏,电击除颤。

(三)麻醉药物选择

镇痛安眠药、吸入麻醉药及肌肉松弛药对心脏及血管都产生各自不同的作用。对瓣膜病患者选择麻醉药物应作全面衡量,考虑以下几方面问题:①对心肌收缩力是抑制还是促进。②对心率是加快还是减慢;某些病例因心率适度加快而可增加心排血量;心率减慢对心力衰竭、心动过速或以瓣膜狭窄为主的病例可能起到有利作用,但对以关闭不全为主的瓣膜病则可增加反流量而降低舒张压,增加心室容量和压力,使冠状动脉供血减少。③是否扰乱窦性心律或兴奋异位节律点,心律失常可使心肌收缩力及心室舒张末期容量改变,脑血流及冠状血流出现变化,见表 3-1。④对前负荷的影响,如大剂量吗啡因组胺释放使血管扩张,前负荷减轻,对以关闭不全为主的瓣膜病则可能引起低血压;对以狭窄为主的瓣膜病也应维持一定的前负荷,否则也可因左心室充盈不足而减少心排血量。⑤用血管收缩药增加后负荷,对以关闭不全为主的瓣膜病可引起反流增加和冠脉血流减少,从而加重病情,此时用血管扩张药降低后负荷有利于血压的维持。⑥对心肌氧耗的影响,如氯胺酮可兴奋循环,促进心脏收缩及血压升高,但增加心肌氧耗,选用前应衡量其利弊。

表 3-1　心律失常对脑血流及冠状血流影响

	减少脑血流量(%)	减少冠脉血流量(%)
房性或室性期前收缩	8～12	5～25
室上性心动过速	14	35
心房颤动伴室率快	23	40
室性心动过速	40～75	60

三、麻醉管理

(一)麻醉诱导

瓣膜病患者都有明显的血流动力学改变和心功能受损,麻醉诱导必须谨慎操作,要严密监测桡动脉直接测压、心电图和脉搏血饱和度。选择诱导药以不过度抑制循环、不影响原有病情为前提:①对轻及中等病情者可用地西泮、咪达唑仑、依托咪酯、芬太尼诱导;肌肉松弛药可根据患者心率选择,心率不快者可用泮库溴铵,心率偏快者用阿曲库铵、哌库溴铵等。②对病情重、心功能Ⅲ~Ⅳ级患者,可用羟丁酸钠、芬太尼诱导,不用地西泮,因可引起血压下降。③对心动过缓或窦房结功能差者,静脉注射芬太尼或羟丁酸钠可能加重心率减慢;对主动脉瓣关闭不全患者可引起血压严重下降,也影响冠状动脉供血而发生心律失常,因此可改用小剂量氯胺酮诱导,对维持血压和心率较容易。④最好应用气相色谱-质谱仪检测血中芬太尼浓度。有学者曾用诱导剂量芬太尼 20 $\mu g/kg$ 和泮库溴铵 0.2 mg/kg,即使不用其他辅助药也能满意完成诱导,注入后 1 分钟测得的血芬太尼浓度为 52.6 ng/mL。据报道,血芬太尼浓度≥15 ng/mL 时,血压升高及心动过速的发生率<50%。

(二)麻醉维持

麻醉维持可采用以吸入麻醉为主,或以静脉药物为主的静吸复合麻醉。①对心功能差的患者以芬太尼为主,用微量泵持续输注,或间断单次静脉注射用药。②对心功能较好者,以吸入麻醉药为主,如合并窦房结功能低下者可加用氯胺酮。③诱导持续吸入 1%恩氟烷,有学者曾采用 NORMAC 吸入麻醉药浓度监测仪观察,1 小时后呼出气恩氟烷浓度平均 0.61%,吸入 2 小时后平均 0.71%;CPB 前平均 0.77%,CPB 结束时平均仅 0.12%,此时临床麻醉深度明显减浅。如果采用芬太尼 50 $\mu g/kg$ 复合吸入异氟烷麻醉,并采用膜肺 CPB(45±8.9)分钟,异氟烷的排出浓度低于 0.1%。提示采用膜肺排出异氟烷的速度远较鼓泡式肺者为缓慢。④在静脉注射芬太尼 20 $\mu g/kg$ 诱导后,血芬太尼浓度立即达到 52.6 ng/mL,随后用微量泵持续输注芬太尼,劈胸骨前血芬太尼浓度为 23.6~24.1 ng/mL,转流后降为(3.6±0.8)ng/mL,较转流前下降 72%。可见无论吸入麻醉药或静脉麻醉药,经体外转流后其血内浓度都急剧下降,提示麻醉减浅。因此,在体外转流前、中、后应及时加深麻醉,静脉麻醉药可直接注入 CPB 机或经中心静脉测压管注入;吸入麻醉药可将氧气通过麻醉机挥发罐吹入人工肺。

(三)减少术中出血措施

瓣膜置换手术的出血量往往较多,应采取减少术中出血措施,尽量少用库血。①测试单瓣置换手术的库血输注量平均 860 mL,如果施行自体输血,平均仅需库血 355 mL;双瓣置换手术需输库血平均1 260 mL,如果施行自体输血,平均仅需库血 405 mL。②如果采用自体输血结合术中回收失血法,则库血输注量可更减少。在麻醉后放出自体血平均每例(540±299)mL,术中回收出血,再加CPB 机余血经洗涤后回输,平均每例输注自体血(777±262)mL,围术期输注库血量可减少 52.5%。③CPB 前及中应用抑肽酶,也可显著减少术中出血,效果十分明显。

四、术后急性循环衰竭并发症

复杂心脏 CPB 手术后,容易突发急性心脏功能衰竭或血容量急剧减少,循环难以维持,患者生命难以保证,其中严密监测、尽早发现、抓紧抢救是手术成功的关键。

(一)CPB 手术后的临床监测与早期诊断

对下列临床监测情况需高度重视:①精神状态异常,表现为烦躁、躁动、精神恍惚、反应淡漠甚至昏迷。②肢体紧张度异常或瘫痪。③皮肤颜色变暗甚至青紫。④心电图示心率减慢或心律失常,甚至呈等电位直线。⑤尿量减少或无尿。⑥动脉压急剧下降或脉压很小,需首先排除测压管道不通畅、凝血或误差等情况。⑦中心静脉压突然降低或严重升高,需首先排除液体未输入或输入过多过速。⑧检查心脏起搏器或辅助循环装置的工作是否正常,排除其故障。⑨胸腔引流液突然急剧增加,鉴别引流液性质是否与血液接近。⑩血红蛋白浓度明显下降;血清钾很低或很高;血气 pH 下降,呼吸性或代谢性酸中毒;ACT 显著延长等。

(二)急性循环衰竭的抢救措施

心搏骤停或严重心低排综合征的临床表现为无脉搏、无呼吸、无意识状态,提示血液循环已停止,全身器官无灌流,首先大脑受到缺血严重威胁。因此,必须采取紧急抢救措施,包括:①尽早心肺复苏(CPR),施行有效胸外心脏按压、人工呼吸及应用针对性药物。②主动脉内球囊反搏(IABP),常用于瓣膜术后急性心低排综合征,以支持心脏充盈,减少心肌氧需,增加冠脉灌注,从而改善血流动力学及心肌供血。尽早开始是抢救成功的关键。③急症体外循环再手术,常用于瓣膜术后出血,常见左心房顶破裂,左心室后壁破损,瓣周漏、卡瓣等情况。有学者在 1984-1995 年期间共施行 CPB 手术 18 513 例,其中急症 CPB 抢救手术130 例,占 0.7%。Rousou 在 1988-1993 年间 3 400 余例 CPB 手术中,有 16 例急症 CPB 抢救再手术,存活率 56.3%,以往13 例只施行 CPR 抢救,存活率仅15.4%。提示及时采用 CPB 再手术抢救可明显提高生存率。④在心脏或肺脏功能严重衰竭时,应用 ECMO 抢救具有明显提高生存的效果,可使肺脏和心脏做功减少,全身供血恢复,不致缺氧。文献有使用 ECMO 长达 1 个多月而获得成功的报道。

第三节　冠心病手术麻醉

一、病理生理简述

因冠状动脉粥样硬化及冠状动脉痉挛引起的缺血性心脏病,简称冠心病,我国 40 岁以上人群中的患病率为 5%～10%。

(一)心脏代谢的特点

(1)心肌耗氧量居全身之冠,静息时可达 7～9 mL/(100 g·min)。

(2)冠脉血流量大,静息时成人 60～80 mL/(100 g·min),最高达 300～400 mL/(100 g·min)。

(3)毛细血管多,与心肌纤维比例达 1:1。

(4)心肌富含肌红蛋白,每克心肌含 1.4 mg,从中摄取大量氧。

(5)心肌富含线粒体,对能量物质进行有氧氧化而产生 ATP,当心肌耗氧量增加时,氧摄取率并不增加,而是靠增加冠脉血流量来补充氧,如果后者未能相应增加,即可出现心肌缺氧;心肌也可从脂肪酸、葡萄糖、乳酸等获取部分能量物质。

(6)一旦心肌缺血,供应心脏的血流不能满足心肌代谢需要时即可引起代谢紊乱,主要是高能磷酸化合物生成明显减少,而代谢中间产物在心肌中堆积,从而引起心肌损伤。

(二)心肌氧供需失衡

冠状动脉粥样硬化以及各种原因引起冠状动脉损伤时,冠状动脉狭窄、血栓形成、血流受阻、血流量下降、含氧量下降。增加心肌耗氧的因素如下:①心率加快,增快次数愈多,耗氧量愈大,且因心室舒张期缩短,可影响血液充盈和心肌灌注。②心肌收缩力增强,耗氧量增加。③心室壁收缩期或舒张期张力增加,都使氧耗量上升。

（三）冠心病心肌功能、代谢与形态改变

（1）冠脉供血不足区域的局部可表现收缩期膨出，由此降低心功能。缺血时间越长，膨出范围越扩大，心肌收缩舒张越降低，可致心泵功能减弱，心排血量减少，严重者出现心力衰竭；95％心肌梗死局限于左心室的某部位，承受收缩期高压力和较大的血流剪切应力冲击。

（2）心肌缺血时，心肌高能磷酸化合物减少，缺血 15 分钟时 ATP 下降 65％，缺血 40 分钟时下降 90％以上；同时细胞膜离子通透性改变，K^+ 外流，Ca^{2+}、Na^+、Cl^- 等内流入细胞，导致膜电位消失。

（3）心肌坏死时，心肌细胞内的各种酶释入血循环；其中心肌肌钙蛋白（cTn）与 CK-MB 是心肌梗死标志物，尤其是 cTn 具有高度灵敏性和特异性。据此，可对心肌梗死做出确诊。心肌肌钙蛋白 I（cTnI）可在 3～6 小时从血中检出，持续 7～10 天；心肌肌钙蛋白 T（cTnT）在 6 小时检出，敏感性稍差，持续 10～14 天。CK-MB 是心肌坏死的早期标志物，在梗死发生 4 小时内其水平升高，峰值出现在 18～24 小时，3～4 天恢复正常。CPK 正常值上限为总 CPK 的 3％～6％；6～9 小时的敏感性可达 90％，24 小时后敏感性接近 100％。

（4）传统血清酶检验包括谷氨酸酰乙酸转氨酶（SGOT，SGPT），乳酸脱氢酶（LDH），肌酸激酶（CK）等；血脂代谢检查包括胆固醇、低密度脂蛋白和高密度脂蛋白等，均证明与冠心病的发病与程度密切相关。冠心病发病率和病死率与胆固醇含量高、低密度脂蛋白含量高及高密度脂蛋白含量低呈正相关。此外，乳酸产生增多可出现心肌酸中毒、糖酵解增强和脂肪氧化障碍，也有诊断价值。

（5）心肌缺血时，心肌细胞线粒体肿胀，出现无定形致密颗粒、肌膜破裂、胞核溶解和消失、心肌坏死。根据缺血程度心肌细胞坏死可表现为可逆或不可逆性变化。病理可分心肌透壁性梗死和非透壁性梗死，后者仅累及心内膜下层。

（四）心肌梗死过程中的并发症

（1）心律失常检出率 64.3％，包括各种心律失常，如室上性、室性心动过速，房性、室性心动过缓，以及一度至三度房室传导阻滞。

（2）心功能不全的程度取决于梗死面积大小。梗死面积占左心室心肌 25％以上者，20％～25％可出现心力衰竭；梗死面积≥40％可出现心源性休克，发生率 10％～15％。

（3）心脏组织破损可能在心肌梗死后 1 周发生，常见室间隔穿孔，多数因前降支闭塞引起，因右冠状动脉及左旋支闭塞也可引起。室间隔穿孔尤其在老年合并高血压者,突然的左向右分流可导致血流动力学骤变,左心负荷增加而发作急性肺水肿甚至左心衰竭。如因右冠脉后降支供血不足,由其单独供血的后内侧乳头肌可发生断裂,从而引起急性二尖瓣严重反流,发生率25%～50%,死亡率48%。

(4)室壁瘤可因心肌梗死区的心肌收缩力降低,或愈合期纤维组织替代心肌组织,在心脏收缩压力的作用下梗死区组织膨出而形成室壁瘤,发生率10%～38%,可能继发室壁瘤破裂,好发部位在左心室前壁或心尖侧壁,如果破口小或有血栓与心包粘连,可形成假性室壁瘤。

(5)由心肌梗死区内膜面可出现血栓形成,多见于前壁和心尖部梗死病例,常于心肌梗死后10天内发生;血栓脱落可引起脑动脉、肺动脉、肢体及内脏血管栓塞,发生率为5%左右。

(6)心脏破裂可因急性心脏压塞而猝死,占心肌梗死死亡率的3%～13%,常发生在心肌梗死后1～2周,好发部位在左心室前壁下1/3处。

二、术前评估与准备

(一)临床征象与检查

(1)手术前应了解患者的心理状态、对手术的理解程度与疑虑问题;属何种精神类型,乐观开朗与悲观脆弱对术后康复有密切关系。手术可诱发精神失常,冠心病手术也不例外,何况还有心肺分流术的不利因素。1999年调查398例心肺分流术,术后第1天的神经精神并发症总发病率为35.4%,术后10天仍有5.5%。398例中,101例为冠心病手术,占25.4%,术后第1天发生神经精神并发症者为45.5%,10天为7.9%,且其严重程度远比先心病和瓣膜病者为高。

(2)心脏功能评估可按常规分级:①Ⅰ级,体力活动不受限,一般活动无症状;②Ⅱ级,一般活动引起疲劳、心悸、呼吸困难或心绞痛,休息时感觉舒适;③Ⅲ级,轻活动即感心悸、呼吸困难、心绞痛,休息后缓解;④Ⅳ级,休息时也有症状或心绞痛。

(3)在常规12导联心电图中,心肌梗死可出现有Q波及无Q波两种特征:有Q波提示透壁性心肌梗死,无Q波表示为非透壁性或心内膜下心肌梗死;T波、ST-T段及R波常出现改变,或呈传导异常。但心电图在相当一部分心肌梗死患者仍属正常,因此不能完全根据心电图改变来判断病情。

(4)射血分数(EF):有整体射血分数和局部射血分数之分。整体射血分数指左心室或右心室收缩期射出的血量占心室舒张末期容量的百分比,是临床常用的心功能指标,主要反映心肌收缩力,在心功能受损时它比心排血量指标敏感。成人正常左心室射血分数(LVEF)为 $60\%\pm7\%$,右心室射血分数(RVEF)为 $48\%\pm6.0\%$。一般认为 LVEF$<50\%$ 或 RVEF$<40\%$ 即为心功能下降。心肌梗死患者若无心力衰竭,EF 多在 $40\%\sim50\%$;如果出现症状,EF 多在 $25\%\sim40\%$;如果在休息时也有症状,EF 可能$<25\%$。EF 可通过左心室导管心室造影获得,也可通过超声心动图、核素心脏池造影、超高速 CT 和磁共振检查获得。

(5)心脏舒张功能是心室耗能量的主动过程,用心室顺应性表示。左心室舒张功能失调是冠心病早期征象,先于收缩功能减退出现,对了解心功能有帮助,可通过多普勒超声和核素检查,或左心导管检查获得。

(6)冠状动脉造影:目前还是最为重要的诊断手段,可提供明确而具体的病变程度和部位。通过计算血管直径可了解其截面积(狭窄程度)。如血管直径减少 50%,其截面积减少 75%;直径减少 75%,截面积减少达 94%。

(7)X 线检查:可了解肺部及心脏扩大等情况。心脏扩大者,70% 以上患者的 EF$<40\%$。

(8)心肌梗死后血液生化标志物:在近年已采用以蛋白质量为主的检测,取代了以往以酶活性为主的检测。

(二)手术危险因素

影响手术效果的危险因素如下:①年龄>75 岁。②女性,冠脉细小,吻合困难,影响通畅率。③肥胖。④EF$<40\%$。⑤左冠状动脉主干狭窄$>90\%$。⑥术前为不稳定性心绞痛,心力衰竭。⑦合并瓣膜病、颈动脉病、高血压、糖尿病、肾及肺疾病。⑧心肌梗死后 7 天内手术。⑨PTCA 后急症手术。⑩再次搭桥手术或同期施行其他手术。

(三)术前治疗与用药检查

据统计,自 1974—1997 年某医院共施行冠心病搭桥手术 1 401 例,其中术前并存陈旧性心肌梗死者占 66.9%;吸烟及肺功能低下占 49.7%;高血压占 47.1%,糖尿病占 12.2%。冠心病搭桥手术前应对这些并存症予以积极治疗和准备。

(1)重点保护心肌功能,保证心肌氧供需平衡,避免心绞痛发作。常用药物如下:①硝酸酯类,如硝酸甘油。②钙通道阻滞剂,如硝苯地平(心痛定)、尼卡地平、尼莫地平、地尔硫䓬(合心爽),维拉帕米(异搏定)等。③β肾上腺素能受体阻断药,如普萘洛尔(心得安)、美托洛尔、艾司洛尔等。

(2)术前对中、重度高血压患者应采取两种以上降压药治疗,包括利尿剂、

β受体阻滞剂、钙通道阻滞剂、血管紧张素转换酶抑制剂、α受体阻滞剂等,应一直用到手术前,不宜突然停药,否则反可诱发心肌缺血、高血压反跳和心律失常。

(3)糖尿病患者:在我国因冠心病而死亡者占22.9%,比非糖尿病的冠心病患者高5~10倍。糖尿病合并高血压者约有50%并存自主神经病态,使心脏对血管容量变化的代偿能力降低,临床表现心血管系不稳定。①糖尿病主要有两型:胰岛素非依赖型糖尿病,可通过控制饮食或服降糖药治疗,但术前12小时应停止服药;胰岛素依赖型糖尿病,术前需用胰岛素治疗,手术治疗的标准为无酮血症酸中毒,尿酮体阴性,空腹血糖<11.1 mmol/L(200 mg/dL),尿糖阴性或弱阳性,24小时尿糖定量5~10 g。采用胰岛素治疗者应尽量避用β受体阻滞剂,否则可因α受体兴奋反而抑制胰岛素分泌,糖耐量更趋异常,诱发或加重低血糖反应。②高血糖可使缺血性脑损伤恶化,增加糖尿病手术患者的死亡率。缺血细胞以葡萄糖无氧代谢为底物,产生大量乳酸,使细胞pH下降,使细胞膜损伤增大。高血糖可影响伤口愈合,影响白细胞的趋化、调整和吞噬作用,术后康复受影响。③术前、术中及术后应重复检查血糖,根据血糖值给胰岛素:胰岛素(IU/h)=血糖(mmol/L)÷150。也可先用微量泵按5%葡萄糖1.0 mg/(kg·min)(相当于1.2 mL/(kg·h)输注,然后根据血糖测定值加用相应的胰岛素(表3-2)。此外,每输入1 L葡萄糖液加入KCl 30 mmol,以补偿钾的细胞内转移。输注胰岛素前先冲洗输液管道以减少管道吸收胰岛素,保证剂量准确。④长期应用鱼精蛋白锌胰岛素的糖尿病患者,心肺分流术后应用鱼精蛋白时有可能发生变态反应,重者甚至死亡。因此,应先用小剂量鱼精蛋白拮抗试验,即将鱼精蛋白1~5 mg缓慢在5分钟以上注入,观察无反应后再缓慢注入预计的全量。

表3-2　糖尿病患者调整胰岛素标准

血糖值(mg/dL)	胰岛素输入量[IU/(kg·h)]	血糖值(mg/dL)	胰岛素输入量[IU/(kg·h)]
200~250	0.015	300~350	0.045
250~300	0.030	350~400	0.060

注:1 mg/dL=0.055 mmol/L。

(4)对吸烟者,术前应禁烟2个月以上。如果合并呼吸系统感染,先积极治愈后再手术。

(5)冠心病患者常长期使用一系列治疗药物,术前应进行检查。①服用阿司匹林或含阿司匹林药者,术前1周应停止使用,以免手术中渗血加剧。②术前必须抗凝者,改用肝素一直到术前。③术前洋地黄治疗者,除合并心动过速不能停药外,最好在术前12小时停用。④长期使用利尿剂者,最好在术前数天起停药,以便调整血容量及血钾。⑤口服降糖药者,至少自术前12小时起停药。⑥慢性心力衰竭或肝脏淤血者,常缺乏凝血因子,术前给予维生素 K 或新鲜冷冻血浆补充。

三、麻醉管理

(一)麻醉原则

用于冠心病手术的麻醉药应具备以下特点:不干扰血流动力学、不抑制心肌、不引起冠状动脉收缩,不经肺、肝、肾脏排出,无毒性,麻醉起效快、消失也快,兼有术后镇痛作用,但目前尚无完全符合上述特点的麻醉药。因此,需严格掌握冠心病麻醉特点(即保持氧供耗平衡,避免氧供减少,氧耗增加),采取合理复合用药原则来完成手术。有学者观察到,冠脉搭桥患者进手术室时的心肌缺血发生率为28%～32.5%,麻醉诱导期为46%～48%,心肺转流前为39.3%,转流后为32.1%。提示掌握冠脉搭桥手术的麻醉具有相当的困难性。

(二)麻醉前用药

对冠心病患者必须尽量做到减轻其恐惧不安心理,给予安慰和鼓励,以防血压升高、心率加快甚至诱发心绞痛。术前晚睡前应给催眠药。术日晨可用地西泮 5～10 mg 口服,或咪达唑仑5～10 mg 肌内注射,吗啡 0.05～0.20 mg/kg 和东莨菪碱 0.2～0.3 mg 肌内注射。对心脏储备能力低下的患者吗啡用量应适当减少。东莨菪碱需慎用于 70 岁以上老人,因可能引起精神异常。术前尚需根据病情给予抗高血压药、抗心绞痛药如阿替洛尔、异山梨酯、合心爽、硝酸甘油等。

(三)CPB 冠脉搭桥手术的麻醉

患者平卧变温毯手术床,面罩吸氧,安置心电图、脉搏氧饱和度、桡动脉测压、中心静脉压等监测。必要时做肺动脉插管监测。

(1)麻醉诱导药可选用咪达唑仑、地西泮、依托咪酯、芬太尼等。单纯吸入麻醉药或静脉麻醉药往往不能减轻围术期应激反应,加用芬太尼可弥补此缺陷,用量为 10～20 μg/kg。应用较大剂量芬太尼的同时或先后,应注射肌肉松弛药,以防胸腹肌僵直不良反应。肌肉松弛药常用哌库溴铵(阿端),维库溴铵等。

(2)如果手术在小切口或胸腔镜下施行,要经右颈内静脉置入两个带球囊导管,一个为术中施行冠状静脉窦逆灌心停跳液使用;另一个插入肺动脉供监测压力用;麻醉维持可用较大剂量芬太尼20～40 μg/kg,辅以异丙酚微量泵持续输注或间断静脉注射,或再吸入低浓度异氟烷或恩氟烷。随着体外转流时间延长,往往血压逐渐升高,可经心肺机或中心静脉管注射地西泮、异丙酚、氯胺酮、乌拉地尔、尼卡地平或其他短效降压药处理。

(3)观察发现:在 CPB 手术中的血流动力学可维持平稳,但 CPB 中及后的机体氧代谢有明显改变,表现氧耗上升、氧摄取率和乳酸浓度明显升高,脑氧饱和度明显降低,这与非生理性灌注 CPB 带来的应激反应和炎症反应有关。

(4)在停 CPB 后常出现心率加快、心排血量增加、氧供氧耗与氧摄取率都明显上升,乳酸浓度继续升高,提示机体尚处于氧债偿还阶段。因此,冠心病搭桥 CPB 手术前后必须保证足够的通气和供氧,维持满意的血压,停 CPB 后及时恢复血红蛋白浓度和血细胞比容,保证足够的血容量,维持中心静脉压平稳,需要时应用硝酸甘油,以维护心脏功能。

(四)非 CPB 下冠脉搭桥手术的麻醉

1967 年,非 CPB 下左乳内动脉与左前降支搭桥手术获得成功,由于其操作技术较难、手术条件要求较高,开展较缓慢,直到 20 世纪 90 年代中期随着手术技术和器械条件等的进步,非 CPB 下搭桥手术今已有迅速发展。北京阜外医院在 1996 年完成首例非 CPB 搭桥手术,其麻醉处理与 CPB 搭桥手术者基本相同:①以静吸复合或静脉复合麻醉为主,由于无 CPB 刺激,芬太尼用量可减少,总量 5～30 $\mu g/kg$,辅以吸入低浓度麻醉药或静脉短效麻醉镇痛药。②为手术游离乳内动脉方便,有时需用双腔支气管插管施行术中单肺通气。③以往为提供心跳缓慢的手术操作条件,常用腺苷、钙通道阻滞剂或 β 受体阻滞剂,以控制心率在 35～60 次/分;如今已采用心脏固定器,而不再需要严格控制心率,由此提高了麻醉安全性。④手术在吻合血管操作期间往往都出现血压下降,以吻合回旋支时最为明显。⑤搭右冠状动脉桥时常出现心率增快,同时肺毛细血管楔压上升,中心静脉压增高,左、右室每搏做功指数减少,提示左及右心室功能减弱,需应用 α 肾上腺素受体激动剂如去氧肾上腺素或去甲肾上腺素等调整血压,但乳酸含量仅轻微增高,脑氧饱和度无明显变化。提示非 CPB 手术中的氧代谢紊乱和缺氧程度比 CPB 手术者轻,术毕可早期拔管。⑥有学者采用硬膜外麻醉-全麻联合麻醉,认为可阻断心胸段交感神经,利于减轻应激反应,减少全麻药用量,且又可施行术后镇痛,但应注意有发生硬膜外血肿的可能。⑦近年在非 CPB 下还开展 CO_2 激光、钬激光和准分子激光穿透心肌打孔再血管化术,使心腔内血液经孔道灌注心肌以改善缺氧。主要适用于因冠脉病变严重无法接受冠脉搭桥手术者、PTCA 者、全身状况很差者,或作为冠脉搭桥手术的一种辅助治疗。

(五)危重冠心病患者的辅助循环

冠心病患者心脏功能严重受损时,需依靠辅助循环措施,以减少心脏做功,提高全身和心肌供血,改善心脏功能,使用率为 1%~4%。北京阜外医院1974—1998 年共施行冠脉搭桥手术 1 704 例,其中 25 例(1.5%)术后需行左心机械辅助(22 例为左心辅助+IABP,3 例为单纯左心辅助),辅助时间最短 30 分钟,最长 72 小时,平均(568±918)分钟。经辅助循环后 19 例(76%)脱离 CPB 机,其中 12 例(48%)出院。辅助循环的成功主要取决于其应用时机,以尽早应用者效果好。适应证为术前心功能不全,严重心肌肥厚或扩张;术中心肌缺血时间>120 分钟;术终心脏指数<2.0 L/(m² · min);术终左心房压>2.7 kPa(20 mmHg);术终右心房压>3.3 kPa(25 mmHg);恶性室性心律失常;术终不能脱离 CPB。

常用的辅助循环方法有以下几种。①主动脉内球囊反搏(IABP):为搭桥手术前最常用的辅助循环措施,适用于术前并存严重心功能不全、心力衰竭、心源性休克的冠心病患者,由此可为患者争取手术治疗创造条件。将带气囊心导管经外周动脉置入降主动脉左锁骨下动脉开口的远端,导管与反搏机连接后调控气囊充气与排气,原理是心脏舒张期气囊迅速充气以阻断主动脉血流,促使主动脉舒张压升高,借以增加冠脉血流,改善心肌供氧;心脏收缩前气囊迅速排气,促使主动脉压力、心脏后负荷及心排血阻力均下降,由此减少心肌耗氧。②人工泵辅助有滚压泵、离心泵两种。滚压泵结构简单,易于操作,比较经济,缺点是细胞破坏较严重,不适宜长时间使用。离心泵结构较复杂,但细胞破坏少,在后负荷增大时可自动降低排出量,生理干扰较轻,适用于较长时间使用,但也只能维持数天。③心室辅助泵有气驱动泵和电动泵两型。气驱动型泵流量大,适于左、右心室或双心室辅助,但泵的体积大,限制患者活动。近年逐渐采用可埋藏型电动型心室辅助泵,如 Heartmate(TCI)和 Nevacor,连接在心尖以辅助左心功能。④常温非 CPB 搭桥手术中,有时出现心率太慢和血压太低而经药物治疗无效者,可继发循环衰竭,此时可采用微型轴流泵,根据阿基米德螺旋原理采用离心泵驱动血液以辅助循环,常用 Hemopump 和 Jarvik 泵。在轴流泵支持下施行常温冠脉搭桥手术,可比 CPB 下手术的出血少,心肌损伤轻。轴流泵的优点是用患者自体肺进行血液氧合;不需要阻断主动脉;不存在缺血再灌注损伤;降低心脏负荷,减少心肌耗氧,增加心肌血流,增强心肌保护;减少肝素用量,减少手术出血。但轴流泵本身在目前尚需继续探索和改进。

四、术后管理

(一)保证氧供

(1)维持血压和心脏收缩功能,必要时辅用小剂量儿茶酚胺类药。同时保证足够的血容量,使 CVP 维持满意水平。应用小剂量硝酸甘油,防止冠脉痉挛和扩张外周血管。

(2)维持血红蛋白浓度,手术顺利者维持 80 g/L 和血细胞比容 24% 水平,可不影响氧摄取率、混合静脉血氧张力及冠状窦氧张力。但在:①心功能不全,无力提高心排血量或局部血流。②年龄＞65 岁。③术后出现并发症而增加机体耗氧。④术后需机械通气辅助呼吸等严重情况时,血红蛋白浓度应维持 100 g/L 和血细胞比容 30% 或更高。

(3)维持血气及酸碱度正常,充分供氧,监测 pH,调整呼吸机参数使血气达到正常水平。积极治疗酸中毒、糖尿病及呼吸功能不全。

(二)减少氧耗

(1)保持麻醉苏醒期平稳,避免术后期过早减浅麻醉,应用镇静镇痛药以平稳度过苏醒期。

(2)预防高血压和心动过速,针对性使用 α 受体阻滞剂,β 受体阻滞剂,钙通道阻滞剂等短效药。如果仍出现血压升高,试用小剂量硝普钠,但应注意术后患者对硝普钠较敏感,需慎重掌握剂量。

(三)早期发现心肌梗死

冠脉搭桥患者围术期心肌缺血率为 36.9%～55%,其中 6.3%～6.9% 发生心肌梗死。临床上对小范围局灶性心肌梗死不易被发现;大范围者则引起低心排血量综合征或重度心律失常,其中并发心源性休克者占 15%～20%,病死率为 80%～90%;并发心力衰竭者为 20%～40%。早期发现心肌梗死具有重要性,其诊断依据有以下几点。①主诉心绞痛:无原因的心率增快和血压下降。②心电图出现 ST 段及 T 波改变,或心肌梗死图像。③心肌 cTn、CK-MB、肌红蛋白(Myo)、核素扫描 ^{99m}Tc-焦磷酸盐心肌热区心肌显像可支持早期心肌梗死的诊断,有重要价值。

(四)术后镇痛

心脏手术后创口疼痛不仅患者痛苦,更可引起机体各系统一系列病理生理改变,例如:①患者取强迫体位,导致肌肉收缩,肺活量减少,肺顺应性下降,通气量下降,容易缺氧和 CO_2 蓄积。②患者不能有效咳嗽排痰,易诱发肺不张和肺炎。③患者焦虑不安、精神烦躁、睡眠不佳,可使体内儿茶酚胺、醛固酮、皮质醇、肾素-血管紧张素系统分泌增多,引起血管收缩、血压升高,心率加快、心肌耗氧增加;还可引起内分泌变化,使血糖上升,水钠潴留、排钾增多。④引起交感神经兴奋,使胃肠功能抑制,胃肠绞痛、腹胀、恶心、尿潴留等。综上所述,对冠脉搭桥手术后施行镇痛具有极重要意义。

临床习用肌内注射吗啡施行术后镇痛,存在不少缺点需要改进。1999 年 Loick 等报道 70 例搭桥手术后,用 3 种术后镇痛方法(25 例用硬膜外腔给镇痛药,24 例用静脉持续输注镇痛药,21 例用常规肌内注射吗啡法)作为对照,以血流动力学、血浆肾上腺素、去甲肾上腺素、氢皮质酮,心肌肌钙蛋白 T、心肌酶和心电图等作为观察指标,比较其心脏缺血发生率,对照组 >70%,静脉持续镇痛组 40%,硬膜外镇痛组为 50%,提示镇痛组的各指标变化均明显低于对照组,证明术后镇痛可减少心肌缺血改变,提高冠心病手术疗效。近年开展芬太尼或吗啡患者自控镇痛(PCA)法,患者根据自己的感受而按需用药,用药量减小,效果更好。

第四章 普外科麻醉

第一节 甲状腺手术麻醉

甲状腺是重要的内分泌腺之一,主要分泌甲状腺激素,对机体的代谢、生长发育、神经系统、心血管系统和消化系统等具有重要的作用。甲状腺的功能受诸多因素的调节,甲状腺激素分泌增加或减少均可导致机体内分泌代谢紊乱。一些甲状腺疾病可通过手术治疗,许多手术患者也可伴随甲状腺功能障碍,故应了解甲状腺解剖生理特点和甲状腺手术的麻醉特点,选择适当的麻醉方法和麻醉药物,保证患者术中安全,防止各种并发症发生。

一、甲状腺解剖生理特点和手术麻醉特点

(一)甲状腺的解剖和生理特点

人类甲状腺起源于第一对咽囊之间的内胚层,胚胎第 5 周在咽底壁出现一正中突起,即为甲状腺原基,以后逐渐向下凹陷形成甲状腺囊,并向下发展至颈前方。甲状腺位于颈前下方软组织内,大部分位于喉及气管上段两侧,其峡部覆盖于第 2～4 气管软骨环的前面。有时甲状腺向下深入胸腔,称为胸骨后甲状腺,当其肿大时,常压迫气管引起呼吸困难。甲状腺由许多球形的囊状滤泡构成。滤泡衬以单层上皮细胞,滤泡细胞分泌甲状腺素和三碘甲状腺原氨酸,二者释放进入血液后,即组成甲状腺激素。而滤泡旁细胞则分泌降低血钙水平的激素,即降钙素。

甲状腺激素的主要生理功能:①促进细胞内氧化,提高基础代谢率,使组织产热增加。甲状腺激素能促进肝糖原酵解和组织对糖的利用;促进蛋白质的分

解,如骨骼肌蛋白质分解,出现消瘦和乏力;并增加脂肪组织对儿茶酚胺和胰高血糖素的脂解作用,加快胆固醇的转化和排泄。正常的基础代谢率为±10%。②维持正常生长发育,特别对脑和骨骼发育尤为重要。甲状腺功能低下的儿童,表现为智力下降和身材矮小为特征的呆小病。③甲状腺激素能增强心肌对儿茶酚胺的敏感性。④甲状腺功能亢进时可出现易激动,注意力不集中等中枢神经系统兴奋症状。⑤甲状腺功能亢进时食欲亢进,大便次数增加,此与胃肠蠕动增强及胃肠排空加快有关。

(二)甲状腺手术麻醉特点

甲状腺手术麻醉方法的选择应考虑以下几个因素:①甲状腺疾病的性质和手术范围。②甲状腺功能状况。③有无声带麻痹,气管、大血管和神经受压及对通气功能影响。④患者全身状况及其他并发症。⑤患者的精神状况和合作程度。

对于不伴有呼吸道压迫症状的甲状腺功能亢进的患者,可采用局部浸润麻醉或颈丛神经阻滞,对病情复杂或伴有全身器质性疾病或不合作者选用气管内全身麻醉。

二、甲状腺肿瘤手术

甲状腺肿瘤包括甲状腺囊肿、甲状腺良性肿瘤及恶性肿瘤。甲状腺良性肿瘤包括甲状腺腺瘤、良性畸胎瘤等,多发生于20～40岁的女性,病理变化主要包括滤泡性和乳突状腺瘤及不典型腺瘤,以滤泡性腺瘤最常见。多数患者无任何症状或稍有不适而被发现颈部肿物,多数为单个,表面光滑、边界清楚、无压痛、可随吞咽上下移动,罕见巨大瘤体可产生邻近组织器官受压。部分甲状腺腺瘤可发生癌变,癌变率为10%～20%,因此,主张早期手术治疗。对于单个小瘤体,可采用局部浸润或颈丛神经阻滞,或颈部硬膜外阻滞,必要时静脉辅助镇静或镇痛药物。术中保持患者清醒以利于配合手术医师检查声带功能,避免喉返神经损伤。

甲状腺恶性肿瘤主要包括:①乳头状腺癌(60%～70%),好发于年轻女性,且易发生颈部淋巴结转移,患者多无自觉症状,且生长缓慢,故一般就诊较晚。②滤泡状腺癌(约占20%),可发生于任何年龄,但以年龄较大者多见。多为单发,边界不清,较少发生淋巴结转移,多经血液转移到肺和骨骼。此类患者需行原发病灶切除及颈部淋巴结清除术,故常选用气管内麻醉。③未分化癌(10%～15%),常见于老年人,恶性程度甚高,极易发生颈部淋巴结和血液转移。可广泛侵犯周围邻近组织和器官,患者常伴有呼吸困难、吞咽困难、颈静脉曲张等。一般选择放射治疗(放疗)。对某些晚期患者,由于局部压迫症状严重,如出现严重呼吸困难,需要手术治疗以解除气管压迫,一般在表面麻醉下行清醒气管插管,保持呼吸道通畅后再施行手术。

三、甲状腺功能亢进症手术

甲状腺功能亢进症是由各种原因导致正常甲状腺素分泌的反馈机制失控,导致循环中甲状腺素异常增多而出现以全身代谢亢进为主要特征的疾病总称。根据引起甲状腺功能亢进的原因可分为原发性、继发性、高功能腺瘤 3 类。原发性甲状腺功能亢进症最常见,其发病机制目前认为可能是一种自身免疫病。患者年龄多在 20～40 岁,甲状腺弥漫性肿大,两侧对称,且常伴有眼球突出。

(一)麻醉前评估

麻醉前访视患者时,可根据其症状、体征及实验室检查评估其甲状腺功能亢进症的严重程度。

1.临床表现

(1)性情急躁,容易激动,失眠,双手平行伸出时出现震颤。

(2)食欲亢进,但却体重减轻、怕热、多汗、皮肤潮湿。

(3)脉搏快而有力(休息及睡眠时仍快),脉压增大,病程长者可出现甲状腺功能亢进性心脏病,严重病例可出现心房颤动,甚至充血性心力衰竭。

(4)突眼征常发生于原发性甲状腺功能亢进症患者,双侧眼球突出、眼裂开大,上下眼睑不能完全闭合,以致角膜受损,严重者可发生溃疡甚至失明。

(5)甲状腺弥漫性对称性肿大,严重者可压迫气管等,但较少见,可扪及震颤,并闻及血管杂音。

(6)内分泌紊乱,无力、易疲劳等。

2.特殊检查

(1)基础代谢率:常用计算公式为,基础代谢率=(脉率+脉压)-111。测定时应在完全安静、空腹时进行(一般是早晨清醒后未起床时),正常值为±10%,增高 20%～30% 为轻度甲状腺功能亢进,30%～60% 为中度,60% 以上为重度。

(2)甲状腺摄^{131}I 率测定:正常甲状腺 24 小时内摄取^{131}I 量为人体总量的 30%～40%,如果 2 小时内甲状腺摄取^{131}I 量超过人体总量的 25%,或 24 小时超过人体总量的 50%,且吸^{131}I 高峰提前出现,均可诊断甲状腺功能亢进。

(3)血清 T_3、T_4 含量测定:甲状腺功能亢进时,血清 T_3 可高于正常 4 倍左右,而 T_4 仅为正常值的 2.5 倍。

(4)促甲状腺素释放激素(TRH)兴奋试验,静脉注射 TRH 后,促甲状腺激素不增高,则有诊断意义。

3.病情评估

根据上述临床表现及特殊检查以及是否曾发生甲状腺危象等可以对病情严重程度进行评估。一般应经过一段时间抗甲状腺功能亢进药物治疗,待病情稳定后才考虑手术,否则,围术期间易发生甲状腺危象。如果甲状腺功能亢进症症状得到基本控制,则可考虑手术,具体包括:①基础代谢率<+20%。②脉率小于 90 次/分,脉压减小。③患者情绪稳定,睡眠良好,体重增加等。

(二)麻醉前准备

1.药物准备

药物准备是术前降低基础代谢率的重要措施。有两种方法:①先用硫脲类药物降低甲状腺素的合成,并抑制机体淋巴细胞自身抗体产生,从而控制因甲状腺素升高而引起的甲状腺功能亢进症状。待甲状腺功能亢进症状被基本控制后,改用碘剂(Logul 液)1~2 周,再行手术。②开始即服用碘剂,2~3 周后甲状腺功能亢进症状得到基本控制,便可进行手术。

硫氧嘧啶类药物包括甲硫氧嘧啶和丙硫氧嘧啶,每天 200~400 mg,分次口服,咪唑类药物,如甲巯咪唑(他巴唑)、卡比马唑(甲亢平)每天 20~40 mg,分次口服。碘剂含 5% 碘化钾,每天 3 次,第 1 天每次 3 滴,以后每天每次增加 1 滴,至每次 16 滴为止。由于抗甲状腺药物能引起甲状腺肿大和动脉性充血,手术时易出血,增加了手术的困难和危险,因此服用后必须加用碘剂 2 周,使甲状腺缩小变硬,有利于手术操作。必须说明的是,碘剂的作用在于抑制蛋白水解酶,减少甲状腺球蛋白的分解,从而抑制甲状腺素的释放,并减少甲状腺的血流量。但停用碘剂后甲状腺功能亢进症状可重新出现,甚至比原来更严重,因此,凡不准备实施手术者,不要服用碘剂。对于上述两种药物准备无效者或不能耐受者,现主要加用 β 受体阻滞剂,如普萘洛尔。普萘洛尔能选择性地阻断各种靶器官组织上的 β 受体对儿茶酚胺的敏感性,而改善甲状腺功能亢进症的症状,剂量为每 6 小时口服一次,每次 20~60 mg,一般 1 周后心率降至正常水平,即可施行手术。由于普萘洛尔在体内的有效半衰期不足 8 小时,所以最后一次口服应在术前 1~2 小时,手术后继续服用 1 周左右。患哮喘、慢性气管炎等患者忌用。

2.麻醉前用药

根据甲状腺功能亢进症状控制的情况和将采用的麻醉方法综合考虑,一般来说,镇静药用量较其他病种要大。可选用巴比妥类或苯二氮䓬类药物,如咪达唑仑 0.07～0.15 mg/kg。对某些精神高度紧张拟选择气管内麻醉的患者,可加用芬太尼 0.1 mg、氟哌利多 5 mg 肌内注射,具有增强镇静、镇痛、抗呕吐的作用。为了减少呼吸道分泌物,可以选用 M 受体阻滞剂,一般选用东莨菪碱。应该强调的是,对于有呼吸道压迫或梗阻症状的患者,麻醉前镇静或镇痛药应减少用量或避免使用。

(三)麻醉方法的选择

1.局部浸润麻醉

局部浸润麻醉对于症状轻,病程短或经抗甲状腺药物治疗后,病情稳定,无气管压迫症状,且合作较好的患者可采用局部浸润麻醉,特别适用于微创手术。选择恰当浓度的局麻药,一般不加肾上腺素,以免引起心率增快,甚至心律失常。充分皮内、皮下浸润注射,虽然可完全消除手术所致疼痛刺激,但由于甲状腺功能亢进症患者精神紧张状态确非一般,加上甲状腺手术体位和术中牵拉甲状腺组织引起不适反应,术中必须静脉注射镇痛或镇静药,故现在已极少采用局部浸润麻醉于甲状腺功能亢进症患者。

2.颈丛神经阻滞或连续颈部硬膜外阻滞

颈丛神经阻滞的麻醉效果较局部浸润麻醉优良,一般可获得较好的麻醉效果,但仍未摆脱局部麻醉的缺点,如手术牵拉甲状腺时患者仍感不适,此外,若手术时间较长者,麻醉作用逐渐消退,需要加用局部浸润麻醉或重新神经阻滞等。颈部硬膜外阻滞能提供最完善的镇痛效果,同时因阻滞心脏交感神经更利于甲状腺功能亢进患者,可用于防治甲状腺危象,更适用于手术前准备不充分的患者。术中可适量辅以镇痛药及镇静药,如芬太尼及氟哌利多等,以减轻术中牵拉甲状腺所致的不适反应。手术中可能因硬膜外阻滞平面过广、静脉辅助药作用等出现呼吸抑制。故麻醉期间需严密观察患者呼吸功能变化,避免呼吸道梗阻及窒息发生,同时准备气管插管用具。

3.气管内麻醉

气管内麻醉是目前采用最广泛的麻醉方法,适合甲状腺较大或胸骨后甲状腺肿,伴有气管受压、移位、术前甲状腺功能亢进症状尚未完全控制或精神高度紧张不合作的患者。气管内麻醉能确保患者呼吸道通畅,完全消除手术牵拉所致的不适,增加了手术和麻醉安全性。不足之处是术中无法令患者配合以确定是否损伤喉返神经,此外,若患者术中发生甲状腺危象则体征可能不够明显,必须予以重视。总之,应根据病情选择合理的麻醉药物和麻醉诱导方式并完成气管内插管术,且采用必要的监测技术,使患者平稳度过手术期。

(1)全身麻醉诱导和气管插管术:困难气管内插管常发生于甲状腺手术患者,麻醉前应有足够的思想和技术准备,包括准备不同内径的气管导管、不同型号的喉镜,甚至纤维支气管镜。对于有呼吸道压迫症状者,宜选择表面麻醉下清醒气管内插管。对于大多数甲状腺功能亢进症患者,若症状控制较好,且不伴有呼吸道压迫症状者,可采用快速诱导气管内插管。但必须注意,凡具有拟交感活性或不能与肾上腺素配伍的全麻药,如乙醚、氟烷、氯胺酮均不宜用于甲状腺功能亢进患者。其他药物,如硫喷妥钠、异丙酚、琥珀胆碱、恩氟烷、异氟烷等均可选用。麻醉诱导过程中充分吸氧去氮,诱导务必平稳,避免屏气、呛咳,插管困难者可借助插管钳、带光源轴芯或纤维支气管镜等完成气管插管。有气管受压、扭曲、移位的患者,宜选择管壁带金属丝的气管导管,且气管导管尖端必须越过气管狭窄平面。完成气管插管后,应仔细检查气管导管是否通畅,防止导管受压、扭曲。甲状腺手术操作不仅可使声带及气管与气管导管壁彼此摩擦,而且可直接损伤气管壁,易引起喉头气管炎症,导致声嘶、喉痛,甚至喉痉挛、喉水肿而窒息。另外术后创面出血也可压迫呼吸道,这些因素均可导致患者术后呼吸道梗阻。

(2)全身麻醉维持:恩氟烷、异氟烷、地氟烷、七氟烷、芬太尼、维库溴铵、罗库溴铵等,对甲状腺功能几乎无影响,且对心血管功能干扰小,对肝、肾功能影响小,可优先考虑使用。至于麻醉作用较弱的药物,如氧化亚氮、普鲁卡因,对甲状腺功能亢进的患者可能有麻醉难以加深的可能,必须增加其他药物或复合以恩氟烷或异氟烷吸入或异丙酚静脉点滴。一组来自因垂体瘤所致的继发性甲状腺功能亢进症的研究表明,麻醉维持选择较高浓度异丙酚 $8 \sim 10$ mg/(kg·h),可达到较恰当的动脉血浓度($2 \sim 4$ μg/mL),此时异丙酚的清除率也较高(2.8 L/min)。而乙醚、氟烷和氯胺酮则禁用或慎用于甲状腺功能亢进患者。

(3)气管拔管:手术结束后待患者完全清醒,咽喉保护性反射业已恢复后方可考虑拔除气管导管。由于出血、炎症、手术等诸因素,拔除气管导管后,患者可突然发生急性呼吸道梗阻。为预防此严重并发症,必须等患者完全清醒后,首先将气管导管退至声门下,并仔细观察患者呼吸道是否通畅,呼吸是否平稳,如果情况良好,则可考虑完全拔除气管导管,并继续观察是否出现呼吸道梗阻。一旦出现呼吸道梗阻,则应立即再施行气管插管术,以保证呼吸道通畅。

四、并发症防治

(一)呼吸困难和窒息

呼吸困难和窒息多发生于手术后 48 小时内,是最危急的并发症。常见原因如下:①手术切口内出血或敷料包扎过紧而压迫气管。②喉头水肿,可能是手术创伤或气管插管引起。③气管塌陷,由于气管壁长期受肿大甲状腺压迫而发生软化,切除大部分甲状腺后,软化之气管壁失去支撑所致。④喉痉挛、呼吸道分泌物等。⑤双侧喉返神经损伤。临床表现为进行性呼吸困难,发绀甚至窒息。对疑有气管壁软化的患者,手术结束后一定待患者完全清醒,先将气管导管退至声门下,观察数分钟,如果没有呼吸道梗阻出现,方可拔管。如果双侧喉返神经损伤所致呼吸道梗阻,则应行紧急气管造口术。此外在手术间或病房均应备有紧急气管插管或气管造口的急救器械,一旦发生呼吸道梗阻甚至窒息,可以及时采取措施以确保呼吸道通畅。

(二)喉返神经或喉上神经损伤

喉返神经或喉上神经损伤手术操作可因切断、缝扎、牵拉或钳夹喉返神经后造成永久性或暂时性损伤。若损伤前支则该侧声带外展,若损伤后支则声带内收,如两侧喉返神经主干被损伤,则可出现呼吸困难甚至窒息,需立即行气管造口以解除呼吸道梗阻。如为暂时性喉返神经损伤,经理疗及维生素等治疗,一般3～6 个月可逐渐恢复。喉上神经内支损伤使喉部黏膜感觉丧失而易发生呛咳,而外支损伤则使环甲肌瘫痪而使声调降低,一般经理疗或神经营养药物治疗后可自行恢复。

(三)手足抽搐

手足抽搐因手术操作误伤甲状旁腺或使其血液供给受累所致,血钙浓度下降至 2.0 mmol/L 以下,导致神经肌肉的应激性增高而在术中或术后发生手足抽搐,严重者可发生喉和膈肌痉挛,引起窒息甚至死亡。发生手足抽搐后,应立即静脉注射 10％葡萄糖酸钙 10～20 mL,严重者需行异体甲状旁腺移植。

(四)甲状腺功能亢进危象

在甲状腺功能亢进未经控制或难以良好控制的患者,由于应激使甲状腺功能亢进病情突然加剧的状态即为甲状腺功能亢进危象。可发生于各个年龄组的患者,以老年人多见。甲状腺功能亢进危象是一种危重综合征,危及甲状腺功能亢进患者的生命,常因内科疾病、感染、精神刺激、分娩、手术、创伤、[131]I 治疗、甲状腺受挤压等原因而诱发。其发生率可占甲状腺功能亢进患者的 2%～8%,死亡率为 20%～50%。围术期出现高热(>39 ℃)、心动过速(>140 次/分,与体温升高不成比例)、收缩压增高、中枢神经系统症状(激动、谵妄、精神疾病、癫痫发作、极度嗜睡、昏迷)以及胃肠道症状(恶心、呕吐、腹泻、黄疸)等,应警惕甲状腺功能亢进危象的发生。与手术有关的甲状腺功能亢进危象可发生于术中或术后,多见于术后 6～18 小时。由于甲状腺危象酷似恶性高热、神经安定药恶性综合征、脓毒症、出血及输液或药物反应,应注意鉴别。术后甲状腺功能亢进危象的患者临床常表现为烦躁不安、神志淡漠,甚至发生昏迷。少数患者临床表现不典型,可表现为表情淡漠、乏力、恶病质、心动过缓,最后发展为昏迷,称为淡漠型甲状腺功能亢进危象,临床应高度警惕。

(1)预防措施:充分有效的术前准备是预防围术期甲状腺功能亢进危象的关键。应用抗甲状腺药物进行对症治疗和全身支持疗法。

(2)静脉滴注 10%葡萄糖液和氢化可的松 300～500 mg。

(3)明确诊断后即经胃管注入甲巯咪唑,首剂 60 mg,继用 20 mg,每 8 小时一次。抗甲状腺药物 1 小时后使用复方碘溶液(Lugol 液)5 滴,每 6 小时一次,或碘化钠 1.0 g,溶于 500 mL 液体中静脉滴注,每天1～3 g。

(4)有心动过速者给予普萘洛尔 20～40 mg 口服,每 4 小时一次。艾司洛尔为超短效 β 受体阻滞剂,0.5～1 mg/min 静脉缓慢注射,继之可根据心率监测,泵注维持治疗。严重房室传导阻滞、心源性休克、严重心力衰竭、哮喘或慢性阻塞性肺疾病患者忌用。有心力衰竭表现者可使用毛花苷 C 静脉注射,快速洋地黄化有助于治疗心动过速和心力衰竭,亦可应用利尿剂和血管扩张药(如尼卡地平、乌拉地尔)降压和降低心脏负荷。

(5)对症处理:保持呼吸道通畅,增加吸入氧浓度,充分给氧。高热者积极降温,必要时进行人工冬眠,抑制中枢及自主神经系统兴奋性,稳定甲状腺功能,降低基础代谢率。冬眠药物可强化物理降温效果,但应避免水杨酸盐降温,因大量水杨酸盐也会增加基础代谢率。纠正水、电解质和酸碱平衡。注意保证足够热量及液体补充(每天补充液体 3 000～6 000 mL)。

(6)若应用上述治疗措施仍不见效,病情恶化时,可考虑施行换血疗法、腹膜透析或血液透析。

(五)颈动脉窦反射

颈动脉窦是颈内动脉起始处的梭形膨出,在窦壁内富含感觉神经末梢,称之为压力感受器。甲状腺手术刺激该部位时,可引起血压降低,心率变慢,甚至心搏骤停。术中为了避免该严重并发症发生,可采用局麻药少许在颈动脉窦周围行浸润阻滞,否则一旦出现,则应暂停手术并立即静脉注射阿托品,必要时采取心肺复苏措施。

第二节　甲状旁腺手术麻醉

一、甲状旁腺的解剖和生理

甲状旁腺来源于内胚层,上下甲状旁腺分别发生于第Ⅳ和第Ⅲ咽囊。一般情况下,共 4 个甲状旁腺,它们通常位于甲状腺的外科囊内,紧密附着于左右两叶甲状腺背面的内侧。每个甲状旁腺的体积长 5～6 mm,宽 3～4 mm,厚 2 mm,重 30～45 mg。甲状旁腺的血液供应一般来自甲状腺下动脉。甲状旁腺分泌甲状旁腺素,其生理作用是调节体内钙磷代谢,与甲状腺滤泡旁细胞分泌的降钙素一起维持体内钙磷平衡。

二、甲状旁腺的病理生理

引起原发性甲状旁腺功能亢进的甲状旁腺病变有腺瘤(约占 85%)、增生(约占 14%)、腺癌(约占 1%)。甲状旁腺功能亢进在临床上可分为 3 种类型:①肾型甲状旁腺功能亢进,约占 70%,主要表现为尿路结石,与甲状旁腺功能亢进时尿中磷酸盐排出较多,有利于尿石形成有关。②骨型甲状旁腺功能亢进,约占 10%。表现为全身骨骼广泛脱钙及骨膜下骨质吸收。X 线片显示骨质疏松、变薄、变形及骨内多个囊肿。患者病变骨常感疼痛,易发生病理性骨折。③肾骨型甲状旁腺功能亢进,约占 20%,为二者的混合型。表现为尿路结石和骨质脱钙病变。此外,有部分患者可合并消化性溃疡、胰腺炎和胆石症,严重者可出现甲状旁腺危象。

三、甲状旁腺功能亢进手术的麻醉

(一)病因及分类

甲状旁腺激素(PTH)的分泌量主要受血钙水平的反馈调节。甲状旁腺功能亢进症(甲旁亢)是指由 PTH 分泌量过多导致高钙血症、低磷血症、骨质损害和肾结石等综合病症,可分原发性和继发性两种。原发性甲旁亢由甲状旁腺本身病变引起的 PTH 过度分泌,以高钙血症和低磷血症为特征。甲状旁腺本身病变包括甲状旁腺腺瘤(80%)和增生(15%),甲状旁腺癌罕见,其中 90% 以上伴发甲旁亢。甲状旁腺囊肿更罕见,占甲状旁腺肿瘤的 1.5%～3.2%。多见于 35～65 岁人群,女性为男性 2～3 倍,尤其是绝经后妇女更易发生。继发性甲旁亢是由于各种原因所致的低钙血症,刺激甲状旁腺,使之增生肥大,分泌过多 PTH,常见于慢性肾功能不全、维生素 D 缺乏、骨软化症等。尚有异位甲旁亢,由甲状旁腺以外的组织分泌 PTH 或类似活性物质而引起。肺、胰腺、乳腺癌和淋巴组织增生性疾病的组织是常见的异位病灶。

(二)临床表现、诊断及治疗

常见的甲旁亢症状有倦怠、四肢无力等神经肌肉系统症状;食欲缺乏、恶心、呕吐、便秘、胃十二指肠溃疡等消化系统症状;烦渴、多尿、肾结石、血尿等泌尿系统症状;骨痛、背痛、关节痛、骨折等骨骼系统症状。伴随症状有皮肤瘙痒、痛风、贫血、胰腺炎和高血压,但也有少数患者无症状。

甲旁亢起病缓慢,早期往往无症状或仅有非特异的症状,诊断主要依据临床表现和实验室检查,高钙血症、低磷血症和高尿钙是诊断甲旁亢的主要依据。近年来,采用 PTH 的测定有助于判断高钙血症是否由甲状旁腺功能亢进所引起。

手术切除过多分泌 PTH 的肿瘤或增生的甲状旁腺组织是治疗甲旁亢最有效的手段。

(三)术前评估与准备

(1)肾脏功能损害是甲旁亢患者常见的严重并发症。约 65% 的甲旁亢患者合并肾结石(磷酸盐或草酸盐),约 10% 的甲旁亢患者有肾钙盐沉着症。因此,有 80%～90% 的甲旁亢患者有不同程度的肾功能损害。术前应注意血尿素氮、肌酐及尿比重,以评估肾功能损伤情况及相应的电解质失衡对心血管系统的影响,如高血压、室性心律失常、QT 间期缩短等。

(2)甲旁亢患者多因长期厌食、恶心、呕吐和多尿等原因导致严重脱水和酸中毒,术前应尽可能予以纠正。

(3)术前应注意预防和处理高钙血症危象,通常甲旁亢患者必须先行内科治疗,给予低钙、高磷饮食,控制高钙血症,将血钙降至 3.5 mmol/L 以下的安全水平,并以钠制剂拮抗钙的作用。高钙血症易导致心律失常,在降低钙浓度的同时应给予相应治疗。

(4)由于 PTH 可动员骨钙进入血液循环,造成骨组织内钙含量下降,引起骨

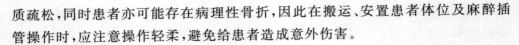
质疏松,同时患者亦可能存在病理性骨折,因此在搬运、安置患者体位及麻醉插管操作时,应注意操作轻柔,避免给患者造成意外伤害。

(四)麻醉选择与术中管理

甲旁亢患者手术麻醉对麻醉药物和麻醉方法的选择没有特殊要求,主要根据患者自身的病理生理改变和手术情况决定。对定位明确、无异位甲状旁腺、无气管压迫患者,身体状况较好可选用局麻或颈神经丛阻滞。对于全身情况差、严重肾功能不全、电解质紊乱或心功能障碍患者,局麻和颈丛阻滞影响更小。对探查性手术或多发性肿瘤,以及有气管压迫与恶心、呕吐的患者,宜选择全身麻醉。气管内插管全身麻醉具有保持气道通畅,充分给氧和防止二氧化碳蓄积的优点。

麻醉方法和管理基本类同于甲状腺手术,但应考虑此类患者多有肾功能不全,因此在选择麻醉药物时应注意到患者的肾功能状态,由于氟元素对肾脏有毒害作用,不宜使用异氟烷、七氟烷。甲旁亢患者多有肌无力症状,由于高钙血症可引起神经肌肉接头对去极化肌肉松弛药敏感,对非去极化肌肉松弛药存在抵抗现象,故有肌张力降低的患者,应酌情减少肌肉松弛药的使用剂量。首次肌肉松弛效应不易预测,可以小剂量用药并根据肌肉松弛效应来决定临床用量,建议使用周围神经刺激器监测神经肌肉接头功能,以指导肌肉松弛药的应用。因为术中需仔细分离和鉴别甲状旁腺腺体或肿瘤,有时甚至需打开纵隔探查和等待病理报告,时间冗长,注意全麻维持的平稳。

术中牵扯气管,在颈动脉窦附近操作时,患者可出现血压下降及心率减慢须暂停手术,在其附近用局麻药封闭,同时适当加深麻醉,静脉注射阿托品,遇有严重低血压时,可用血管收缩药如麻黄碱。术中应加强监测,严密观察病情变化,尤其是加强心血管功能、心电图的监测,但心电图监测 QT 间期并不是血钙浓度改变的可靠指标。术中应注意观察患者的呼吸、心律变化,维持水、电解质平衡。

术中需做好高钙血症危象的预防和急救准备。血钙异常增高是甲旁亢特征性表现的病理生理学基础。在血浆总蛋白为 65 g/L 的患者,血清钙＞3.75 mmol/L 即有诊断意义。血钙达 3 mmol/L 时,一般患者均能很好地耐受。血钙＞3.75 mmol/L 即可发生高钙血症危象。患者出现精神症状如幻觉、狂躁甚至昏迷,四肢无力、食欲缺乏、呕吐,多饮、多尿,抑郁,心搏骤停,广泛的骨关节疼痛及压痛。X 线片可见纤维囊性骨炎、虫蚀样或穿凿样改变。若抢救不力,可发生高钙猝死。因此,血钙＞3.75 mmol/L 时,即使临床无症状或症状不明显,也应当按照高钙血症危象处理。处理措施包括:输液扩容,纠正脱水(补充生理盐水 2 000～4 000 mL/d,静脉滴注);在恢复正常血容量后,可给予呋塞米 40～80 mg/(2～4)h,利尿并抑制钠和钙的重吸收;应用糖皮质激素;依据生化检测结果,适量补充钠、钾和镁;必要时可行血液透析或腹膜透析降钙。在严重高钙血症或一般降钙治疗无效时,可静脉给予二磷酸盐(如羟乙膦酸钠)或依地酸二钠(EDTA)或硫代硫酸钠等。

(五)术后处理

(1)术后应注意呼吸道通畅、适当给氧和严密观察病情,以防止喉返神经损伤、血肿压迫等因素导致的术后呼吸道梗阻。

(2)术后 2～3 天内仍需注意纠正脱水,以维持循环功能的稳定。术后 2～3 天内继续低钙饮食,并密切监测血钙变化。手术成功者,血磷迅速恢复正常,血钙和血 PTH 则多在 1 周内降至正常。

(3)甲旁亢术后亦可并发短暂或永久性的低钙血症,其发生率有报道为 13％～14％。血钙于术后 1～3 天内降至过低水平,患者可反复出现口唇麻木和手足搐搦,应每天静脉补给 10％葡萄糖酸钙 30～50 mL。症状一般于 5～7 天改善。若低钙持续 1 个月以上,提示有永久性甲状旁腺功能低下,则必须按甲状旁腺功能减低症进行长期治疗。

第三节 乳房手术麻醉

一、乳房解剖及生理概要

成年未婚妇女乳房呈半球形,位于胸大肌浅面,在第 2～6 肋骨水平的浅筋膜浅、深层之间。乳头位于乳房的中心,周围色素沉着区称为乳晕。乳腺有 15～20 个腺叶,每个腺叶分成很多腺小叶,腺小叶由小乳管和腺泡组成,是乳腺的基本单位。小乳管汇至乳管,乳管开口于乳头。乳腺是许多内分泌腺的靶器官,其生理活动受垂体、卵巢及肾上腺等内分泌腺的影响。妊娠及哺乳期乳腺明显增生,腺管延长,腺泡分泌乳汁。乳房的淋巴网甚为丰富,淋巴液最后输出至锁骨下淋巴结、胸骨旁淋巴结、肝脏及对侧乳房。

二、乳房手术的麻醉

乳房的疾病包括多乳头、多乳房畸形、急性炎症、脓肿、囊性增生、良性和恶性肿瘤等。一般根据手术范围、大小及患者全身状况来选择相应的麻醉方法。

(一)局部浸润麻醉

局部浸润麻醉适用于手术范围小而合作的患者,如乳房纤维腺瘤切除,疑有癌变的乳房肿瘤做活组织病检等。

(二)硬膜外阻滞

硬膜外阻滞适用于手术范围大或不适宜行全身麻醉的乳癌根治手术患者。一般选择$T_{2\sim3}$间隙穿刺向头侧置管,若能选择 0.25% 的罗哌卡因,适当控制容量,则能最大限度地减少对运动神经纤维的阻滞而减轻对呼吸的抑制。尽管如此,麻醉期间必须加强对呼吸功能的监测,避免发生呼吸抑制。

(三)全身麻醉

对于产后哺乳的妇女所患急性乳腺炎或脓肿,需行切开引流术,可选择全凭静脉麻醉,如异丙酚$2\sim2.5$ mg/kg,或氯胺酮 2 mg/kg,辅以少许麻醉性镇痛药,如芬太尼 $2\sim4$ μg/kg 静脉注射。麻醉期间保持呼吸道通畅,预防喉痉挛、呼吸抑制等并发症出现。对于乳腺癌根治术,特别是需扩大清扫范围者常选择全身麻醉,静脉快速诱导后插入喉罩或气管导管,控制或辅助呼吸,术中加强对失血量的监测,必要时输血。

若有条件,手术结束后应将患者送至苏醒室密切观察,直至呼吸、循环功能稳定。因乳房手术后有许多因素影响呼吸功能,如高位硬膜外阻滞对呼吸影响,全身麻醉药的残余作用,胸部敷料包扎压迫等均影响患者肺通气与换气功能。此外,必要时可给患者提供 PCA 服务,有利于患者早日康复。

第五章 骨科麻醉

第一节 手足手术麻醉

一、手外科手术麻醉

手外科常用的麻醉方法有许多种,总体上可以分为全身麻醉和局部麻醉两大类。

(一)局部麻醉

局部麻醉是手外科常用的麻醉方法,与全身麻醉相比,局部麻醉对机体的生理活动如新陈代谢、呼吸系统、循环系统以及主要器官如心、肝脏、肾脏的影响都比较小,这对于有严重心血管系统疾病、呼吸系统疾病和肾脏疾病的患者来说非常重要,这类患者对全身麻醉耐受性比较差,属于全身麻醉高危患者,但他们可以耐受局部麻醉,经受上肢的手术,只要审慎地处理,在大多数情况下不会出现严重的后果。

局部麻醉的方法有臂丛神经阻滞、周围神经阻滞和上肢静脉内麻醉等。

1.臂丛神经阻滞麻醉

(1)锁骨上入路:经锁骨上入路施行臂丛神经阻滞,方法是从锁骨上在第1肋骨附近臂丛神经周围注射麻醉药。为提高成功率并降低并发症的发生率,以后学者对这种方法进行了许多改良。最常用的经典锁骨上阻滞法由 Bonica 和 Moore 描述,该方法是从锁骨中点上 0.5 cm 处进针,找到第1肋骨,沿第1肋骨从前斜角肌外缘向中斜角肌前缘移动针头,当出现异感时,注入8～10 mL 局部麻醉药。可以寻找不同神经的异感,以便获得满意的麻醉效果。

该方法的优点是麻醉效果好,起效快,不良反应小,并发症少,适用于大多数上肢手术。施行锁骨上阻滞麻醉,患侧手臂放置在身体侧方,不用移动,这对于上肢有伤痛的患者有好处。锁骨上阻滞麻醉辅以其他麻醉,适用于上臂上部和肩部的手术。缺点则是可能出现气胸、膈神经阻滞、霍纳综合征等并发症。

1)气胸:锁骨上阻滞麻醉进针不能超过第1肋骨。由于锁骨的中点经常不与第1肋骨对应,针尖刺破肺尖会造成气胸,发生率为 0.5%～6.0%。最初的症状是患者主诉胸部疼痛,尤其在深呼吸时加重。由于气胸通常需要 6～12 小时出现,所以一开始,物理检查和/或在 X 线平片上无异常表现。治疗气胸的方法是吸氧、镇痛。气胸小于 20%,不需要胸腔闭式引流,肺部能够重新膨胀;气胸大于 20%,需要胸腔闭式引流,从胸膜腔吸出空气,对患者进行监护,直到在 X 线平片证实肺部重新膨胀为止。

2)膈神经阻滞:由于药物弥散到前斜角肌的前面,造成膈神经麻醉,发生率为 40%～60%。患者主诉呼吸困难,但是仍然能够扩张胸廓,症状由来自横膈的神经传入冲动减少所致。可以通过拍 X 线平片证实,分别在深吸气和深呼气时拍片,观察膈肌的位置。一侧膈神经阻滞通常不需要特殊治疗,随着麻醉药物作用消退,症状会自然消失。

3)霍纳综合征:局部麻醉药弥散,阻滞颈交感神经链,引起霍纳综合征,发生率为 70%～90%,表现为上睑下垂、瞳孔缩小、同侧面部无汗。麻药作用消退后,症状自然消失,不需要治疗。必要时可以用去氧肾上腺素治疗眼部的症状。

(2)血管周围臂丛神经阻滞麻醉:这种方法的解剖基础是从颈椎横突到腋窝以远数厘米存在一个筋膜鞘,其中包含臂丛神经根和上臂的主要神经分支。可以从不同的部位把局部麻醉药注入该筋膜鞘中,注入麻药的容量决定麻醉的范围。只需要注射 1 针。这种方法提高了臂丛神经阻滞的安全性,降低了并发症的风险。有 3 个注射部位可供选择:斜角肌间、锁骨下动脉周围和腋窝。

1)斜角肌间阻滞麻醉:斜角肌间隙位于肺尖和锁骨下动脉的上方,前、中斜角肌之间。施行斜角肌间阻滞,患者采用仰卧位,头稍微转向对侧。先让患者主动抬头,突显胸锁乳突肌。麻醉师把示指和中指放在胸锁乳突肌锁骨头后缘的后面,然后让患者放松头部。此时麻醉师的手指位于前斜角肌的上面。向后外方向轻轻移动示、中指,可找到斜角肌间沟。在环状软骨水平,即第 6 颈椎横突水平,从示、中指之间进针,进针方向与颈部侧面垂直,针尖稍微偏向下方。慢慢进入,直到出现异感就推药;或者先把针尖抵到颈椎横突,接着从前向后移动针头找异感,一出现异感就推药。注射 20 mL 麻醉药能够阻滞臂丛和颈丛下部。

尺神经有可能麻醉不完全。注射40 mL能够完全阻滞臂丛和颈丛。施行肩部手术时,可采用这种麻醉方法。在施行麻醉时,如果能找到放射到肩部的异感,则麻醉效果会更满意。

斜角肌间阻滞麻醉的优点是操作简单,尤其适合肥胖的患者。用较少的麻醉药就能够获得较好的上臂和肩部的麻醉效果,适用于上臂和肩部的手术。由于进针点位置比较高,可以避免引起气胸。对上肢感染或恶性肿瘤患者,因为进针点高于颈部淋巴结的位置,可以避免感染和肿瘤的播散,所以适合采用这种麻醉方法。缺点是对尺神经阻滞不全,甚至完全没有效果。补救的办法是增加麻醉药物的容量,或者在肘部封闭尺神经。有报道把药物注射到蛛网膜下腔、硬脊膜外腔、椎动脉内等并发症。在麻醉时,进针方向稍微偏向下方,就能够避免这些并发症的发生。反射性交感神经萎缩非常少见。膈神经阻滞是由于把药物注射到前斜角肌前面或者药物向头侧弥散阻滞 $C_3 \sim C_5$ 而引起。单侧膈神经阻滞降低肺功能,因此,对侧膈肌麻痹的患者不能用这种麻醉方法。

2)锁骨下动脉周围间隙臂丛阻滞麻醉:锁骨下动脉周围间隙位于前、中斜角肌之间。斜角肌间沟的定位方法与上面介绍的相同,找到斜角肌间沟后,手指向下移动,触及锁骨下动脉搏动后,从锁骨下动脉后缘进针,针尖方向朝尾侧。如果没有触及锁骨下动脉搏动,就沿中斜角肌前面进针。臂丛神经位于中斜角肌的前面,针头碰到臂丛神经干诱发异感。在大多数情况下,首先会遇到臂丛中干。如果没有遇到臂丛神经,针头就抵到第 1 肋骨,接着沿第 1 肋骨找异感,一出现异感就注射 $20 \sim 40$ mL 麻药。

该方法的优点是操作简单,麻药用量少,起效快。不会出现把药物注射到蛛网膜下腔、硬脊膜外腔、椎动脉内等并发症。缺点是有以下并发症:①膈神经阻滞,非常罕见,发生率低于 2%,一般不需要特殊处理;②喉返神经阻滞引起声音嘶哑,发生率低于 1%,只发生在右侧,原因是右侧的喉返神经绕过锁骨下动脉,而左侧的喉返神经绕过主动脉弓;③发生气胸,非常罕见,是由于进针太靠内侧或者外侧,刺破肺尖所致,所以在进针的时候,要沿着中斜角肌向下。

3)腋部臂丛神经阻滞麻醉:由于腋动、静脉和臂丛神经的位置表浅,所以操作比较简单,该方法是手外科最常用的麻醉方法。在实施腋部臂丛神经阻滞麻醉时,患者上臂置于外展外旋位。下面介绍常用的几种方法。

腋动脉穿刺法:在腋部,上肢的多个主要神经位于腋动脉的周围,所以有些麻醉师有意用针头穿刺腋动脉,当有回血后,慢慢地边退注射器边回吸,直到没有血液被抽出,这时针尖已退到血管外面,但仍在筋膜鞘内。注入 $40 \sim 50$ mL

局麻药。另一种方法是先穿刺腋动脉,当有回血后,慢慢地边前进边回吸注射器,直到没有血液被抽出,这时表明针尖在血管外面,但仍在筋膜鞘内。稳住注射器,注入局麻药。注射完毕后拔出注射器,用手指压迫注射部位,防止出现血肿。若血液流出血管,不仅可稀释麻药,而且可水解麻药,从而影响麻醉效果。有的麻醉师喜欢先穿出腋动脉向深部注射一半麻药,然后向后退出腋动脉再注射另一半麻药,这样可以缩短起效时间。

腋动脉周围找异感法:针头沿腋动脉上缘切线方向进入腋鞘,针尖略微偏向头侧,有利于避开腋静脉。分别在腋动脉上面和下面找异感,异感一出现,就注射 10~20 mL 麻药,总共用 30~40 mL。尺神经和正中神经的异感容易找到,而桡神经由于位于腋动脉的后方,其异感不容易找到。找异感有可能损伤神经。注射完毕后,用手指压迫注射点远侧,有助于麻药在腋鞘内向近侧弥散。上臂内收能够减轻肱骨头对腋鞘的压迫,也有助于麻药在腋鞘内向近侧弥散。可以用神经异感、动脉穿刺、电刺激、突破感等方法判断针头是否在腋鞘内。

腋部臂丛神经阻滞麻醉的优点是既简单又安全,几乎不会造成气胸、膈神经麻痹、星状神经节阻滞、麻药误入蛛网膜下腔、硬脊膜外腔或脊椎动脉等并发症,适应证比较广泛,适用于双侧臂丛神经阻滞或有肺气肿的患者、儿童患者、不太合作的患者以及门诊患者等。缺点是如果患者肩部不能被动外展,就不能用这种方法。通常所用麻药剂量比肌间沟麻醉用量大。在麻药使用剂量较小的情况下,肌皮神经得不到阻滞,这时可以在位于腋动脉上方的喙肱肌腹内单独注射 5 mL 麻药以阻滞肌皮神经。有报道腋动脉或腋静脉由于受到穿刺,引起上肢的血供不全或者回流障碍,虽然这种情况非常罕见,但应该特别注意。

腋动脉周围广泛浸润法:这种方法不用刻意找腋鞘和神经,而是用麻药把皮肤与肱骨之间腋动脉周围的组织广泛浸润。在体表标志不明显,并且其他方法不适用的情况下,可用这种方法。Thompson 和 Rorie 认为腋鞘内有纤维隔,限制麻药的弥散,主张用广泛浸润法。用 1.5 cm 长的 25 号针头在腋动脉上、下分别注射 10 mL 麻药,每次改变针头的方向。如果出现异感,就注射 3 mL 麻药。初次注射后,如果麻醉效果不好,还可以在腋动脉上方或者下方重复注射 1 次。有学者不同意这种看法,认为没有纤维隔,或者即使有纤维隔,其阻隔作用也是有限的,否则,怎么解释 1 针注射法麻醉成功率这样高呢?该方法的优点是用少量的麻药就能够获得好的效果,降低麻药的毒性作用;缺点是对桡神经的阻滞效果比较差。

在进行各个部位的臂丛神经阻滞麻醉时,使用神经电刺激仪可以对各个神经进行准确定位。用神经电刺激仪时,根据哪个肌肉收缩,判断是相应的哪个神经受到刺激。这种方法的优点是不必穿刺腋动脉,以免形成局部血肿。在不同的部位,如斜方肌间沟、锁骨上、腋窝使用神经电刺激仪,效果都不错。在臂丛神经鞘内留置插管,可以连续或者多次给药,还可用于术后镇痛。插管时,感觉到突破感,寻找神经异感或者用电刺激仪定位,以确认导管放置在正确的位置。

2.周围神经阻滞麻醉

(1)肘部周围神经阻滞麻醉:在肘关节周围可以对尺神经、正中神经、桡神经、前臂内侧和外侧皮神经进行封闭。在临床上,单纯应用肘部周围神经阻滞并不多。原因是同时封闭多个神经,所用麻药的容量不比臂丛神经阻滞所用的少,且患者不能耐受上臂止血带痛,所以一般只在臂丛神经阻滞不全的情况下作为补充使用。比如用肌间沟阻滞麻醉不容易封闭尺神经,可以在肘部封闭尺神经。①尺神经阻滞:在肱骨内上髁后尺神经沟内触及尺神经,在局部注射 5 mL 麻药。注意针尖不要刺入尺神经,避免损伤尺神经。②正中神经阻滞:在肘关节稍上方正中神经位于肱动脉的后内侧。在肘横纹略上方从肱动脉的内侧进针,找到正中神经异感后,注入 5～10 mL 麻药。③桡神经阻滞:在肱骨外上髁上方 3～4 cm,桡神经紧靠肱骨下端。针头穿过外侧肌间隔,找到桡神经异感后,注入 5～10 mL 麻药。④前臂内侧和外侧皮神经阻滞:在肘部皮下环行注射麻药,可以封闭前臂内侧皮神经和外侧皮神经。

(2)腕部周围神经阻滞麻醉:腕部周围的神经阻滞在手外科很常用,操作简单,术中能够保留手指的主动活动。可以对正中神经、尺神经、桡神经进行封闭。

1)正中神经阻滞:正中神经在腕部位于掌长肌和桡侧腕屈肌肌腱之间。腕部正中神经的阻滞方法如下:在近侧腕掌侧横纹从掌长肌和桡侧腕屈肌肌腱之间入针。如果掌长肌缺如,就从桡侧腕屈肌肌腱尺侧进针。找到异感后,注入 5 mL 麻药。注意把麻药注射在神经周围而非神经内。另一种方法把麻药注入腕管,阻滞正中神经。操作方法如下:从掌长肌肌腱尺侧进针,腕关节轻微背伸,针头方向朝向腕管,稍微偏向桡侧,如果未引出异感,就稍微退回针头,改变方向后重新往腕管深处进针,注射 5～7 mL 麻药。如果针头在腕管内,注射时,操作者放在腕管远侧的另外一只手的示、中指可以觉察到膨胀感。

2)尺神经阻滞:尺神经的背侧皮支在腕部以近发出,在腕部尺神经邻近尺侧腕屈肌肌腱桡侧,尺动脉位于尺神经的桡侧。在腕部封闭尺神经,从尺侧屈腕肌肌腱桡侧进针,出现异感后,注射 5 mL 麻药,接着在进针点与腕背中点之间皮下注射 5 mL 麻药,可封闭尺神经背侧皮支。

3)桡神经浅支阻滞:桡神经浅支在桡骨茎突水平分成多个终末皮支。在桡动脉桡侧与腕背中点之间皮下注射 5～7 mL 局麻药可以封闭桡神经浅支。

(3)指神经阻滞麻醉:每个手指感觉由 4 个神经支支配:背侧两支、掌侧两支。

1)指根环行阻滞:顾名思义就是在指根的皮下环行注射局麻药,这种方法有可能造成手指的坏死,现在要避免使用。

2)掌侧入路:在远侧手横纹近侧屈指肌腱上方皮肤内注射一个皮丘,在肌腱两侧的神经血管束周围分别注射 2～3 mL 麻药。这种方法简单,效果良好,缺点是由于手掌皮肤痛觉神经纤维丰富,操作时患者感觉特别疼痛。

3)背侧入路:在手指蹼稍近侧伸指肌腱侧方注射一个皮丘,然后在伸指肌腱腱帽浅层注射 1 mL 麻药,以阻滞手指背侧神经,然后向掌侧慢慢进针,直到隔着掌侧皮肤能够摸到针尖为止,注射 1 mL 麻药,以阻滞掌侧指神经。退回针头,改变方向,从伸指肌腱上面横过,到达手指对侧,在皮内注射麻药形成一个皮丘,退出针头,从手指对侧的皮丘进针,一直到掌侧皮下,注射 1 mL 麻药,完成麻醉。相比之下,经背侧入路麻醉时,患者的疼痛较轻。

4)屈指肌腱鞘管内麻醉:在屈指肌腱鞘管内注射 2 mL 麻药,能够获得良好的效果。方法是在远侧手掌横纹或者掌指横纹处垂直皮肤进针,抵达指骨后,边退注射器边轻轻注射,当感觉注射的阻力明显减小,停止倒退,稳住注射器,这时针尖在肌腱与鞘管之间,注射 2 mL 麻药即可。这种麻醉方法简单,不会误伤指神经血管束,只需注射 1 针,麻药用量较少,起效快,尤其适合儿童。缺点是偶尔手指背侧的麻醉效果不完全,需要在手指背侧补加麻药。

5)手指掌侧皮下麻醉:在掌指纹中点稍远处进针,在手指掌侧皮下注射 2～3 mL 麻药,只需要注射 1 针,其效果与鞘管内麻醉相同。优点和缺点与鞘管内麻醉相似,但操作更简单。

神经损伤是各种局部神经阻滞麻醉的并发症之一。与神经损伤有关的严重的持续时间长的并发症非常罕见。偶尔术后出现疼痛性异感。这种症状有时自发出现,有的在神经受到压迫时或者当手臂外展时出现。在大多数情况下,疼痛性异感在数周或数月后消失。有个别报道症状持续 1 年以上。造成神经损伤的原因有很多。其中一个重要原因是注射针头直接损伤神经所致。选择短斜针尖的针头(45°),能够有效地降低这种并发症的发生。

(4)局部浸润麻醉:局部浸润麻醉适合小面积浅表麻醉,也可以在神经阻滞麻醉不完全的时候,作为一种补充方法应用。这种方法不宜大范围使用,否则麻药容量大,会使组织异常水肿。

3.上肢静脉内麻醉

(1)方法:在术侧上臂安放两个止血带,用 20~22 号套管针头做静脉插管,固定好套管针。抬高术侧上肢,用驱血带从手指尖到止血带驱血。然后给近侧止血带充气,拆除驱血带。慢慢注射局部麻醉药利多卡因 3 mg/kg,浓度 0.5%,4~6 分钟起效。麻醉持续时间由止血带控制,只要不松止血带,就一直有效果。近侧止血带保持充气状态 20 分钟,或者当患者感觉止血带不适时,给远侧止血带充气,充气完成后,松开近侧的止血带。因远侧的止血带位于麻醉区域,一般能够持续大约 40 分钟,患者可没有不适感。等手术完成以后,如果手术时间短于 20 分钟,松止血带,过 15 秒重新打气,保持 30 秒再松开止血带,以防麻醉药一次回流到全身过多;如果手术时间长于 40 分钟,可以直接松开止血带,不必再给止血带充气。松止血带后大约有 50% 的麻药继续与局部组织结合持续 30 分钟。如果需要在止血带放松后 30 分钟以内重新麻醉,这时麻药用量是初始剂量的一半。如果术前估计手部手术的时间很长,就在肘静脉留置插管,可以反复驱血,重复给药,以延长麻醉的时间。

该方法操作简单,适用于门诊患者。双侧上肢使用也很安全。在这种麻醉过程中,患肢的运动功能能够很快恢复,因此适用于肌腱松解术,便于判断肌腱松解是否彻底。

(二)全身麻醉

1.全身麻醉的适应证

全身麻醉适用于儿童患者、涉及多个部位的手术、持续时间很长的手术、不合作的患者、拒绝局部阻滞麻醉的患者。对于成年患者和部分儿童患者,如果手术时间短,可以用面罩吸入麻醉,不用做气管插管。如果手术时间长、伴有气道问题以及术中需要仰卧位之外的体位时,则需要进行气管插管。全身麻醉根据用药途径不同分为吸入麻醉和静脉麻醉两种。

2.吸入麻醉药

目前使用的吸入麻醉药有氟烷、恩氟烷、异氟烷、地氟烷和七氟烷等。吸入麻醉药可以与氧化亚氮一起使用,也可以单独使用。其优点是非易爆性气体,用于麻醉诱导十分平稳,起效迅速。麻醉深度容易控制。缺点是反复使用氟烷会导致药物性肝炎。用氟烷或恩氟烷全麻,术中用肾上腺素,有引起室性心律不齐的风险。氧化亚氮本身不能产生充分的镇痛作用,常与吸入麻醉药和静脉麻醉药合用。

3.静脉麻醉药

超短效静脉麻药有硫喷妥钠、甲已炔巴比妥和丙泊酚,常用于全身麻醉的诱导。常用芬太尼 0.05 mg/mL,辅以氟哌利多 2.5 mg/mL、氧化亚氮和肌肉松弛药。血压下降(由于扩张血管)、呼吸抑制、胸壁强直是静脉麻醉药的缺点。

氯胺酮能够起到镇痛作用,同时保留患者的通气功能和保护性反射功能。优点是用于儿童患者比较安全。对儿童患者,可以在麻醉一开始就使用氯胺酮,肌内注射 4～5 mg/kg。肌内注射 1 针氯胺酮 3～4 分钟后,就可以开始静脉全麻。氯胺酮的缺点是成年患者麻醉后常常会有多梦、幻觉等症状。血压降低和心率加快对有心血管系统疾病的患者有严重的影响。当患者有呼吸道分泌物过多、气道激惹、痉挛性咳嗽、气道阻塞等情况时,静脉全身麻醉的难度增加。

(三)麻醉方法的选择和术后镇痛

1.麻醉方法的选择

双侧臂丛阻滞麻醉时,需要适当减少药物用量,两侧阻滞之间必须间隔30 分钟以上,至少有一侧经腋窝入路阻滞麻醉,以免出现双侧气胸和膈神经麻痹,在一侧大腿或在头部(颞浅动脉)监测血压。一侧上肢手术,同时需要做腹部皮瓣、足趾移植、取皮肤或取肌腱等,可以选择臂丛阻滞和连续硬膜外阻滞并用。手术涉及多个部位,如双侧上肢和胸、腹部的手术,应该采用全麻。对门诊、急诊(不住院的)患者以及儿童患者,选择腋窝臂丛阻滞麻醉,以防发生气胸或膈肌麻痹。对儿童患者用全麻,或在基础麻醉下做臂丛麻醉。神经刺激仪对于麻醉的实施很有帮助,能确保把药物准确地注射在神经周围。儿童臂丛麻醉多用利多卡因 8～10 mg/kg,10 岁以下用 0.5%～0.8%,10 岁以上用 0.8%～1%,断指、断掌再植用长效臂丛麻醉。布比卡因、罗哌卡因、依替卡因的镇痛效果可以持续8～10 小时,待麻醉作用消退到一定程度,用斜角肌间沟阻滞麻醉追加麻醉。对手术时间特别长的患者,可以在臂丛神经鞘管插管,连续用药,手术完成后保留插管,用于术后镇痛。断臂(准备再植)合并其他部位损伤适宜用全麻。对怀孕的患者要尽量避免择期手外科手术。对怀孕的患者施行急诊手术,用麻醉有两点问题:由于应激反应可能导致流产;可能出现药物导致的胎儿发育缺陷,尤其在妊娠前 3 个月这种危险更大。尽量选用周围神经阻滞或者局部浸润麻醉,一般用普鲁卡因或布比卡因,剂量越小越好,以减小对胎儿的影响。普鲁卡因在体内快速水解,血药浓度很低,不会经过胎盘影响胎儿,大部分布比卡因在体内与血浆蛋白结合,只有极少一部分在血液中以游离方式存在,可以经过胎盘。必要时用吗啡 1～2 mg 或芬太尼0.025 mg 或 0.05 mg 静脉注射。地西泮对胎儿的影响不清楚,尽量避免使用。

2.术后镇痛

无论使用局部或全身麻醉,术中在闭合伤口之前,在伤口内留置一个细导管,在体外一端连接一个 10～20 mL 注射器,配制 0.25％～0.5％布比卡因或罗哌卡因 10 mL 备用。手术后每 8 小时注射 2～10 mL,注射量视伤口部位和切口大小而定。这是一种既简单易行又安全可靠的镇痛方法。

二、足外科手术麻醉

(一)麻醉前用药

1.麻醉前用药及用药目的

麻醉前为减轻患者精神负担和完善麻醉效果,在病室内预先给患者使用某些药物的方法、称麻醉前用药。其用药量一般以不使患者神志消失为原则。

麻醉前用药的主要目的如下:①促使皮质和皮质下抑制或大脑边缘系统抑制,产生意识松懈,情绪稳定,提高皮质对局麻药的耐受阈。②提高皮质痛阈,阻断痛刺激向中枢传导,产生痛反应减弱和镇痛。③降低基础代谢、减少氧需要量、使麻醉药的需要量减少,麻醉药毒副作用减轻。④抑制自主神经系统应激性,反射兴奋减弱,儿茶酚胺释放减少,组胺被拮抗,腺体分泌活动停止以及呼吸、循环稳定。

2.麻醉前用药种类

临床常用麻醉前用药种类主要有以下几种:①镇静药和催眠药,以巴比妥类药中的司可巴比妥、异戊巴比妥,苯巴比妥钠较常用;②麻醉性镇痛药,有吗啡、哌替啶、芬太尼;③神经安定药,有氯丙嗪、异丙嗪、地西泮等;④抗胆碱药,有阿托品、山莨菪碱等;⑤抗组胺药主要有异丙嗪和阿利马嗪。

3.麻醉前用药方法

麻醉前用药应采取选择性用药原则。首先根据患者具体情况,如性别、年龄精神状态、体型、体质、全身状况和所采用的麻醉方法、拟订要求的中枢抑制效果,然后有目的地选择药物的种类、剂量,用药时间和途径。总的要求是希望药效发挥最高峰的时间、恰好是患者被送进手术室的时间。

(二)麻醉种类

1.局部浸润麻醉

局部浸润麻醉简称局麻,是比较安全的麻醉方法。沿手术切口线分层注射局麻药,阻滞组织中的神经末梢,一般用于鸡眼切除等较小的手术。

2.区域性麻醉

围绕手术区,在其四周和底部注射局麻药,以阻滞进入手术区的神经干和神经末梢,多用于腓胝的切除术。

3.趾根阻滞麻醉

在趾根部的两侧注射局麻药,以阻滞趾神经,常用于嵌甲部分切除、拔甲、脓性趾头炎切开引流等(图5-1)。

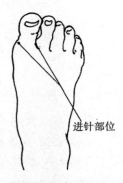

进针部位

图 5-1 趾根部阻滞麻醉示意图

4.踝关节处阻滞麻醉

(1)先在内踝后一横指处进针,做扇形封闭,以阻滞胫后神经(图5-2A)。

(2)在胫距关节平面附近的伸踇肌内侧缘进针,注射局麻药,以阻断腓浅神经(图5-2B)。

(3)在外踝下方处进针,注射局麻药,便能阻滞腓肠神经(图5-2C)。然后在内外踝之间的皮下注射局麻药,并扇形浸润至骨膜,以阻滞许多细小的感觉神经。

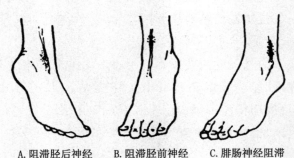

A.阻滞胫后神经　　B.阻滞胫前神经　　C.腓肠神经阻滞

图 5-2 踝部阻滞麻醉示意图

单纯足部手术采用此方法麻醉安全、有效,并发症较少,术者可自行掌握麻醉方法,患者易接受治疗。

5.蛛网膜下腔阻滞麻醉

蛛网膜下腔阻滞麻醉简称腰麻,将麻醉药直接注入蛛网膜下腔,作用于脊神经根及脊髓,产生神经阻滞作用。此法因并发症多,不良反应大,目前已较少应用。

6.硬膜外阻滞麻醉

将药物注入硬脊膜外间隙,阻滞脊神经根,使其支配的区域产生暂时的麻痹。该麻醉的优点:①能产生任何脊神经的阻滞作用,可控性强,并可利用不同药物浓度,达到分别阻滞感觉神经和运动神经的目的。②对循环扰乱的程度比腰麻轻,发生过程也比较缓慢。③可获得较好的肌肉松弛。④可根据手术需要,任意延长手术麻醉时间。⑤患者术中清醒,对代谢及肝肾功能影响小,术后并发症少,护理较方便。足踝部手术常选择此麻醉。

硬膜外间隙阻滞麻醉分单次法和连续法2种。单次法是穿刺后将预定的局麻药全部陆续注入硬膜外间隙以产生麻醉作用。此法缺乏可控性,易发生严重并发症和麻醉意外,故已少用。连续法是通过穿刺针,在硬膜外间隙置入塑料导管。根据病情和手术需要分次给药。使麻醉时间任意延长,并发症少,是目前常用的方法。

除上述常用的麻醉方法外,还有基础麻醉加强化麻醉、静脉全身麻醉,包括静脉普鲁卡因复合麻醉、静脉氯胺酮复合麻醉、神经安定镇痛麻醉、静脉吗啡或芬太尼复合麻醉、吸入性全身麻醉等方法。

(三)麻醉选择

麻醉的选择取决于病情特点、手术性质和要求、麻醉方法本身的优缺点、麻醉者的理论水平和技术经验、设备条件等因素,还要尽可能考虑手术者对麻醉选择的意见和患者自己的意见。

1.病情与麻醉选择

(1)手术患者凡体格健康、重要器官无明显疾病、几乎所有麻醉方法都能适应,可选择既能符合手术要求,又能照顾患者意愿的麻醉方法。凡合并较重的全身性或器官病变的手术患者,麻醉选择首先强调安全、对全身影响最轻的方法。对病情危重,但又必须手术治疗时,除尽可能改善全身情况外,选择对全身影响最小的方法,如局麻神经阻滞或浅全麻神经阻滞。

(2)儿童合作差,麻醉选择有其特殊性,可选择基础加局麻或基础加阻滞麻醉、基础配合全麻。

(3)对老年人的麻醉选择主要取决于全身状况,但老年人的麻醉药用量都应有所减少,只能用最小有效剂量。

2.手术要求与麻醉选择

对足踝部手术,在麻醉选择问题上应根据病情、患者要求和手术部位不同选择不同麻醉方法。有相当一部分患者都可在局部麻醉或神经阻滞麻醉下完成手术。除此之外,选择硬膜外阻滞麻醉则可完全满足足踝部手术要求,其他麻醉方法较少应用。

第二节 脊柱手术麻醉

一、脊柱急症手术

(一)概述

随着汽车的逐渐普及,交通事故也在上升,它是造成脊柱创伤的主要原因之一,另一主要原因是工伤事故。脊柱创伤最常见的是脊柱骨折、椎体脱位和脊髓损伤。脊柱创伤后常因骨折、脱位、血肿导致脊髓损伤,一旦出现脊髓损伤,后果极为严重,可致终身残疾,甚至死亡。据统计脊髓损伤的发病率为$(8.1\sim16.6)/100$万人,其中80%的患者年龄在$11\sim30$岁。因此,对此类患者的早期诊断和早期治疗至关重要。

(二)麻醉应考虑的问题

1.脊髓损伤可以给其他器官带来严重的影响

麻醉医师对脊髓损伤的病理生理改变应有充分认识,以利正确的麻醉选择和合理的麻醉管理,减少继发损伤和围术期可能发生的并发症。

2.应兼顾伴发伤

脊柱损伤常合并其他脏器的损伤,麻醉过程中应全面考虑,尤其是伴有颅脑胸腹严重损伤者。

3.困难气道

颈椎损伤后,尤其是高位颈椎伤患者常伴有呼吸和循环问题,其中气道处理是最棘手的问题,全身麻醉选择何种气管插管方式方可最大限度地减少或避免因头颈部伸曲活动可能带来的加重脊髓损伤情况,是麻醉医师必须考虑的至关重要的问题。高位脊髓伤患者可出现气管反射异常,由交感与副交感神经平衡失调所致,表现刺激气管时易出现心动过缓,如并存缺氧,可致心搏骤停,因此,对该类患者在吸痰时要特别小心。

(三)麻醉用药选择

1.麻醉选择

大部分脊柱损伤需行椎管减压和/或内固定手术,手术本身较复杂,而且组织常有充血水肿,术中出血较多;另外,硬脊膜外和蛛网膜下腔阻滞麻醉均因穿刺及维持平面方面有一定的困难,体位变动也常列为禁忌,如伴有脊髓损伤,病情常较复杂,术中常有呼吸及循环不稳等情况发生,故一般均应采取气管插管全身麻醉。

鉴于脊髓损伤有较高的发病率,并常有复合损伤,特别是颈段和/或上胸段损伤者,麻醉手术的危险性较大,任何的操作技术都有可能产生不良后果,甚至加重原发损伤,故在诊断之始及至麻醉后手术期间,对此类患者,麻醉医师均应仔细观察处理,特别是对那些身体其他部位合并有致命创伤的患者犹然。

麻醉选择足够深的全身麻醉和神经阻滞麻醉均可有效的预防副交感神经的过度反射,消除这一过度反射是血流动力学稳定的基础;仔细地决定麻醉药用量和认真细致注意血容量的变化并加以处理是血流动力学稳定的重要因素。

2.麻醉用药

脊髓损伤后,由于肌纤维失去神经支配致使接头外肌膜胆碱能受体增加,这些异常的受体遍布肌膜表面,产生对去极化肌肉松弛药的超敏感现象,注入琥珀胆碱后会产生肌肉同步去极化,大量的细胞内钾转移到细胞外,从而大量的钾进入血液循环,产生严重的高血钾,易发生心搏骤停。一般脊髓损伤后 6 个月内不宜使用琥珀胆碱,均应选用非去极化肌肉松弛药。鉴于脊髓损伤的病理生理改变,在选择麻醉前用药时应慎用或不用有抑制呼吸功能和可导致睡眠后呼吸暂停的药物。麻醉诱导时宜选用依托醚酯、咪达唑仑等对循环影响较小的药物,并注意用药剂量及给药速度,同时准备好多巴胺及阿托品等药物。各种吸入和非吸入麻醉药虽然对脊髓损伤并无治疗作用,但氟烷、芬太尼和蛛网膜下腔使用的利多卡因均能延长从脊髓缺血到脊髓损伤的时间。这种保护作用的可能机制如下:①抑制了脊髓代谢;②对脊髓血流的影响;③内源性儿茶酚胺的改变;④阿片受体活性的改变;⑤与继发损伤的递质如前列腺素相互作用的结果。

麻醉维持多采用静吸复合的方法。

(四)麻醉操作和管理

1.麻醉操作

脊柱骨折可分为单纯损伤和/或合并其他部位的损伤,在脊髓损伤的急性期任何操作都可能加重或造成新的脊髓损伤。麻醉医师术前应仔细检查、轻微操作。需要强调的是麻醉诱导插管时,不应为了插管方便而随意伸曲头颈部,应尽量使头部保持在中位,以免造成脊髓的进一步损伤。另外,在体位变动时同样要非常小心。

2.麻醉管理

脊柱骨折常可合并其他部位的损伤,尤其对其他部位的致命损伤如闭合性颅脑损伤等须及时诊断和处理,若有休克须鉴别是失血性休克还是脊髓休克,这是合理安全麻醉的基础。

(1)术中监测:脊柱创伤患者病情复杂,故术中应加强对该类患者中枢、循环、呼吸、肾功能、电解质及酸碱平衡的综合的动态监测,以便及时发现并予以相应的处理,只有这样才能提高创伤患者的救治成功率。其实,对该类患者的监护不应只局限于术中,而是在整个围术期均应加强监护,唯此才能降低死亡率。

(2)呼吸管理:术中应根据血气指标选择合适的通气参数,以维持正常的酸碱平衡和适当的脊髓灌注压是至关重要的。动物实验表明高或低碳酸血症均对脊髓功能恢复不利,但创伤后低碳酸血症比高碳酸血症对组织的危害小,一般维持 $PaCO_2$ 4.7~5.3 kPa(35~40 mmHg)为宜,如合并闭合性颅脑损伤,伴有颅内压增高 $PaCO_2$ 应维持在较低水平 3.3~4.0 kPa(25~30 mmHg)为佳。如围术期出现突发不能解释的低氧血症及二氧化碳分压升高,应考虑有肺栓塞、肺水肿或急化呼吸窘迫综合征的可能,缓慢进展的或突发的肺顺应性下降,预示有肺水肿的发生,常表现为肺间质水肿,肺部听诊时湿啰音可不清楚。机械通气时可加用呼气末正压通气。对高位脊髓损伤患者,术后拔除气管导管时应特别慎重,最好保留气管导管直至呼吸、循环稳定后再拔,如估计短时间内呼吸功能不能稳定者,可做气管切开,以便于气道管理。

(3)循环管理:对脊柱创伤伴有休克的患者,首先应分清是失血性休克还是脊髓休克,以便做出正确处理。前者以补充血容量为主,而对脊髓休克者可采用适当补液和 α 受体激动药(去氧肾上腺素)治疗,且不可盲目补液,特别是四肢瘫痪的患者已存在心功能不全和血管张力的改变,在此基础上如再过量输液,增加循环负荷可导致心力衰竭及肺水肿。其次脊髓损伤患者麻醉时既不可过浅致高血压,也不可过深致低血压。麻醉诱导时常出现低血压,尤其体位变动时可出现严重的低血压,甚至心搏骤停,多见于脊髓高位损伤者。为预防脊髓损伤的自主神经反射引起的心血管并发症,应选择相应的血管活性药物治疗。对脊髓损伤早期出现的严重高血压可选用直接作用到小动脉的硝普钠,α受体阻滞剂(酚妥拉明);对抗心律失常可用β受体阻滞剂、利多卡因和艾司洛尔等药,对窦性心动过缓、室性逸搏可选用阿托品对抗;也可适当加深麻醉来预防和治疗脊髓损伤患者的自主神经反射亢进。对慢性脊髓损伤合并贫血和营养不良的患者,麻醉时应注意补充红细胞和血浆,必要时可输清蛋白。

在脊髓休克期间,一般是脊髓损伤后的 3 天至第 6 周,为维持血流动力学的稳定和防止肺水肿,监测 CVP 和肺动脉楔压(PAWP),尤其是 PAWP 不仅可直接监测心肺功能,而且还能估计分流量。

(4)体位:脊柱创伤患者伴有呼吸及循环不稳等情况,而手术大多采取俯卧位,必须注意胸腹垫物对呼吸循环和静脉回流的影响,同时还应注意眼或颌面部软组织压伤及肢体因摆放不妥所带来的损伤等。另外,应注意体位变动时可能发生的血流动力学剧变。

3.术中输血补液

术中应详细记录出入量,输液不可过量,并注意晶胶体比例,一般维持尿量在 25～30 mL/h,必要时可予以利尿。已有许多研究表明围术期的高血糖可加重对脊髓神经功能的损害作用,因此,术中一般不补充葡萄糖。根据患者术前的血色素和出血情况而决定是否输血。

(五)颈椎损伤的气道处理

对颈椎损伤患者的进展性创伤生命支持(advanced trauma life support, ATLS)方案已由美国创伤学会提出,方案如下:①无自主呼吸又未行 X 线检查者,如施行经口插管失败,应改行气管切开。②有自主呼吸,经 X 经排除颈椎损伤可采用经口插管,如有颈椎损伤,应施行经鼻盲探插管,若不成功再行经口或造口插管。③虽有自主呼吸,但无时间行 X 线检查施行经鼻盲探插管,若不成功再行经口或造口插管。

ATLS 方案有它的局限性,到目前为止对颈椎损伤的呼吸道处理尚无权威性和可行性的方案。对麻醉医师来说重要的是意识到气道处理与颈椎进一步损伤有密切关系的同时,采用麻醉医师最为娴熟的插管技术,具体患者具体对待,把不因行气管插管而带来副损伤或使病变加重作为指导原则。必要时可借助纤维支气管镜引导插管。颈椎制动是治疗可疑颈椎损伤的首要问题,所以,任何操作时均应保持颈椎处于相对固定的脊柱轴线位置。

1.各种气道处理方法对颈椎损伤的影响

常用的气管插管的方法有经口、经鼻及纤维支气管镜引导插管等3种。其他插管方法如逆行插管、环甲膜切开插管及 Bullard 喉镜下插管等目前仍较少应用。

(1)经口插管。颈椎损伤多发生在 $C_3 \sim C_7$,健康志愿者在放射线监测下可见,取标准喉镜插管体位时,可引起颈椎的曲度改变,其中尤以 $C_3 \sim C_4$ 的改变更为明显。

(2)经鼻气管插管。虽然在发达国家施行经鼻盲探插管以控制患者的气道已经比较普及,但对存在自主呼吸的颈椎损伤患者,仍无有力证据表明采用这种插管技术是安全的,原因在于:①插管时间较长。②如表面麻醉不充分,患者在插管过程中常有呛咳,从而导致颈椎活动,可能加重脊髓损伤。③易造成咽喉部黏膜损伤和呕吐误吸而致气道的进一步不畅;插管时心血管反应较大,易出现心血管方面意外情况。

有学者对大量颈椎创伤合并脊髓损伤的患者采用全身麻醉,快速诱导经鼻或口插管的方法收到良好的临床效果。在此,要强调的是插管操作必须由有经验的麻醉医师来完成,而不应由实习生或不熟练的进修生来操作。

(3)纤维支气管镜引导下插管。纤维支气管镜是一种可弯曲的细管,远端带有光源,操作者可通过光源看到远端的情况,并可调节使其能顺利通过声门。与气管插管同时使用时,先将气管导管套在纤维支气管镜外面,再将纤维支气管镜经鼻插至咽喉部,调节光源使其通过声门,然后再将气管导管顺着纤维支气管镜送入气管内。纤维支气管镜插管和经鼻盲探插管比较,具有试插次数明显减少,完成插管迅速,可保持头颈部固定不动,并发症少等优点,纤维支气管镜插管的成功率几乎可达100%,比经鼻盲探明显增高,且插管的咳嗽躁动发生率低。

2.颈椎损伤患者气管插管方式的选择

如上所述,为了减少脊柱创伤后的继发损伤,选用何种插管方法是比较困难的,但有一点是肯定的,有条件者首选纤维支气管镜插管引导下插管;其次,要判断患者的插管条件,如属困难插管,千万别勉强,可借助纤维支气管镜插管或行气管切开;另外,要选麻醉者最熟练的插管方法插管。只有这样才能将插管可能带来的并发症降到最低。

二、择期类手术

(一)概述

脊柱外科发展很快,尤其是最近十来年,新的手术方法不断涌现,许多国际上普遍使用的脊柱外科手术及内固定方法,在国内也已逐渐推广使用,开展脊柱外科新手术的医院也越来越多。脊柱外科手术大多比较精细和复杂,而且一旦发生脊髓神经损伤,将造成患者的严重损害,甚至残废。因此,在手术前做好充分准备,选择恰当的手术方案及麻醉方法,以确保麻醉和手术的顺利进行显得尤为重要。

(二)脊柱择期手术的特点

脊柱外科手术同胸腹和颅脑手术相比,虽然对重要脏器的直接影响较小,但仍有其特点,麻醉和手术医师对此应有足够的认识,以保证患者围术期的安全。

1.病情差异较大

脊柱手术及接受手术的患者是千变万化和参差不齐的,患者可以是健壮的,也可以是伴有多系统疾病的,年龄从婴儿到老年;疾病种类繁多,既有先天性疾病,如先天性脊柱侧凸,又有后天性疾病,如脊柱的退行性变;既可以是颈椎病,也可以是骶尾部肿瘤等。手术方法多种多样,既可以经前方、侧前方减压,也可以经后路减压,有的需要内固定,有的则不需要,即使是同一种疾病,由于严重程度不等,其治疗方法也可完全两样。因此,麻醉医师术前应该准确了解病情及手术方式,以便采取恰当的麻醉方法,保证手术顺利地进行。

2.手术体位对麻醉的要求

脊柱外科手术患者的正确体位可以减少术中出血,易于手术野的暴露和预防体位相关的损伤。根据脊柱手术进路的不同,常采取不同的体位,仰卧位和侧卧位对循环和呼吸功能影响不大,麻醉管理也相对较为简单。当采用俯卧位时可造成胸部和腹部活动受限,胸廓受压可引起限制性通气障碍,使潮气量减少,如果麻醉深度掌握不好使呼吸中枢受到抑制,患者则有缺氧的危险;而腹部受压可导致静脉回流障碍,使静脉血逆流至椎静脉丛,加重术中出血。另外,如果头部位置过低或颈部过分扭曲等都可造成颈内静脉回流障碍,而致球结膜水肿甚至脑水肿。因此,俯卧位时应取锁骨和髂骨为支撑点,尽量使胸腹部与手术台之间保持一定空隙,同样要将头部放在合适的位置上,最好使用软的带钢丝的气管导管,这样可以避免气管导管打折和牙垫可能造成的搁伤。较长时间的手术,建议采用气管内麻醉。如果采用区域阻滞麻醉,则应加强呼吸和循环功能的监测,特别是无创血氧饱和度的监测,以便及时发现患者的氧合情况。患者良好体位的获得要靠手术医师、麻醉医师和手术护士的一起努力。

3.充分认识出血量大

脊柱手术,由于部位特殊,止血常较困难,尤其是骶尾部的恶性肿瘤手术,失血量常可达数千毫升,因此术前必须备好血源,术中要正确估计失血量,及时补充血浆成分或者全血。估计术中有可能发生大量失血时,为减少大量输血带来的一些并发症,有时可采取血液稀释、自体输血及血液回收技术,也可采用术中控制性降压,但这些措施可使麻醉管理更加复杂,麻醉医师在术前应该有足够的认识,并做好必要的准备,以减少其相关的并发症。

(三)术前麻醉访视和病情估计

1.术前麻醉访视

(1)思想工作:通过麻醉前访视应尽量减少患者术前的焦虑和不安情绪,力争做到减轻或消除对手术和麻醉的顾虑和紧张,使患者在心理和生理上均能较好地耐受手术。麻醉医师术前还应向患者及其家属交代病情,说明手术的目的和大致程序,拟采用的麻醉方式,以减少患者及其家属的顾虑。对于情绪过度紧张的患者手术前晚可给予适量的镇静药,如地西泮 $5\sim10$ mg,以保证患者睡眠充足。

(2)病史回顾:详细询问病史,包括常规资料(如身高、体重、血压、内外科疾病、相关系统回顾、用药情况、过敏史、本人或家族中的麻醉或手术的意外情况、异常或过分出血史)和气道情况估计,以便正确诊断和评价患者的疾病严重程度以及全身状况,选择适当的麻醉方法以保证手术得以顺利进行。虽然脊柱手术的术后并发症和死亡率都较低,但也应同样重视术前的准备工作,包括病史采集工作。特别是对于脊柱畸形手术患者,要注意畸形或症状出现的时间及进展情况,畸形对其他器官和系统功能的影响,特别要注意是否有呼吸和循环系统并发症,如心悸、气短、咳嗽和咳痰。

(3)体格检查:对于麻醉医师来说,在进行体格检查时,除了对脊柱进行详细的检查外,对患者进行系统的全身状况的检查也非常重要,特别是跟麻醉相关项目的检查,如气管插管困难程度的判断及腰麻、硬膜外穿刺部位有无畸形和感染等,以便为麻醉方式的选择做好准备。另外,对脊柱侧凸的患者,要注意心、肺的物理检查。

(4)了解实验室检查和其他检查情况:麻醉医师在术前访视时,对已做的各项实验室检查和其他检查情况应做详细了解,必要时可做一些补充检查。对于要施行脊柱手术的患者,国内除了要进行血、尿常规和肝、肾功能、凝血功能、电解质检查等以外,还应进行心电图检查。如疑有心功能异常的患者,术前可做超声心动图检查,有助于对心功能的进一步评价,从而估计对手术的耐受性。但近年来国外的趋势是在许多患者中已减少了一些常规检查,术前实验室检查、胸片、心电图和 B 超等应根据患者的年龄、健康情况及手术的大小而定,对健康人的筛选试验如表 5-1 所示。

表 5-1　手术、麻醉前常规检查

年龄(岁)	胸片	ECG	血液化验
<40	—	—	
40~59	—	+	肌酐、血糖
≥60	+	+	肌酐、血糖及全血常规

2.病情估计

在评价患者对麻醉和手术的耐受性时,首先要注意的是患者的心肺功能状态。在脊柱手术中,脊柱侧凸对患者的心肺功能影响最大,因此,严重脊柱侧凸和胸廓畸形的患者术前对心肺功能的估计特别重要,由于心肺可以直接受到影响,如机械性肺损害或者作为一些综合征(如马方综合征,它可有二尖瓣脱垂、主动脉根部扩张和主动脉瓣关闭不全)的一部分而受到影响,可表现为气体交换功能的障碍,肺活量、肺总量和功能残气量常减少,机体内环境处于相对缺氧状态,术中和术后易出现缺氧、呼吸困难甚至呼吸衰竭,因此术前应进行血气分析和肺功能测定,以评价患者的肺功能状态,这对判断其能否耐受手术和预后有重要意义。一般肺功能检查显示轻度损害的患者,只要在术中加强监护一般可耐受麻醉和手术,对中度以上损害的患者,则应在术前根据病因采取针对性的处理。另外,根据病史情况,必要时应行彩色超声心动图检查及心功能测定。

一般认为脊柱侧凸程度越重,则影响越大,预后也越差。任何原因导致的胸部脊柱侧凸,均有可能导致呼吸和循环衰竭。据报道许多这种病例在 45 岁以前死亡,而在尸检中右心室肥厚并肺动脉高压的发生率很高。特发性脊柱侧凸常于学龄前后起病,如得不到正确治疗,其病死率可比一般人群高 2 倍,其原因可能是由于胸廓畸形使肺血管床的发育受到影响,单位肺组织的血管数量比正常人少,从而导致血管阻力的增加。另外由于胸廓畸形使肺泡被压迫,肺泡的容量变小,导致通气血流比率异常,使肺血管收缩,最后导致肺动脉高压。术前心电图检查 P 波>2.5 mm 示右心房增大,如果 V_1 和 V_2 导联上 R 波>S 波,则提示有右心室肥厚,这些患者对麻醉的耐受性降低,在围术期应注意避免缺氧和增加右心室负荷。

对于脊柱畸形的患者,还应注意是否同时患有神经肌肉疾病,如脊髓空洞症、肌营养不良、运动失调等,这些疾病将影响麻醉药的体内代谢过程。

有些脊柱手术患者,由于病变本身造成截瘫,患者长期卧床,活动少,加上胃肠道功能紊乱,常发生营养不良,降低对麻醉和手术的耐受力。对这类患者术前应鼓励其进食,必要时可以采取鼻饲或静脉高营养,以尽可能改善其营养状况。高位截瘫患者易合并呼吸道和泌尿道感染,术前应积极处理,另外,截瘫患者由于瘫痪部位血管舒缩功能障碍,变动体位时易出现直立性低血压,应引起麻醉医师注意。部分患者可合并有水、电解质和酸碱平衡紊乱,也必须在术前予以纠正。长期卧床患者因血流缓慢和血液浓缩可引起下肢深静脉血栓形成,活动或输液时可引起血栓脱落,一旦造成肺动脉栓塞可产生致命性后果,围术期前后应引起重视并予以妥善处理。

(四)麻醉方法的选择和术中监测

1.麻醉方法的选择

以前,脊柱手术通常选用局部浸润麻醉,由于麻醉效果常不理想,术中患者常有疼痛感觉,因此,近年来已逐渐被全身麻醉和连续硬膜外麻醉所取代。腰段简单的脊柱手术可以选用连续硬膜外麻醉,但如果手术时间较长,患者一般不易耐受,必须给予辅助用药,而后者可以抑制呼吸中枢,有发生缺氧的危险,处于俯卧位时又不易建立人工通气,一旦发生危险抢救起来也非常困难,因此对于时间较长的脊柱手术。只要条件允许,应尽量采用气管内麻醉。对于高位颈椎手术或俯卧位手术者应选择带加强钢丝的软气管导管做经鼻插管,前者可避免经口插管时放置牙垫而影响手术操作,后者是为便于固定和头部的摆放而气管导管不打折。

大部分脊柱手术的患者术前可以给予苯巴比妥钠 0.1 g、阿托品 0.5 mg 肌内注射,使患者达到一定程度的镇静。如果使用区域阻滞麻醉,术前也可以只使用镇静药,特殊病例,可根据情况适当调整术前用药。

2.术中监测

术中监测是保证患者安全及手术顺利进行的必不可少的措施,血压、心电图、SpO_2 以及呼吸功能(呼吸频率、潮气量等)的监测应列为常规,有条件的可监测 $ETCO_2$。

在脊柱畸形矫正术及脊柱肿瘤等手术时,由于创面大,失血多,加上采用俯卧位时,无创血压的监测可能更困难,因此在有条件的情况下,应行桡动脉穿刺直接测压,如有必要还应行 CVP 的监测,以便指导输血和输液,对术前有心脏疾病者或老年人可放置漂浮导管,监测心功能及血管阻力等情况。在行控制性降压时 ABP 和 CVP 的监测更是十分必要。

在行唤醒试验前,应了解肌肉松弛的程度,可用加速度仪进行监测,如果 T_4/T_1 恢复到 0.7 以上,此时可行唤醒试验。如果用周围神经刺激器进行监测,则 4 个成串刺激均应出现,否则在唤醒前应先拮抗非去极化肌肉松弛药。目前有的医院已用体表诱发电位等方法来监测脊髓功能。

(五)常见脊柱手术的麻醉

脊柱外科手术种类很多,其麻醉方法也各有其特点,以下仅介绍几种复杂且较常见手术的麻醉处理。

1.脊柱畸形矫正术的麻醉

脊柱畸形的种类很多,病因也非常复杂,其手术方式也不相同,其麻醉方法虽不完全相同,但一般均采用气管内麻醉,下面以脊柱侧凸畸形矫正的麻醉为例作详细介绍。

(1)术前常规心肺功能检查:特发性脊柱侧凸是危害青少年和儿童健康的常见病,可影响胸廓和肺的发育,使胸肺顺应性降低,肺活量减少,甚至可引起肺不张和肺动脉高压,进而影响右心,导致右心肥大和右心衰竭。限制性通气障碍和肺动脉高压所导致的肺心病是严重脊柱侧凸患者的主要死因。因此,术前除做常规检查外,必要时应做心肺功能检查。

(2)备血与输血:脊柱侧凸矫形手术涉及脊柱的范围很广,有时可超过 10 个节段,有的需经前路开胸、开腹或胸腹联合切口手术,有的经后路手术,即使经后路手术,没有大血管,但因切口长,手术创伤大,尤其是骨创面出血多,常可达 2 000～3 000 mL,甚至更多,发生休克的可能性很大,术前必须做好输血的准备。估计术中的失血量,一般备血 1 500～2 000 mL。近年来,不少学者主张采用自体输血法,即在术前采集患者的血液,在术中回输给患者自己。一般在术前 2～3 周的时间内,可采血 1 000 mL 左右,但应注意使患者的血红蛋白水平保持在 100 g/L 以上,血浆总蛋白在 60 g/L 左右。另外,可采用血液回收技术,回收术中的失血,经血液回收机处理后回输给患者,一般患者术中不需再输异体血。采用这两种方法可明显减少异体输血反应和并发症。

(3)麻醉选择:脊柱侧凸手术一般选择全身麻醉,经前路开胸手术者,必要时可插双腔气管导管,术中可行单肺通气,按双腔管麻醉管理;经后路手术者,可选择带加强钢丝的气管导管经鼻插管,并妥善固定气管导管,以防止术中导管脱落。诱导用药可使用芬太尼 1～2 μg/kg、异丙酚 1.5～2.0 mg/kg 和维库溴铵 0.1 mg/kg。也可用硫喷妥钠 6～8 mg/kg 和其他肌肉松弛药,但对截瘫患者或先天性畸形的患者使用琥珀胆碱时,易引起高钾(从而有可能导致心室颤动甚至心搏骤停)或发生恶性高热,应特别注意。对全身情况较差或心功能受损的患者也可以选择依托咪酯 0.1～0.3 mg/kg。麻醉的维持有几种不同的方式:吸入麻醉(如安氟醚、异氟醚或地氟醚＋一氧化二氮＋氧气)＋非去极化肌肉松弛药,中长效的肌肉松弛药的使用在临近唤醒试验时应特别注意,最好在临近唤醒试验 1 小时左右停用,以免影响唤醒试验。静脉麻醉(如静脉普鲁卡因复合麻醉和静脉吸入复合麻醉),各种麻醉药的组合方式很多,一般认为以吸入麻醉为佳,因为使用吸入麻醉时麻醉深度容易控制,有利于术中做唤醒试验。

(4)控制性降压的应用:由于脊柱侧凸手术切口长,创伤大,手术时间长,术中出血较多,为减少大量异体输血的不良反应,可在术中采用控制性降压术。但应掌握好适应证,对于心功能不全、明显低氧血症或高碳酸血症的患者,不要使用控制性降压,以免发生危险。用于控制性降压的措施有加深麻醉(加大吸入麻醉药浓度)和给血管扩张药(如 α 受体阻滞剂、血管平滑肌扩张药或钙通道阻滞剂)等,但因高浓度的吸入麻醉药影响唤醒试验,且部分患者的血压也不易得到良好控制,所以临床上最常用的药物是血管平滑肌扩张药(硝普钠和硝酸甘油)及钙通道阻滞剂(佩尔地平)。控制性降压时健康状况良好的患者可较长时间耐受 8.0～9.3 kPa(60～70 mmHg)的平均动脉压(MAP)水平,但对血管硬化、高血压和老年患者则应注意降压程度不要超过原来血压水平的 30%～40%,并要及时补充血容量。

(5)术中脊髓功能的监测:在脊柱侧凸矫形手术中,既要最大限度地矫正脊柱畸形,又要避免医源性脊髓功能损伤。因此,在术中进行脊髓功能监测以便术中尽可能早地发现各种脊髓功能受损情况并使其恢复是必需的。其方法有唤醒试验和其他神经功能监测。唤醒试验多年来在临床广泛应用,因其不需要特殊的仪器和设备,使用起来也较为简单,但是受麻醉深度的影响较大,且只有在脊髓神经损伤后才能做出反应,对术后迟发性神经损伤不能做出判断,正因为唤醒试验具有上述缺点,有许多新的脊髓功能监测方法用于临床,这些方法各有其优缺点,下面仅做简要的介绍。

1)唤醒试验:即在脊柱畸形矫正后,如放置好 TSRH 支架后,麻醉医师停用麻醉药,并使患者迅速苏醒后,令其活动足部,观察有无因矫形手术时过度牵拉或内固定器械放置不当而致脊髓损伤而出现的下肢神经并发症甚至是截瘫。要做好唤醒试验,首先在术前要把唤醒试验的详细过程向患者解释清楚,以取得配合。其次,手术医师应在做唤醒试验前 30 分钟通知麻醉医师,以便让麻醉医师开始停止静脉麻醉药的输注和麻醉药的吸入。如使用了非去极化肌肉松弛药,应使用加速度仪或周围神经刺激器以及其他方法了解肌肉松弛的程度,如果肌肉松弛没有恢复,应在唤醒试验前5分钟左右使用阿托品和新斯的明拮抗。唤醒时,先让患者活动其手指,表示患者已能被唤醒,然后再让患者活动其双脚或脚趾,确认双下肢活动正常后,立即加深麻醉。如有双手指令动作,而无双足指令动作,应视为异常,有脊髓损伤可能,应重新调整矫形的程度,然后再行唤醒试验,如长时间无指令动作,应手术探查。在减浅麻醉过程中,患者的血压会逐渐升高,心率也会逐渐增快,因此手术和麻醉医师应尽量配合好,缩短唤醒试验的时间。有报道以地氟醚、一氧化二氮和小剂量阿曲库铵维持麻醉时,其唤醒试验的时间平均只有8.4分钟,可明显缩短应激反应时间。另外,唤醒试验时应防止气管导管及静脉留置针脱出。目前神经生理监测(SEP和MEP)正在逐渐取代唤醒试验。

2)体感诱发电位(SEP):是应用神经电生理方法,采用脉冲电刺激周围神经的感觉支,而将记录电极放置在刺激电极近端的周围神经上或放置在外科操作远端的脊髓表面或其他位置,连接在具有叠加功能的肌电图上,接受和记录电位变化。刺激电极常置于胫后神经,颈段手术时可用正中神经。SEP记录电极可置于硬脊膜外(SSEP)或头皮(皮层体感诱发电位,CSEP),其他还有硬膜下记录、棘突记录及皮肤记录等。测定CSEP值,很多因素可影响测定结果,SSEP受麻醉药的影响比CSEP小,得到的SEP的图形稳定且质量好。CSEP是在电极无法置于硬膜外或硬膜下时的选择,如严重畸形时。CSEP的监测结果可能只反映了脊髓后束的活动。应用SEP做脊髓功能监测时,需在手术对脊髓造成影响前导出标准电位,再将手术过程中得到的电位与其进行比较,根据振幅和潜伏期的变化来判断脊髓的功能。振幅反映脊髓电位的强度,潜伏期反映传导速度,两者结合起来可作为判断脊髓功能的重要测量标志。通常以第一个向下的波峰称第一阳性波,第一个向上的波峰称为第一阴性波,依此类推。目前多数人以第一阴性波峰作为测量振幅和潜伏期的标准。在脊柱外科手术中,脊髓体表诱发电位SSEP波幅偶然减少30%～50%时,与临床后遗症无关,总波幅减少50%或者一个阴性波峰完全消失才提示有脊髓损伤。CSEP若完全消失,则脊髓完全性损伤的可能性极大;若可记录到异常的CSEP,则提示脊髓上传的神经纤维功能尚存在或部分存在,并可依据潜伏期延长的多少及波幅下降的幅度判断脊髓受损伤的严重程度;脊柱畸形及肿瘤等无神经症状者,CSEP可正常或仅有波幅降低,若伴有神经症状,则可见潜伏期延长及波幅降低约为正常的1/2,此时提示脊柱畸形对脊髓产生压迫或牵拉,手术中应仔细操作;手术中牵拉脊髓后,若潜伏期延长＞12.5毫秒或波幅低于正常1/2,10分钟后仍未恢复至术前水平,则术后将出现皮肤感觉异常及二便障碍或加重原发损伤。影响CSEP的因素有麻醉过深、高碳酸血症、低氧血症、低血压和低体温等,SSEP则不易受上述因素影响。

3)运动诱发电位(MEP):在脊髓功能障碍中,感觉和运动功能常同时受损。SEP仅能监测脊髓中上传通道活动,而不能对运动通道进行监测。有报道SEP没有任何变化,但患者术后发生运动功能障碍。动物实验表明,用MEP观察脊髓损害比SEP更敏感,且运动通道刺激反应与脊髓损害相关。MEP监测时,刺激可用电或磁,经颅、皮质或脊柱,记录可在肌肉、周围神经或脊柱。MEP永久地消失与术后神经损害有关,波幅和潜伏期的变化并不一定提示神经功能损害。MEP监测时受全麻和肌肉松弛药的影响比SEP大,MEP波幅随刺激强度的变化而变化。高强度电刺激引起肌肉收缩难以被患者接受,临床上取得成功的MEP较困难,尤其是在没有正常基础记录的患者。因头皮刺激可引起疼痛,故使运动诱发电位的术前应用受到限制。Barker等用经颅磁刺激诱发MEP(tcMEP)监测,具有安全可靠、不产生疼痛并可用于清醒状态的优点,更便于手术前后对照观察。MEP和SEP反应各自脊髓通道功能状态,理论上可互补用于临床脊髓功能监测,然而联合应用SEP和MEP还需要更多的临床研究。在脊柱外科手术中,各种监测脊髓功能的方法都有其优缺点,需正确掌握使用方法,仔细分析所得结果。一旦脊髓监测证实有脊髓损伤,应立即取出内固定器械及采取其他措施,取出器械的时间与术后神经损害恢复直接相关,有学者认为若脊髓损伤后3小时取出内固定物,则脊髓功能难以在短期内恢复。术中脊髓功能损伤可分为直接损伤和间接损伤,其最终结果都引起脊髓微循环的改变。动物实验发现MEP潜伏期延长或波形消失是运动通道缺血的显著标志。但仅通过特殊诱发电位精确预测脊髓缺血、评价神经损害还有困难。

2.颈椎手术的麻醉

常见的颈椎外科疾病有颈椎病、颈椎间盘突出症、后纵韧带骨化、颈椎管狭窄症及颈椎肿瘤等,多数经非手术治疗可使症状减轻或明显好转,甚至痊愈。但对经非手术治疗无效且症状严重的患者可选择手术治疗,以期治愈、减轻症状或防止症状的进一步发展。由于在颈髓周围进行手术,有危及患者生命安全或者造成患者严重残废的可能,故麻醉和手术应全面考虑,慎重对待。

(1)颈椎手术的麻醉选择:颈椎手术的常见方法有经前路减压植骨内固定、单纯后路减压或加内固定等,根据不同的入路,麻醉方式也有所不同。后路手术可选用局部浸润麻醉,但手术时间较长者,患者常难以坚持,而且局麻效果常不够确切,故应宜选择气管内插管全身麻醉为佳。前路手术较少采用局部浸润麻醉,主要采用颈神经深、浅丛阻滞,这种方法较为简单,且患者术中处于清醒状态,有利于与术者合作,但颈前路手术中常需牵拉气管,患者有不舒服感觉,这是颈丛阻滞难以达到的,因此,近年来颈前路手术已逐渐被气管内插管全麻所取代。

在行颈前路手术时需将气管和食管推向对侧,方可显露椎体前缘,故在术前常需做气管、食管推移训练,即让患者用自己的 2～4 指插入手术侧(常选右侧)的气管、食管和血管神经鞘之间,持续地向非手术侧(左侧)推移。这种动作易刺激气管引起干咳,术中反复牵拉还易引起气管黏膜、喉头水肿,以至患者术后常有喉咙痛及声音嘶哑,麻醉医师在选择和实施麻醉时应注意到这一点,并向患者解释。

(2)局部浸润麻醉:常选用 0.5%～1% 的普鲁卡因,成人一次最大剂量 1.0 g,也可选用 0.25%～0.50% 的利多卡因,一次最大剂量不超过 500 mg,两者都可加或不加肾上腺素。一般使用 24～25 G 皮内注射针沿手术切口分层注射。先行皮内浸润麻醉,于切口上下两端之间推注 5～6 mL,然后行皮下及颈阔肌浸润麻醉,可沿切口向皮下及颈阔肌推注局麻药 4～8 mL,切开颈阔肌后,可用 0.3% 的丁卡因涂布至术野表面直至椎体前方,总量一般不超过 2 mL。到达横突后,可用 1% 的普鲁卡因 8 mL 行横突局部封闭。行浸润麻醉注药时宜加压,以使局麻药与神经末梢广泛接触,增强麻醉效果。到达肌膜下或骨膜等神经末梢分布较多的地方时,应加大局麻药的剂量,在有较大神经通过的地方,可使用浓度较高的局麻药行局部浸润。须注意的是每次注药前都应回抽,以防止局麻药注入血管内,并且每次注药总量不要超过极量。

(3)颈神经深、浅丛阻滞:多采用 2% 利多卡因和 0.3% 的丁卡因等量混合液 10～20 mL,也可以采用 2% 的利多卡因和 0.5% 的布比卡因等量混合液 10～20 mL,一般不需加入肾上腺素。

因颈前路手术一般选择右侧切口,故麻醉也以右侧为主,必要时对侧可行颈浅丛阻滞。麻醉穿刺定位如下:患者自然仰卧,头偏向对侧,先找到胸锁乳突肌后缘中点,在其下方加压即可显示出颈外静脉,两者交叉处下方即颈神经浅丛经过处,相当于第 4 及第 5 颈椎横突处,选定此处为穿刺点,第 4 颈椎横突常为颈神经深丛阻滞点。穿刺时穿刺针先经皮丘垂直于皮肤刺入,当针头自颈外静脉内侧穿过颈浅筋膜时,此时可有落空感,即可推注局麻药 4～6 mL,然后在颈浅筋膜深处寻找横突,若穿刺针碰到有坚实的骨质感,而进针深度又在 2～3 cm 之间,此时退针 2 mm 使针尖退至横突骨膜表面,可再推药 3～4 mL 以阻滞颈神经深丛。每次推药前均应回抽,确定无回血和脑脊液后再推药。如有必要,对侧也可行颈浅丛阻滞。

(4)气管内插管全身麻醉:颈椎手术时全麻药物的选择没有什么特殊要求,但是在麻醉诱导特别是插管时应注意切勿使颈部向后过伸,以防止引起脊髓过伸性损伤。最好在术前测试患者的颈部后伸活动的最大限度。颈前路手术时,为方便行气管、食管推移应首选经鼻气管内插管麻醉。颈椎病患者常有颈髓受压而伴有心率减慢,诱导时常需先给予阿托品以提升心率,另外,术中牵拉气管时也引起心率减慢,需加以处理。还有前路手术时,反复或过度牵拉气管有可能引起气管黏膜和喉头水肿,如果术毕过早拔除气管导管,有可能引起呼吸困难,而此时再行紧急气管插管也比较困难。其预防措施如下:①术前向对侧退松气管。②术中给予地塞米松 20 mg,一方面可以预防和减轻因气管插管和术中牵拉气管可能造成的气管黏膜和喉头水肿,另一方面可预防和减轻手术可能造成的脊髓水肿。③术后待患者完全清醒后,度过喉头水肿的高峰期时拔除气管导管。

3.脊柱肿瘤手术的麻醉

脊柱肿瘤在临床上并不少见,一般分为原发性和转移性两大类,临床上脊柱肿瘤以转移性为多见,而其中又以恶性肿瘤占多数,故及时发现及时治疗十分重要。过去对脊柱恶性肿瘤,特别是转移性肿瘤多不主张手术治疗,现在随着脊柱内固定技术的发展和肿瘤化学治疗的进步,手术治疗可以治愈、部分治愈或缓解疼痛而使部分患者生活质量明显提高。

(1)术前病情估计和准备:脊柱良性肿瘤病程长,发展慢,一般无全身症状,局部疼痛也较轻微。恶性肿瘤的病程则较短,发展快,可伴随有低热、盗汗、消瘦、贫血、食欲减退等症状,局部疼痛也较明显,并可出现肌力减弱、下肢麻木和感觉减退,脊柱活动也受限。无论良性或恶性肿瘤,随着病程的进展,椎骨破坏的加重,常造成椎体病理性压缩骨折或肿瘤侵入椎管,压迫或浸润脊髓或神经根,引起四肢或肋间神经的放射痛,出现大小便困难。颈胸椎部位的肿瘤晚期还引起病变平面以下部位的截瘫和大小便失禁。由于脊柱的部位深,而脊柱肿瘤的早期症状多无特殊性且体征也不明显,因此拟行手术治疗的患者病程常已有一段时间,多呈慢性消耗病容,部分患者呈恶病质状态。化验检查会发现贫血、低蛋白血症、血沉增快等。术前除应积极进行检查,还应加强支持治疗,纠正贫血和低蛋白血症等异常情况,提高患者对手术和麻醉的耐受力。

脊柱肿瘤的手术包括瘤体切除和椎体重建术,手术创伤大,失血多,尤其是骶骨肿瘤切除术,由于骶椎为骨盆后壁,血液循环十分丰富,止血也很困难,失血可达数千毫升甚至更多,故术前须根据拟手术范围备足血源,为减少术中出血可于术前行 DSA 检查,并栓塞肿瘤供血动脉。

(2)麻醉选择和实施:脊柱肿瘤手术一般选择气管内插管全身麻醉,较小的肿瘤可以选择连续硬膜外麻醉。估计术中出血可能较多时,应行深静脉穿刺和有创动脉侧压,可以在术中施行控制性降压术,骶尾部巨大肿瘤患者术中可先行一侧髂内动脉结扎。

全身麻醉一般采用静吸复合方式,药物的选择根据患者的情况而定。如果患者的一般情况好,ASA 分级在 Ⅰ~Ⅱ级,麻醉药物的选择没有什么特殊要求,但如果患者的全身情况较差,则应选择对心血管功能抑制作用较小的药物,如静脉麻醉药可选择依托咪酯,吸入麻醉药可选择异氟醚,而且麻醉诱导时药物剂量要适当,注药速度不要过快。对行骶骨全切除术或次全切除术的患者,术中可实施轻度低温和控制性降压术,一方面降低患者的代谢和氧需求量,另一方面可减少失血量,从而减少大量输入异体血所带来的并发症。

4.胸椎疾病手术麻醉

胸椎疾病以后纵韧带骨化症和椎体肿瘤为多见,而肿瘤又以转移性为多见。前者常需经后路减压或加内固定术,一般采用行经鼻气管插管全身麻醉,后者常需经前路开胸行肿瘤切除减压内固定术,也采用全身麻醉,必要时需插双腔气管导管,术中可行单肺通气,以便于手术操作,此时麻醉维持不宜用一氧化二氮,以免造成术中 SPO_2 难以维持。术中出血常较多,需做深静脉穿刺,以便术中快速输血输液用。开胸患者需放置胸腔引流管,麻醉苏醒拔管前应充分吸痰,然后进行鼓肺,使萎陷的肺泡重新张开,并尽可能排除胸膜腔内残余气体。

5.脊柱结核手术的麻醉

脊柱结核为一种继发性病变,95%继发于肺结核。脊柱结核发病年龄以10 岁以下儿童最多,其次是 11~30 岁的青少年,30 岁以后则明显减少。发病部位以腰椎最多,其次是胸椎,而其中 99%是椎体结核。

(1)麻醉前病情估计:脊柱结核多继发于全身其他脏器结核,所以患者的一般情况较差,多合并有营养不良,如合并有截瘫,则全身情况更差,可出现心肺功能减退。患者可有血容量不足,呼吸功能障碍以及水、电解质平衡紊乱。因此,术前应加强支持治疗,纠正生理紊乱。对消瘦和贫血患者,除了积极进行支持治疗外,应在术前适当予以输血,以纠正贫血。合并截瘫者围术期要积极预防和治疗压疮、尿路感染和肺炎。术前尤其要注意的是应仔细检查其他器官如肺、淋巴结或其他部位有无结核病变,若其他部位结核病变处于活动期,则应先进行抗结核治疗,然后择期行手术治疗。

一般脊柱结核患者手术前均应进行抗结核治疗。长期使用抗结核药治疗的患者,应注意其肝功能情况,如肝功能差,应于术前 3 天开始肌内注射维生素 K_3,每天 5 mg。

(2)麻醉的选择和实施:脊柱结核常见的手术方式有病灶清除术、病灶清除脊髓减压术、脊柱融合术和脊柱畸形矫正术。手术宜在全身麻醉下进行,由于脊柱结核患者全身情况较差,因此,对麻醉和手术的耐受力也较差,全身麻醉一般选择静吸复合麻醉,并选择对心血管系统影响较小的麻醉药物,如依托咪酯而不选择硫喷妥钠和异丙酚。麻醉过程中应注意即时补充血容量。颈椎结核可合并咽后壁脓肿,施行病灶清除的径路。①经颈前路切口:可选用局麻或全麻下进行手术。②经口腔径路:适用于高位颈椎结核,采用全身麻醉加经鼻气管插管或气管切开,术中和术后要注意呼吸管理,必要时可暂保留气管导管。

6.腰椎手术的麻醉

腰椎常见疾病有腰椎间盘突出症、腰椎管狭窄及腰椎滑脱等。椎间盘突出可发生在脊柱的各个节段,但以腰部椎间盘突出为多见,而且常为 L_5/S_1 节段。由于椎间盘的纤维环破裂和髓核组织突出,压迫和刺激神经根可引起一系列症状和体征。

椎间盘突出症一般经过保守治疗大部分患者的症状可减轻或消失,只有极少数患者须手术治疗。常规手术方法是经后路椎间盘摘除术。近年来出现了显微椎间盘摘除术和经皮椎间盘摘除术等方法,麻醉医师应根据不同的手术方式来选择适当的麻醉方法。行前路椎间盘手术时可选择气管内插管全麻或连续硬膜外麻醉,其他手术方式可选择全身麻醉、连续硬膜外麻醉、腰麻或局部麻醉。连续硬膜外麻醉和局麻对患者的全身影响小,术后恢复也较快,但有时麻醉可能不完全,在暴露和分离神经根时须行神经根封闭,而采用俯卧位时如果手术时间较长患者常不能很好耐受,须加用适量的镇静安定药或静脉麻醉药。腰椎管狭窄的手术方式为后路减压术,可采用连续硬膜外麻醉或全身麻醉。腰椎滑脱常伴有椎间盘突出或椎管狭窄,术式常为经后路椎管减压加椎体复位内固定,由于手术比较大,而且时间也较长,故一般首选气管插管全身麻醉。

第三节 骨癌手术麻醉

原发性骨骼与软组织肿瘤并不常见,而最为常见的大多是骨转移瘤。每年全美国恶性骨癌与软组织肿瘤的新发病例不到每百万人口的 20 例。由此估计,每年的新发骨癌与软组织肿瘤病例全国还不到 6 000 例,而转移的骨癌病例则要比原发骨癌高两倍。原发性骨癌与软组织肿瘤多种多样,可发生于人体的任何部位,但原发性骨癌常常好发于下肢及骶骨,而转移性骨癌常好发于肋骨、骨盆、脊椎以及下肢的长骨干。一些已发生骨转移的肿瘤患者,常常因转移部位的疼痛或活动受限或病理性骨折而求助于骨科医师,经检查才发现原发肿瘤。

过去,人们认为患有骨癌的患者,实施手术意味着必然会截肢,从而给患者及家属带来巨大的心理恐惧,并给患者日后的生活和行动带来极大的不便。今天,随着辅助治疗方式如放疗、化学治疗(化疗),以及骨科技术水平的提高,在切除骨癌的同时,更注重保留患者的肢体或骨盆的功能,如肢体骨癌切除、瘤细胞灭活再移植术和半骨盆肿瘤切除、肿瘤细胞灭活再移植术,或者在切除骨癌后实施假体植入,这种假体可以是整块类似长骨干型的假体植入,也可以是简单的部分假体植入。大部分假体均采用金属合金假体,部分假体则采用骨水泥与金属杆的再塑体。从而大大改善了患者的肢体功能与生活质量,同时患者的存活率并没有因此而降低。对于软组织肿瘤,则根据肿瘤组织的恶性特点,采用局部或局部扩大切除,而对于脊椎的原发或转移瘤以及骶骨瘤,多采用瘤细胞刮除术,如果瘤细胞刮除损害了脊柱的稳定性,则还需实施椎体内固定术。

骨癌手术由过去简单的手术操作,向提高患者术后生活质量发展,在过去被视为手术禁区的部位开展高难度手术,以及手术所引起的巨大创伤与大量出血对患者生命造成的威胁,这些都给麻醉的实施与管理带来了很多的困难。麻醉医师在实施每一例骨癌手术前应有充分的准备并对术中可能出现的各种问题做出充分的估计和提出相应的处理措施。

骨癌患者由于术前已存在的血液高凝状态,使得术中因大量输血而导致的凝血功能紊乱以及使其诊断与治疗复杂化。在骨癌手术中,70% 以上的患者均需输血,部分手术如骶骨与半骨盆部位的骨癌手术,由于出血迅猛且止血困难,常常因大量出血导致严重的失血性休克,即使输血输液充分,顽固性低血压也在所难免,从而给麻醉医师在持久性低血压期间对全身脏器的保护提出了新的挑战。

针对骨癌手术的这一特点,应加强患者的术前准备和对术中易发生凝血功能障碍或弥散性血管内凝血(DIC)的高危患者的筛选以及术中采用适当深度的麻醉以降低巨大的外科创伤所引起的应激反应。使用控制性降压技术,特别是新型钙通道阻滞剂尼卡地平控制性降压用于骨癌手术,不但能减少术中的出血量,而且还具有全身脏器特别是心肾的保护作用,以及抑制血小板聚集和血栓素(TXA_2)分泌的特点,将其用于易发生失血性休克的骨癌患者有其特殊的适应证。

一、骨癌的病理生理特点及其全身影响

骨癌的患者因局部包块及疼痛,甚至发生病理性骨折才去求治。难以忍受的疼痛常常驱使患者使用大量的镇痛药,其中包括阿片类的镇痛药,这些镇痛药长期使用,患者可产生耐受性或成瘾性。外科手术治疗是解决患者病痛的有效措施。短期使用大量镇痛药,会导致患者的神志恍惚,正常的饮食习惯紊乱,摄水及摄食减少,导致身体的过度消耗及体液负平衡,部分患者在术前可有明显的发热现象,体温可超过 39 ℃,常常给麻醉的实施带来许多困难,因此,可增加麻醉药的毒性反应以及对循环系统的严重干扰。另外,长期服用阿片类的镇痛药,增加了患者对此类药物的耐受性,从而使实施手术时所使用的阿片类药物和其他麻醉药的用量增加,因此会造成患者在术毕时的拔管困难。不论是原发性的脊椎骨癌或转移瘤,均会造成患者的活动困难,一些患者甚至有神经系统的功能障碍,此类患者由于长期卧床,会导致全身血管张力的下降以及疼痛导致的长期摄水不足,在实施全麻或部位麻醉时,应注意由于严重的低血压可导致循环衰竭,以及由于原发肿瘤和并存的骨转移瘤所致的全身应激力下降,使术中循环紊乱(低血压、心律失常、止血带休克等)的发生率增加。

骨癌的全身转移,以肺部转移为多见,这种转移大多为周围性,初期对患者的肺功能及氧合功能不会造成多大影响。一旦发生肺转移,实施开胸手术切除转移的肺叶,可以改善患者的生活质量并提高患者的近期存活率。

最近的研究发现,肿瘤患者,特别是实体肿瘤如骨癌和白血病,患者血浆中的组织因子有明显升高,组织因子作为一种凝血系统的启动剂,它的表达将导致凝血酶的产生和纤维蛋白形成,从而导致血液的内稳态异常以及凝血系统紊乱,使得患者的凝血系统术前就处于高凝状态,以及外科创伤性治疗与大量出血,极易导致术中 DIC 的发生。

　　高钙血症多见于骨转移癌,其发生的机制并不是由于癌灶对骨质的破坏,而是由原发癌所分泌的类甲状旁腺激素介质所介导的。伴有高钙血症的骨转移癌多由乳腺癌所致,当疼痛性骨损害导致患者活动能力减低时,高钙血症可能发生较早或加重。如果患者应用阿片类强止痛药消除癌性疼痛,患者可因不能活动、呕吐或脱水等,进一步加重高钙血症。高钙血症的结果是骨质的吸收增加,使全身的骨质疏松,导致术中肿瘤切除后植入假体困难;而且由于在高钙血症下,受血液 pH 的影响,钙离子极易在肾小管内沉积,导致潜在的肾功能损害,进而影响经肾代谢和排泄的麻醉药,易引起麻醉药的作用延迟。

二、骨癌手术麻醉的特殊问题

(一)骨癌手术的特点

　　(1)创伤大,组织损伤严重是骨癌手术一大特点。由于骨癌的好发部位大多在富含肌肉、血管及神经的骨骼,切除癌瘤常常需剥离和切断骨骼部位的肌肉,导致大量的软组织和小血管的严重损伤;特别是需要实施骨癌切除、瘤细胞灭活再移植术,这种手术常常需将大块骨骼从肌肉、血管及神经组织中剥离出来,并将肿瘤组织从该骨骼上剔除,在特制的溶液中浸泡以灭活残余的肿瘤细胞,然后再将骨骼植入原来部位。因此这种损伤不但造成大量肌肉和小血管的撕裂,而且耗时长,使得机体在长时间内处于过高的应激状态下,导致凝血系统、神经内分泌系统和循环系统的严重失调。进而引发一系列的术中及术后并发症。

　　(2)出血量大、迅猛且失血性休克发生率高是骨癌手术的又一特点。据北京医科大学人民医院麻醉科近两年对 100 余例骨癌以及软组织肿瘤手术的不完全统计,术中输血率高达 70%。出血量多的骨癌手术依次为,骶骨癌刮除术,半骨盆肿瘤切除,脊椎肿瘤刮除术以及股骨、肱骨部位的骨癌切除等。这些手术的出血量一般均在 2 000 mL 以上,特别是骶骨癌刮除术,出血量可为 4 000 mL 以上,最多的可高达 10 000 mL,而且这种手术的出血迅猛,在肿瘤刮除时,常在短短的 5 分钟内,出血量可为 2 000~4 000 mL,造成严重的低血压,大部分患者的平均动脉压可降至 4.0 kPa(30 mmHg),如果不及时、快速大量输血和补充体液,由于较长时间的低血压,导致全身脏器低灌注,进而造成脏器功能损害甚至衰竭。

(二)凝血功能障碍与 DIC 的发生

　　骨癌手术中易出现凝血功能障碍和 DIC 的发生,造成严重的大范围的组织细胞缺血、缺氧性损害。因此,DIC不仅是术中的严重并发症,而且是多系统器官功能衰竭的重要发病环节。这是麻醉医师在围术期要非常重视的一个问题。

(1)癌瘤所致的凝血功能障碍:许多肿瘤包括骨癌,由于细胞内含有大量类似组织凝血活酶物质,当受到术前化疗药物、放疗或手术治疗的影响时,细胞常被破坏而致此类物质释放入血循环,引起体内凝血系统激活。此外,恶性肿瘤晚期可合并有各种感染,而感染本身又可通过许多途径促发DIC。肿瘤侵犯血管系统引起内皮损伤,激活内源性凝血系统等,都可以使患者处于高凝状态。通过术前的血凝分析,可筛选出此类患者。

(2)手术创伤所致的凝血功能异常:由于骨癌手术本身对大量的肌肉及血管系统造成的严重创伤,导致广泛血管内皮损伤。使大量组织凝血活酶由损伤的细胞内质网释放入血循环并导致外源性凝血系统激活。手术损伤对血管完整性的破坏,使基膜的胶原纤维暴露,激活内源性凝血系统,同时损伤的内皮细胞也可释放组织凝血活酶而引起外源性凝血系统的反应。

手术及创伤时,机体出现反应性血小板增多和多种凝血因子含量增加,血液呈暂时性高凝状态,在手术后1~3天尤为明显。最近Boisclair等的研究表明,外科手术可使血液的凝血酶原片段(F_{1+2})和凝血因子Ⅸ激活肽的水平明显增加。因此认为,手术创伤可能也是血液处于高凝状态的原因之一,手术创伤越大,其所引起的血液内稳态失衡越严重。

如何减轻外科创伤所导致的血液高凝状态和凝血因子的消耗,保持手术期间血液内稳态稳定是麻醉医师所要解决的问题之一。

(3)大量失血、输血所造成的凝血功能异常:最近的研究表明,在癌瘤患者,外科手术创伤所致的大量失血是严重的血凝与抗凝系统紊乱并导致恶性凝血病性出血的主要因素。凝血病性出血最常见于急性大量失血的患者,临床表现为急性DIC早期的消耗性凝血病,有大量凝血因子消耗造成的凝血障碍,或者手术创伤后大量输入晶体液和库血所引起的血液稀释性凝血病,凝血因子浓度降低。急性大量失血严重损害了维持血液凝血系统的血小板成分,使血小板数目减少,凝聚力降低,这些因素均可促进广泛而严重出血倾向的发生。

由于骨癌手术出血迅猛所造成的血小板及凝血因子的丢失,以及急性大量失血时组织间液向血管内转移以补充血容量的丢失与大量输血补液后造成的凝血因子的稀释作用(输血量超过4 000 mL),使得临床上持续时间甚短的DIC的高凝血期之后,DIC进入消耗性低凝血期或继发性纤溶亢进期,临床上出现广泛而严重的渗血或出血不止。骶骨癌患者发生DIC的临床表现只是到手术后期或近结束时,才发现手术部位广泛渗血和引流袋内血量的迅速增加及出血不止,此时查血凝分析,证实已发生了 DIC。这种患者出血量可高达 15 000 mL,连同术后出血,输血量可超过 20 000 mL。所以骨癌患者一旦出现 DIC,则病情极其凶险,应引起麻醉医师的高度警惕,要及时做出诊断和处理。

(三)术前放疗、化疗对机体的影响

术前予用骨癌的化疗药物包括阿霉素、长春新碱、环磷酰胺及甲氨蝶呤等,这些药物会对骨髓、心肺、肝、肾功能造成不同程度的毒性损害,使心肺储备能力低下,肝肾功能欠佳。由于术前使用化疗药常常对麻醉药的代谢造成影响,而导致麻醉药的使用超量以及麻醉药作用延迟的机会增加。

多柔比星在使用早期即可出现各种心律失常,积累量大时可致心肌损害,产生严重的心肌病变,导致充血性心力衰竭,它所引起的急性心脏毒性的主要表现为心电图(ECG)急性改变,如非特异性 ST-T 改变、QRS 低电压、房性或室性期前收缩,发生率超过 30%,与剂量相关,大多数为暂时性、可逆性;也可引起亚急性心脏毒性,表现为心肌炎和心包炎,多于用药后数天或数周后发生。慢性心脏毒性的表现为渐近性心肌细胞损伤、心肌病变,最终可发展为充血性心力衰竭,给麻醉的实施与管理带来很大困难。而长春新碱主要引起骨髓抑制、白细胞及血小板减少,另外该药还具有中枢和外周神经系统毒性作用,最早的征象是外周感觉异常,继而发展为肌无力和/或四肢麻痹。术前化疗后出现心脑毒性的患者,吸入麻醉药可能对心肌收缩力的抑制更加严重,术中应注意患者心功能的保护,选用对心功能抑制轻的麻醉药,并合理选用肌肉松弛药。

环磷酰胺经过肝脏转化后才具有抗癌活性,较长时间用药后对肝脏会产生一定影响。因此术前使用此类药物的患者,可能对麻醉药或镇静镇痛药特别敏感,麻醉过程中即使应用常规剂量也可能发生严重反应,所以术前用药及术中用药要减量,以确保患者的安全。另外,它可引起慢性肺炎伴进行性肺纤维性变,应充分估计呼吸功能减损的程度。

许多抗癌药化疗后会导致患者的血清胆碱酯酶的活性减低,骨癌患者也不例外。因此,对术前使用化疗的患者,麻醉中慎用去极化肌肉松弛药。由于环磷酰胺和甲氨蝶呤经肾排泄。有引起肾毒性的可能,所以非去极化肌肉松弛药最好选择不经肾脏排泄的药物,即使选择,其用量也需减量,以防止其作用延迟影响术毕拔管。

几乎所有的化疗药物都具有骨髓抑制作用,因此,可加重癌瘤患者原已存在的血液不良情况。化疗后,血小板数减少出现较早,于用药后 6~7 天即可发生;

白细胞减少的出现则更早,可于用药后 4～6 小时发生。其常见的血液学障碍包括 DIC、纤维蛋白溶解及血小板功能障碍。DIC 出现于癌肿晚期,特别易见于肝转移患者,血小板功能障碍可因化疗药物引起,但也可能是骨髓癌肿伴发的原发性改变,大多数出血是化疗药物引起骨髓消融导致血小板数减少的继发结果。

术前化疗药的消化道反应常常造成患者食欲下降与腹泻,导致患者的抵抗力下降和水、电解质平衡紊乱,在术前应给予足够的重视并应及时纠治。

放疗可使血小板数生成减少,特别是有活力的骨髓包括在照射野之内时。另外,术前放疗虽然使肿瘤的体积缩小和瘤细胞的活性减弱,但是照射时放射性损伤造成照射野内组织的纤维性粘连、毛细血管增生和脆性增加,将会增加手术的出血量以及止血困难,还会造成术后伤口的愈合延迟。麻醉医师术前应了解放疗的部位、照射野的大小以及照射量。

胸椎部位原发性或转移性骨癌,常常会因术前胸部的放疗导致急性放射性肺损伤(80%),这种肺损伤尽管较少出现症状,但却会使肺的储备功能下降,肺间质血管内皮细胞的通透性改变,术中易发生低氧血症、肺水增多以及术后的肺感染率上升。麻醉医师应注意对此类患者呼吸的监测,同时应给予抗生素预防肺部及伤口感染。

总之,术前接受化疗或放疗的骨癌患者,面临化疗药物的代谢毒性和细胞破坏,器官结构及其功能可能已受变性损害。麻醉医师必须注意化疗药物与麻醉药之间的相互不良影响,围术期尽量避免重要器官的再损害和生命器官的保护。

(四)大量输血与体液补充

手术期间急性大量失血是骨癌手术的特点之一。术中急性大量失血后必然有细胞外液(ECF)的转移和丢失,此时机体有一个代偿过程,中等量失血时 ECF 能以每 10 分钟 500 mL 的速度转移到血管内以补充有效的循环容量而不产生休克症状。此外骨癌手术的严重、大面积的组织损伤使大量的功能性 ECF 转移到"第三间隙",成为非功能性 ECF。由于 ECF 是毛细血管和细胞间运送氧气和养料的媒介,是维持细胞功能的保证,所以在大量输血的同时必须大量补充 ECF 的转移和第三间隙体液的丢失,尤其长时间、严重低血容量时应大量补充功能性细胞外液,是保证细胞功能的重要措施。因此,在急性大量失血时,则需输入平衡液和浓缩红细胞,或输入平衡液和胶体液与浓缩红细胞。在失血性休克或术中大出血时,输入平衡液与失血量的比例为 3：1。血容量丢失更多时,还需适当增加液量。

(五)骨黏合剂(骨水泥)

1.骨黏合剂的不良反应

由于骨黏合剂植入骨髓腔后,髓腔内压急剧升高,可使髓腔内容包括脂肪颗粒、骨髓颗粒和气体挤入静脉而到达肺循环,可导致肺栓塞;骨水泥经静脉吸收人血后会引起血管扩张和心肌抑制,导致低血压和心律失常。若肺栓塞和骨水泥造成心血管严重反应,轻者可导致肺内分流增加,心排血量减少和严重低血压以及低氧血症,重者可致心搏骤停,须提高警惕,采取预防措施。

2.骨黏合剂与抗生素的联合使用

过去一直认为,抗生素与肌肉松弛药具有协同作用,可引起肌肉松弛作用延迟,影响患者术毕拔管。现骨科医师在实施假体植入时,通常在骨水泥中添加庆大霉素粉剂,以预防假体植入后髓腔感染和导致假体的松动。临床观察到这些患者虽然加用庆大霉素粉剂,而未发现有肌肉松弛药的作用延迟现象。其原因可能与加入骨水泥中的抗生素与骨质的接触面积较小,吸收入血的剂量很少,使得与肌肉松弛药的协同作用不甚明显,所以将庆大霉素粉剂加入骨黏合剂中是否安全,仍需进一步观察。

三、骨癌手术的麻醉

(一)麻醉前准备与麻醉前用药

1.麻醉前准备

骨癌患者术前疼痛并由此导致的体液和电解质紊乱,以及术前发热是部分患者的常见表现。此类患者,住院后应给予足够的镇痛药,必要时经静脉通路补液、输血,改善患者的全身状况。

估计术中出血量大的患者,术前需准备足够量的库血,一般骶骨瘤刮除术需准备5 000～10 000 mL血,半骨盆切除需准备3 000～5 000 mL血,股骨和肱骨骨癌切除并实施假体植入的手术需准备2 000～4 000 mL血。椎体肿瘤切除需准备2 000～3 000 mL血。输血量超过3 000 mL的还应准备血小板、新鲜冷冻血浆(FFP)、纤维蛋白原以及凝血酶原复合物,以防凝血功能障碍,出现DIC。

除常规的实验室检查外,血凝分析是骨癌患者的特殊检查,通过此项检查可筛选部分处于高凝血状态且有可能术中发生DIC的高危患者,以便为麻醉管理提供指导。

术前接受化疗和放疗的患者,应特别重视了解化疗或放疗是否已经引起生命器官毒性改变及改变程度,以便对器官采取保护性措施。对此类患者需行血常规和生化检查。如果发现血小板数少于 $10 \times 10^9 /L$，对术中出血量大的骨癌手术，术前需准备血小板；血红蛋白低于 80 g/L 的患者，术前需输入库血，使血红蛋白至少达到 100 g/L 或以上；若生化检查发现多项肝功能异常，应考虑化疗药对肝功能已造成损害，此类患者麻醉时，应尽量选择不经肝代谢的麻醉药，若使用应减少剂量。

至少开放两条或 3 条粗大周围静脉和中心静脉通路，以保证术中急性大量失血时快速加压输血和大量补液，维持有效循环血容量和血流动力学的稳定。3 条开放静脉分别用于输血、输液和静脉给药，因为输血通路不能往血中加入任何药物和液体，以防溶血和产生不良反应。准备加压输血器和血液加温装置，以便快速加压输血和血液加温。

骨癌麻醉前，除准备常规的麻醉器械、监护仪器，还应准备微量泵、以持续输注药物。对出血量巨大、高龄以及全身应激性低下有可能发生心搏骤停的患者，还应做好心肺复苏的准备。

2.麻醉前用药

成人术前用药与其他全麻患者无异，但应注意患骨转移癌的患者，机体对术前用药的耐受性降低，因而术前用药应适当减量或只给东莨菪碱。因癌性疼痛不能平卧但应激力低下的患者，除给予东莨菪碱外，可肌内注射赖氨比林 0.9～1.8 g，以减轻患者麻醉前的痛苦。

部分患者特别是儿童，术前常常会体温升高，这可能与骨癌坏死、液化、瘤细胞释放毒性物质有关，以及患者心理性伤害导致下丘脑温度调节功能紊乱所致。对此类患者，术前可不用阿托品，只给东莨菪碱或给予解热镇痛药赖氨比林，一次肌内注射 10～25 mg/kg，成人 0.9～1.8 g 肌内注射或静脉注射，以缓解癌性发热和疼痛。

(二)麻醉选择

1.肢体手术的麻醉选择

上肢骨癌手术，如果瘤体较小，臂丛阻滞是比较理想的麻醉方式。如果肿瘤体积较大或者肿瘤位于肩部且可能与深层组织粘连，选择全麻为宜。对于实施肿瘤切除、瘤细胞灭活再移植术，以及需要行假体植入的手术，应选择全麻。

实施部位麻醉，会减少术野的血液丢失。Modig 和 Karlstrom 测定不同麻醉方法对血液丢失的影响，发现硬膜外麻醉组的血液丢失量较机械通气组少38%。有学者将这种血液丢失量的减少归结于较低的动脉压、较低的中心静脉压和外周静脉压，因此，使用硬膜外麻醉可减少患者的出血量，硬膜外麻醉对机体的生理干扰小,麻醉费用低,所以对手术范围不大、手术时间较短、出血量少的下肢骨癌手术,硬膜外麻醉是较佳的选择。

对于创伤大、耗时长而且出血量大或者需植入假体的下肢骨癌手术,考虑到止血带与骨黏合剂的并发症以及截肢或假体植入对患者造成的心理创伤和对患者循环和呼吸的管理,全麻应是较合理的选择,从麻醉方式与假体植入后的稳定性和术后深静脉血栓的发生率以及失血量的关系看,选择部位阻滞(硬膜外麻醉或脊麻)有其优点,而且与全麻相比,硬膜外麻醉在减轻机体的分解代谢和抑制机体应激反应方面,均优于全麻。基于这方面的考虑,采用全麻结合控制性降压或全麻复合硬膜外阻滞较为合理。

2.脊柱与骨盆骨癌手术的麻醉选择

骨盆和肩胛骨部位的骨癌手术,手术范围大,组织损伤严重,出血量和输血量都很多,为了便于循环管理和减少出血量,选择全麻加控制性降压是比较理想的麻醉方法;肩胛部位的骨癌手术,如果肿瘤侵犯胸壁,甚至侵入胸腔,此时为减轻开胸对呼吸和循环的生理影响,应加强呼吸、循环的监测与管理。

脊柱部位的骨癌包括椎体与骶骨的手术均应选择全麻并实行控制性降压。胸椎手术有可能损伤胸膜,造成气胸,应及时发现并做好呼吸管理。骶骨癌是出血最多的手术,应采用全身麻醉,可行一侧髂内动脉阻滞和控制性降压,以减少术中出血。

(三)麻醉的实施

1.硬膜外麻醉

下肢骨癌手术采用硬膜外麻醉及其管理和一般手术基本是一致的。但在实施时应注意以下问题:其一,硬膜外穿刺间隙的选择应考虑是否使用止血带,如使用止血带,麻醉阻滞范围应包括到 $T_{10} \sim S_5$,否则如穿刺间隙过低、麻醉平面若低于 T_{10} 或不到 S_5,会使止血带疼痛的发生率增加,导致患者术中不配合而影响手术的完成。对上止血带的患者,一般选择 $L_{1\sim2}$ 或 $L_{2\sim3}$ 间隙,向上置管。其二,在松止血带后,有发生低血压的可能,对心肺功能正常的患者,这种低血压多为一过性,只需在松止血带前补足液体即可避免,但对高龄、恶病质以及心功能异常的患者,松止血带有导致严重低血压甚至发生止血带休克的可能,对此类患者,术前应准备好抢救药品,同时准备麻醉机和气管插管盘,并保证其处于可用状态。

硬膜外麻醉常选用的局麻药为 2% 盐酸利多卡因或碳酸利多卡因,后者起效快、作用强,可以选用,但应注意剂量。局麻药首次用量应根据患者的年龄、体质以及所要达到的麻醉平面而定,一般成人15 mL左右。以后每次给药,给首次剂量的一半即可,或根据患者对药物的反应做适当调整,既维持一定的麻醉平面与效果,又使血流动力学稳定。

2.全身麻醉

(1)麻醉诱导:骨癌患者的麻醉诱导与一般类型手术的麻醉诱导方法没有多少差异。但对于原发或转移的脊柱肿瘤和由于肢体的病理性骨折卧床较久,和由于肿瘤本身引起的剧烈疼痛使患者的交感神经系统处于亢进状态同时存在液体摄入不足的患者,前者由于卧床使患者全身血管的交感神经张力下降,后者则存在血管内容量的相对不足,这些患者在麻醉诱导时一定需选用对循环影响较轻的静脉麻醉药,如咪达唑仑(0.15~0.35 mg/kg)、依托咪酯(0.15~0.3 mg/kg)等,应坚持小量、分次、缓慢给药的原则,麻醉诱导时还要密切观察患者对药物的反应,否则会导致意外发生。阿片类镇痛药可能需要量较大,因为这类患者术前已使用过大量镇痛药,可能对此类药物已产生了耐受性,但考虑到术后的拔管问题,诱导时芬太尼用量为2~5 μg/kg;肌肉松弛药最好选用非去极化类肌肉松弛药维库溴铵或派库溴铵(阿端)。

部分患者可由于癌性剧痛不能平卧,会给麻醉诱导带来一些麻烦,对此类患者,可先给镇静药,待其入睡后,可将患者放平,再给肌肉松弛药和镇痛药。

(2)麻醉维持:骨癌手术采用静吸复合麻醉是最佳选择,这种方法的益处在于减少单纯使用某一种麻醉药的剂量,同时减轻对心血管功能的抑制。因为大部分骨癌手术患者的应激力均较低,而且术中出血量也较大,单纯使用吸入麻醉维持或单纯静脉麻醉药维持,都会在产生有效的麻醉作用时对患者的循环功能造成明显抑制,不利于对患者循环功能的维护以及大量失血后低血压的防治。但对体质状况较好的患者,也可使用单纯吸入麻醉维持。吸入麻醉药对循环功能抑制的轻重依次为地氟醚、七氟醚、异氟醚、安氟醚,静脉麻醉药依次为依托咪酯、咪达唑仑、异丙酚等。为不影响术毕清醒与拔管,麻醉性镇痛药的用量应减少,如果患者术后要回ICU,则麻醉性镇痛药的用量可增加,以保持麻醉的平稳。具体做法是经微量泵输注或间断多次推注静脉麻醉药,同时给予吸入麻醉药,并根据手术刺激的强度以及术中的出血情况调整麻醉药的用量。

考虑到巨大的手术创伤及大量输血引起的输血性免疫抑制,在切皮前给予抗生素可预防患者术中术后感染。是否给予地塞米松,需根据手术创伤的大小及术中的输血量来决定,术中出血量大的骨癌手术,可预先给予地塞米松10~20 mg,以预防输血引起的变态反应及由此导致的输血后低血压。

麻醉医师与骨科医师术中的密切配合是保证患者生命安全的重要措施,特别是出血量迅猛的骨癌手术,外科医师在切除或刮除肿瘤以前,必须告知麻醉医师,以便提前做好取血、输血的准备,同时加强对循环指标的监测。在刮除肿瘤过程中,如果循环指标变化剧烈,麻醉医师应及时告知外科医师,或暂停手术操作并压迫止血,或阻滞血管,待循环稳定后再继续手术。

(四)术中患者的管理

1.减少术中出血

(1)控制性降压:目前控制性降压是在全身麻醉状态下,并用血管扩张药达到控制性降低血压的方法。控制性降压确实可以减少手术失血量,有学者认为减少约50%,而且比术中血液稀释更为有效。硝酸酯类药物如硝普钠和硝酸甘油是目前最常用的降压药物,最近研究证明,这类药物在体内通过与半胱氨酸发生非酶促反应而生成的一氧化氮(NO)来发挥其扩张血管的作用。钙通道阻滞剂,特别是第二代二羟吡啶类钙通道阻滞剂如尼卡地平,对外周阻力血管具有高度亲和力,而且对心脏无变时性与变力性作用,停药后无血压反跳。因而近几年被用于急重症高血压的控制与控制性降压。钙通道阻滞剂不但具有降压的特性,而且还具有脏器的保护作用,特别是对心、肾的保护作用,用于有发生失血性休克可能以及术前有心肾功能障碍的患者,尤具有适应证。有学者将钙通道阻滞剂尼卡地平用于40余例的骨癌手术,发现其降压迅速,可控性强,停药后没有血压的反跳现象;在部分患者,尽管遭受急性大量失血所致的严重低血压而引起全身脏器的低血流灌注,但术后这些患者均恢复良好,无脏器并发症。尼卡地平控制性降压的具体方法是,手术开始后,经中心静脉通路连续泵入,初始输注速率为 $4 \sim 10 \ \mu g/(kg \cdot min)$,当平均动脉压降至 8.0 kPa(60 mmHg)时,将输注速率降至 $1 \sim 2 \ \mu g/(kg \cdot min)$,或停用尼卡地平,以利于输血后血压恢复和重要脏器的保护。

应当强调,控制性降压时平均动脉压不应低于 7.3 kPa(55 mmHg),高血压患者的降压幅度(收缩压)不应超过降压前的30%。同时应根据心电图、心率、脉压、中心静脉压、动脉压、失血量、尿量等监测做全面评估,来调节降压幅度。在满足手术要求的前提下尽可能维持较高水平的血压,不可一味追求低血压,而使血压失去控制,并注意防止降压速度过快,以便使机体有一个调整适应过程。降压过程中若发现心电图有心肌缺血性改变,应立即停止降压,并使血压提升,以保证患者安全。适当的麻醉深度和维持足够的血容量是保证控制性降压可控性及平稳的前提。

（2）血液稀释法：包括手术前血液稀释（等量血液稀释）与血液稀释性扩容。等量血液稀释是指，在麻醉诱导完成后，经动脉或静脉系统放血，同时按一定比例输入晶体液和/或胶体液，其目的是降低血细胞比容而不是血管内容量。待术中大出血控制后再将所采血液输还给患者。对术前心肺功能正常的患者，放血量可按 10～15 mL/kg 或者以血细胞比容不低于 30％ 为标准，采血量也可参照以下公式：

$$采血量＝BV×(Hi-He)/Hdv$$

式中，BV＝患者血容量，Hi＝患者原来的血细胞比容，He＝要求达到的血细胞比容，Hdv＝Hi 和 He 的平均值。放血的速度以 5 分钟内不超过 200 mL 为宜。在放血的同时，若输入晶体液，可按3∶1的比例输入。若输入胶体液，可按1∶1的比例输入；或输入晶体液和胶体液，其比例为 2∶1，其效果可能更好。晶体液以平衡液为最佳选择，其电解质成分近似于血浆，输注后既可补充血容量，又可补充功能性细胞外液。胶体液宜选择新一代明胶溶液琥珀明胶，商品名血定安和尿联明胶，也称海脉素，商品名血代，两者是较理想的胶体溶液，已广泛应用于临床。琥珀明胶输注后，血胶体渗透压峰值可达 4.6 kPa(34.5 mmHg)，血管内消除半衰期为 4 小时，主要经肾小球滤过排出，输入后 24 小时大部分从尿中排出。琥珀明胶无剂量限制，对交叉配血、凝血机制和肾功能均无不良影响。大剂量（24 小时输10～15 L）输入也不影响手术止血功能。尿联明胶扩容性能与琥珀明胶相似，唯其含钙离子、钾离子较高，应用时需加以注意。

血液稀释性扩容是指：在麻醉诱导后，经静脉系统输入一定量的晶体液与胶体液（1∶1），使 CVP 达到正常值的高限，提高全身血管内与细胞外液的容量，并可通过稀释血液，血细胞比容以不低于 0.3 为限，以减少失血时血液有形成分的丢失，从而增强机体在大量失血时抵御失血性休克的能力。在临床上使用这种方法，既减少了等量血液稀释法带来的许多麻烦，同时又简便易行。

（3）充分止血：减少外科出血的有效方法是充分止血。但在出血量大且迅猛的骨癌手术，由于一部分患者的出血是来自于撕裂的肌肉小血管的渗血，另一部分患者的出血则是来自于肿瘤刮除时静脉丛的出血，因而给实施有效止血带来了很大困难。所以在实施出血量大的骨癌手术时，加快肿瘤切除或刮除的速度以及有效的压迫止血是减少骨癌手术时出血的最有效措施。对骶骨癌以及骨盆肿瘤的手术，切除或刮除肿瘤前，经盆腔内暂时阻滞一侧的髂内动脉，也是降低术野出血的有效方法。

（4）维持血流动力学稳定，防治失血性休克：术中应根据外科手术创伤的大小、部位以及出血量的多少对输血、输液的类型做出合理的选择,以保持血流动力学的稳定。对失血量≤20%,血细胞比容>35%的患者,只需输入平衡液即可,对失血量≤20%,血细胞比容<35%的患者,可在输入平衡液的同时,输入胶体液;对失血量超过30%(1 500 mL～2 500 mL)的患者,在输入平衡液与胶体液的同时,需输入浓缩红细胞与全血,平衡液与失血量的比例可按3∶1给予,输血后的最终目标至少应保持血细胞比容在30%,血红蛋白在80 g/L以上,以保证全身组织有充分的氧供以及细胞功能的正常,为全身血流动力学的稳定提供保证。

另外,手术创伤导致大量功能性细胞外液进入新形成的急性分隔性水肿间隙,又称"第三间隙",功能性细胞外液转为非功能性细胞外液,这部分细胞外液被封存起来,形成新的水肿区,因此,围术期必须考虑"第三间隙"体液丢失的补充。补充"第三间隙"丢失的体液宜用近似血浆电解质成分的平衡液,以保证机体内环境的稳定。严重手术、创伤的"第三间隙"体液丢失的补液量为8 mL/(kg·h)或更多。

急性大量出血的骨癌手术,术中失血性休克在所难免,防治失血性休克是围术期的一项重要任务。治疗失血性休克的措施,一方面要快速加压输血、大量补液,另一方面要求骨科医师及时有效地止血。因为骨癌手术的台上止血只能是用纱垫或纱布压迫出血部位,常常给有效止血带来一定困难。如骶骨癌刮除术在几分钟之内出血量可达2 000 mL,使血压和CVP急剧下降,即使快速输血、输液也不能在短时间内输入这么多的容量,此时即使肿瘤仍未完全刮除,常常需让外科医师行局部压迫,暂停手术操作,待平均动脉压回升至8.0 kPa(60 mmHg)以上时再行刮除。由于出血大,除大量的血纱布和血纱垫以及手术部位手术单以外,地上以及手术者的身上均是患者的血液,给对失血量的准确估计带来困难,往往估计的失血量均低于实际的出血量,因而在大量输血的过程中,应多次检测设备动脉血气、血红蛋白、血细胞比容,以指导输血补液,使血红蛋白不低于80 g/L和血细胞比容不低于30%为宜。

为了保证输血的有效及快速,除了麻醉前建立粗大静脉通路(三路外周静脉)以外,在大量出血前,应用加压输血器(进口)是行之有效的方法,因为此装置可将200 mL的血液在不到1分钟的时间内输入患者体内。在输血的同时,也必须输入晶体液及胶体液,以迅速补充丢失的血容量和细胞外液,以保持内环境的稳定和恢复血容量,提高血压,满足全身脏器的灌注。

当骨癌手术急性大量失血时,在快速大量输血和补液治疗过程中,要注意心脏功能评估,才能维持血流动力学的稳定。此时大部分患者 CVP 已恢复正常,而血压仍然较低,在此情况下,需考虑到心肌功能障碍的问题,其原因如下。

酸碱平衡失调:ACD 血库存 $10\sim14$ 天,pH 可下降至 6.77,主要由于葡萄糖分解和红细胞代谢产生乳酸和丙酮酸所致,当大量快速输库血给严重低血压患者时,必将加重代谢性酸中毒。pH 的降低直接影响心肌有效收缩,所以当大量输血或存在长时间低血压、枸橼酸和乳酸代谢降低时,可用碱性药物来纠正酸中毒,并依血气分析调整剂量,以改善心肌功能。

高血钾症:骨癌手术急性大量失血定会导致失血性休克,休克可引起肾上腺皮质功能亢进,肝糖原分解增加,使钾离子从肝内释出,可使血钾增高。而库血保存 7 天后,血钾为 12 mmol/L,21 天可达 35 mmol/L,因此大量输入库血后,会引起高血钾的危险。高血钾可加重低血钙对心肌的抑制,引起心律失常,甚至心跳停搏。此时要密切监测血气、血电解质及 ECG 的变化。应适当补充钙剂,以恢复血钾钙的正常比例。或给予胰岛素葡萄糖溶液治疗。近来研究观察到大量输血后有 12% 的患者出现低血钾,这是因为机体对钾代谢能力很强,库血输入后血钾可迅速返回红细胞内,如患者有代谢性或呼吸性碱中毒,更可促进血清钾的下降,而出现低血钾。

枸橼酸中毒:枸橼酸中毒并不是枸橼酸本身引起的中毒,而是枸橼酸与血清游离钙结合,使血钙浓度下降,出现低血钙症体征:心肌乏力、低血压、脉压变窄、左心室舒张末压及 CVP 升高,甚而心脏停搏。ECG 出现 Q-T 间期延长。正常机体对枸橼酸的代谢能力很强,枸橼酸入血后迅速被肝脏和肌肉代谢,少量分布至细胞外液,还有 20% 从尿排出,不会出现枸橼酸在体内的蓄积,同时机体还能有效地动员体内储存的钙以补充血钙的不足。大量输 ACD 血通常并不引起低钙血症的发生。但当大量输血后出现心肌抑制、低血压或 ECG 有低血钙表现时才给予补钙;骨癌急性大量失血需以 100 mL/min 的速度快速输血时,应同时补钙剂为妥,以维护心功能的稳定。

低体温:大量输入冷藏库血可引起体温的下降。体温低于 30% 时,容易造成心功能紊乱,可出现血压下降或心室颤动、心动过缓甚至心跳停止。低温还使氧解离曲线左移,促进低血钙症和酸中毒,并对钾离子敏感性增加,易引起心律失常。因此大量输血时应通过输血管道加温的方法使输入血加温,避免上述并发症的发生。

2.术中维护凝血功能和 DIC 的防治

(1)术中凝血功能异常的预测与预防:骨癌患者,术前应把血凝分析作为常规检查项目,包括凝血酶原时间(PT)及其活动度(AT)、部分凝血酶原时间(APTT),纤维蛋白原(FIB)、纤维蛋白(原)降解产物(FDP),D-二聚体,以及血小板计数(BPC)等。通过这些检查来筛选术前已有凝血功能异常的患者或诊断术中 DIC 的发生。对术前已有凝血功能障碍或术中可能发生 DIC 的高危患者,术前应充分准备血小板、新鲜冷冻血浆(FFP)以及凝血酶原复合物和纤维蛋白原及凝血因子等。术中应维持适当的麻醉深度,以避免增加纤溶活性,同时应避免缺氧、酸中毒使微循环淤血而增加创面渗血。术中大量输入库血时,应输一定比例的新鲜血,输入库血要加温,为防止枸橼酸中毒致低血钙症,应补钙剂,或输注大量的晶体液或胶体液会导致血液过度稀释而引起的稀释性凝血病,此时,要补充浓缩红细胞和凝血因子,以维持血液的携氧能力和凝血功能,减少创面的广泛渗血和减轻组织缺氧。此外,应用具有降压作用同时对血小板聚集和血栓形成具有抑制作用的钙通道阻滞剂尼卡地平,以保护血液的凝血功能。及时纠正低血压和防治失血性休克。

(2)术中凝血功能异常或 DIC 的诊断与治疗:由于骨癌手术的出血量大,又大量输血、输液,导致严重的凝血因子和血小板的稀释,造成渗血增加,给凝血异常和 DIC 的临床诊断带来一定的困难。然而术中手术部位渗血不止,血不凝,注射部位或穿刺部位的持续渗血,首先应考虑 DIC 的可能;随之行血凝分析检查,若血小板数低于 $100 \times 10^9 / L$ 或进行性下降,PT(正常13秒左右)延长 3 秒以上,FIB 低于 1.5 g/L 或进行性下降,以及 FDP 高于 20 µg/mL 即可诊断为 DIC。此时应及时去除病因,纠正诱发因素,积极治疗 DIC。输新鲜血,输注血小板、新鲜血浆、凝血酶原复合物或纤维蛋白原。大型手术中所发生的 DIC 应慎用肝素。

3.保护重要脏器,预防多系统器官衰竭

急性大量失血的骨癌手术,常常引起严重低血压,导致全身脏器低灌注。因此,低血压期间,全身重要脏器的保护是麻醉医师的又一项重要任务。

在急性大量失血过程中,迅速而有效的输血补液,及早纠正血容量的丢失和体液的补充,是防治持续性低血压和改善组织低灌注与缺氧状态的根本措施。①利用新型钙通道阻滞剂尼卡地平控制性降压,在控制性降压的同时,该药还具有脏器的保护性药理作用,能增强脏器抵抗缺血能力,避免低血压期间的脏器损害。实践表明,这一措施可明显减轻低血压后的全身脏器损害以及并发症的发生。②骨癌手术中通过等容血液稀释和血液稀释性预扩容以及失血后血液代偿性稀释,使血液黏滞性明显下降,红细胞在血液中保持混悬,不易发生聚集,使血液更容易通过微循环；血液稀释后血液黏度降低，使外周血管阻力下降，在同样灌注压力下，血流速度增加，有利于组织营养血流增加和代谢产物的排出，血流分布趋于均衡，便于组织对氧的摄取和利用。同时失血后血液稀释可以明显改善由于大量输入 2,3-DPG 含量低的库血，使氧解离曲线左移，血红蛋白和氧的亲和力增加而引起的严重组织缺氧现象。因此血液稀释后外周血管阻力降低，微循环血流增加，心排血量增加，组织氧摄取和利用增加，必然使组织器官的血流灌注得以改善。③ACD保存 5 天后即开始有血小板聚集物，保存 10 天后才形成纤维蛋白原-白细胞-血小板聚集物。这种聚集物可通过普通滤网于大量输血时进入患者血循环到达重要器官如脑、肺、肾等，影响其功能。最易受累的器官是肺，引起肺毛细血管阻塞和肺栓塞，进而导致肺功能不全或成人呼吸窘迫综合征（ARDS）。为避免或减少聚集物引起的重要器官功能障碍，于大量输血时使用微孔滤网，以阻止聚集物的滤过。

骨癌手术的严重创伤、大量失血、导致失血性休克，持续低血压，又大量输血，使肾血流灌注明显减少，并有肾小动脉的收缩，因而使肾小球滤过率减少，患者出现少尿。此时绝不要一开始即作为肾衰竭而限制补液来处理，通过中心静脉压和动脉血压监测，来判断血容量不足，应及时纠正低血容量、低血压以防止肾由功能性损害而转变为器质性病变。使平均动脉压在 6.7 kPa（50 mmHg）以上时，肾实质血流可满足肾代谢需要，同时保持充分供氧和肾血管充分扩张，一般不致引起肾小球和肾小管上皮细胞永久性损害。只有当血容量确已补足而尿量仍不增加时才有使用利尿剂的指征。因此必须警惕急性肾衰竭的发生。保护肾功能，预防肾缺血至关重要。积极预防脑损害，在骨癌手术急性大量失血时，如低血容量、低血压得不到及时纠正，持续时间过久，将会损害脑血管的自身调节功能，而出现脑缺血缺氧，为此，应选用降低脑代谢率的麻醉药，同时充分提供高浓度氧，以增加脑组织氧的摄取；亦可头部冰袋降温行脑保护。

（五）麻醉监测

1.呼吸监测

除常规的呼吸监测项目如气道压（Paw）、潮气量、分钟通气量、呼吸次数、吸入氧浓度以外，$ETCO_2$ 监测和麻醉气体监测对早期发现呼吸异常、合理追加肌肉松弛药以及较为准确地判断麻醉深度将起到重要作用。

2.血流动力学监测

对于手术损伤小、出血量不多的骨癌手术，监测 ECG、HR、无创血压（NIBP）以及 SpO_2 即可满足要求。对创伤范围广、出血量大、手术时间长、容量不易调控的骨癌手术,还需行有创的桡动脉测压、CVP 监测,以利于准确、及时反映血流动力学的变化。对术前患有心血管疾病特别是冠心病患者以及创伤巨大的骨癌手术,也可考虑经右颈内静脉插入 Swan-Ganz 漂浮导管,监测 PCWP、CO、CI、SV、SVI、SVRI、PVRI 以及 $S\bar{v}O_2$ 等监测,以便合理地对患者的血流动力学状态做出准确判断和给予正确的处理。

有创监测下,应将压力传感器正确放置在零点水平。平卧位患者,零点水平应在左侧腋中线与第 4 肋间的交叉点;侧卧位患者的零点水平则在胸骨右缘第四肋间。准确的零点放置与校准对保证数值的准确可靠十分重要。

3.凝血功能监测

凝血功能监测的主要项目是血凝分析,其中包括血小板计数、PT、APTT、FIB、FDP 等,通过血凝分析可以准确判断凝血功能异常和诊断 DIC,并对治疗起指导作用。

4.血气与血乳酸监测

血气与血乳酸监测对于易发生失血性休克的骨癌患者特别重要。因为血乳酸含量和血气结果不但可反映全身组织是否发生缺血性的无氧代谢、是否存在全身氧债,而且可以结合 CI、$S\bar{v}O_2$ 判断造成全身氧债的原因,依此拟订出合理治疗方案,并对治疗效果作出判断,以指导麻醉医师围术期对患者的处理。动脉血乳酸正常值为 0.3～1.5 mmol/L,静脉血可稍高,为 1.8 mmol/L。

5.肾功能监测

尿量是反映肾血流灌注的重要指标,亦可反映生命器官的血流灌注的情况。围术期宜保持尿量不少于每小时 1.0 mL/kg。如果尿量少于每小时 0.5 mL/kg,提示有显著的低血容量和/或低血压,而且组织器官灌流不足,或有显著体液负平衡存在。对于血压恢复正常、血容量已补足的患者,若尿量仍少,应考虑以下几方面原因,其一,由于术前患者的过度紧张,导致抗利尿激素分泌过多,导致肾小管对原尿的重吸收增多引起少尿。对此类患者,只需给予小量呋塞米 5 mg(静脉推注),即可在 10～15 分钟后尿量有明显增加。其二,机械因素,骨科手术大多在不同的体位下进行,易造成尿管的压迫、打折,甚至尿管插入位置异常。所以在给予呋塞米以前,应首先检查尿管是否通畅,否则会因给予大量呋塞米后导致大量尿液潴留在膀胱内,引起逼尿肌麻痹。其三,尿量仍少,比重降低,则有可能已发生急性肾衰竭。

输液利尿试验:对少尿或无尿患者,静脉注射甘露醇 12.5～25 g,3～5 分钟内注完,如尿量增加到 400 mL/h 以上,表示肾功能良好,属于肾前性少尿;如无

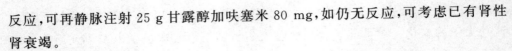

反应,可再静脉注射 25 g 甘露醇加呋塞米 80 mg,如仍无反应,可考虑已有肾性肾衰竭。

6.电解质监测

血钾和血钙是术中常用的电解质指标,特别是对于大量输血的骨癌手术,更是必不可少。虽然从理论上看,输入大量库存血易致高血钾,但临床观察发现,低血钾在大量输血后亦较为多见,因此在大量输血后,不可过于强调高血钾而忽视低血钾的存在,导致处理失误。输血后低血钙比较少见,但在短时间内大量快速输血,仍应注意到有发生低血钙的可能。应根据电解质的检测结果给予及时纠正与合理治疗。

第六章 妇科麻醉

第一节 妇科腹腔镜手术麻醉

自从 20 世纪开始,妇科医师们就开始运用腹腔镜技术进行诊断盆腔疾病,腹腔镜技术便广泛应用于临床诊疗过程中。近年来随着器械和技术的发展,先进的腹腔镜技术已经将目标转向了老年、小儿患者和病情更复杂的患者,相应地也使麻醉技术的复杂程度增加了。一方面,腹腔镜手术操作过程影响心肺功能,另一方面,介绍给患者的信息是腹腔镜安全、简单、损伤小和疼痛轻等优点,而实际上此类手术的麻醉风险并不比其他手术的风险低,相应地增加了一些与腹腔镜相关的特殊问题,这就给临床麻醉提出了更高的要求。本节主要介绍妇科腹腔镜手术技术的发展,人工气腹对机体的生理影响,妇科腹腔镜手术的麻醉及其主要并发症。

一、妇科腹腔镜手术技术的发展

早在 1901 年俄罗斯的 Dimitri 就使用内镜技术通过阴道后切口检查了盆腔和腹腔内脏器情况并命名其为腹腔镜,同年,德国的 Kelling 实施了腹腔镜检查的动物实验。1910 年瑞典的 Jacobeus 首次报道临床真正意义上的腹腔镜检查,此后很多妇科医师和内科医师接受这一技术并在临床广泛开展起来。然而由于其治疗价值受限,很快大家都对此技术失去了兴趣。直到 1933 年妇科学家 Fervers 首次成功使用腹腔镜检查实施盆腔粘连电凝松解术,这才使腹腔镜检查的目的开始从单纯的辅助检查转向了实施手术治疗。20 世纪 50 年代后,纤维冷光源技术引入腹腔镜设备使该医疗手段的并发症大幅度降低,在很大程度上

137

促进了腹腔镜技术的发展。1987 年,电视辅助技术首次与腹腔镜相结合令法国医师 Mouret 首次完成了腹腔镜胆囊切除术,并在全球范围得到迅速发展。临床实践证明,腹腔镜技术具有如下优点:降低术后疼痛程度,更好的术后形象效果,更快地恢复到正常状态。由于降低了肺部并发症,更低的术后感染率,对机体干扰小和术后更好的呼吸功能,故缩短了术后留院观察时间。此后,临床上应用腹腔镜技术开展了食管部分切除,迷走神经干切除,圆韧带贲门固定术,先天性肝囊肿开窗引流术,肝脓肿引流术,胃肠吻合术,脾切除术,肾上腺切除术,胆总管探查术,胆总管 T 管引流术,原发性肝癌和肝转移癌切除术,胰十二指肠切除术,结肠切除术,襻状肠造瘘术,疝修补术等各种手术。

虽然 Dimitri 首次实施腹腔镜检查时没有应用人工气腹技术,但是真正意义上的腹腔镜检查却应用了人工气腹技术以便形成手术空间来显露手术野。通常人工气腹使用的气体要求符合如下条件:①不影响术者视野,要求使用无色气体。②不能使用助燃气体以防使用电凝引起组织烧伤。③必须使用非可燃可爆气体。④不易吸收或者吸收后可以迅速排泄。⑤血液中溶解度高。因此,临床上适用于人工气腹的气体是 CO_2。目前,临床上也多数应用 CO_2 人工气腹技术实施腹腔镜手术。20 世纪 80 年代德国的妇产科学家 Semm 首先发明了自动充气测压气腹机、吸引-冲洗系统以及模拟训练系统等一系列设备,为腹腔镜技术的推广做出巨大贡献,促进了腹腔镜技术的发展与应用。随着临床上的广泛应用,人们逐渐发现了一些腹腔镜手术时与 CO_2 人工气腹相关的并发症,例如腹腔内充入 CO_2 气体可以造成持久的高碳酸血症和酸血症、膈肌抬高、皮下气肿、肩部酸痛、心律失常、下肢深静脉淤血和血栓形成、腹腔内脏缺血、空气栓塞等。

为了避免以上 CO_2 人工气腹相关的并发症,20 世纪 90 年代初人们开始研制和开发了免气腹手术器械,以克服气腹的缺陷,使腹腔镜手术的适应证得到进一步扩展。免气腹技术是利用钢条穿过腹壁皮下然后连接机械连动装置提拉起前腹壁,或者是通过电动液压传动装置连接一腹壁提拉器,将全腹壁吊起以形成手术空间。其特点是手术切口长度以完整取出手术标本为原则,切口与普通腹腔镜手术相同,仅需另作一穿刺孔,甚至可不作穿刺孔,创伤更小,符合微创手术原则;不需要气腹,利用拉钩于腹膜后形成较大的手术空间,避免了气腹并发症以及气腹对下腔静脉和心肺的压迫,对血流动力学影响小;在直视和监视器下手术操作,减少了初学者造成损伤的概率,缩短了学习曲线;能利用手指进行触摸、分离和牵拉组织结构、缝合和止血,初学者易掌握;手术时间明显短于普通腹腔镜手术,手术器械则与开放手术基本相同,减少了普通腹腔镜手术必需的一次性手术材料、器械费用;免气腹腹腔镜手术因其无须腹腔充气而避免了一切气体对人体可能造成的危害,因严重心肺疾病而不能耐受气腹腹腔镜手术的患者可以进行免气腹腹腔镜手术,扩大了腹腔镜手术的适应证。但应认识到免气腹腹腔镜技术上的不足和缺憾,主要表现在手术野的暴露受限,肥胖患者相对禁忌,随着人们对现有的免气腹装置的不断改进,可能研制出更新型方便实用的免气腹装置。

一项对比 CO_2 人工气腹腹腔镜与免气腹腹腔镜手术的临床研究发现,两种方法并发症的发病率分别是 0.07% 和 0.17%,认为虽然免气腹腹腔镜技术可以避免与 CO_2 人工气腹相关的并发症,但是却相应地增加了内脏、血管损伤的发生率。因此 Hasson 认为,免气腹腹腔镜技术尚不能替代人工气腹腹腔镜技术,但是却为符合非人工气腹腹腔镜手术适应证的患者提供了一种微创手术的方法。

妇科腹腔镜检查手术适应证:①异位妊娠、附件扭转等急性腹痛诊断和治疗。应用腹腔镜可以准确定位异位妊娠病灶、是否破裂出血、腹腔积血量等情况,同时可以实施电凝止血、切除病灶,也可以明确附件扭转的原因(多为附件囊肿或良性肿瘤)并进行治疗。②慢性盆腔疼痛的诊断和治疗。可以应用腹腔镜明确盆腔的粘连并进行电凝松解术。③不孕症的诊断和治疗。腹腔镜检查可以明确不孕症的原因是否盆腔粘连、子宫内膜异位症、输卵管闭锁等,实施盆腔粘连松解、输卵管闭锁伞端造口或成形术。④子宫内膜异位症的诊断和治疗。⑤子宫肌瘤的诊断和治疗。可以在腹腔镜下确定子宫肌瘤的大小数目,实施子宫肌瘤切除术或者子宫切除术等。⑥盆腔包块的诊断和治疗。腹腔镜下可以明确盆腔包块的大小、部位,实施卵巢囊肿剥除术、畸胎瘤切除术等。⑦妇科恶性肿瘤的治疗。腹腔镜下可以实施早期子宫颈癌、子宫内膜癌、早期卵巢癌手术。⑧盆底疾病和生殖器畸形的诊断和治疗。腹腔镜下可以实施盆底韧带重建术治疗盆腔器官脱垂,实施生殖器畸形矫治手术。

当前腹腔镜手术技术尚存在视野非立体空间图像等一些无法解决的问题,未来腹腔镜技术可能由于三维成像技术和图像导航手术技术的发展得到进一步的发展。

二、人工气腹和手术体位对人体生理的影响

如前所述,目前主要使用 CO_2 人工气腹实施腹腔镜手术,在 CO_2 人工气腹期间腹压力升高、CO_2 吸收、麻醉、体位改变、神经内分泌反应以及患者基本状态之间相互作用,可以导致呼吸、循环系统一系列变化,引起其他系统的常见并发症及不良生理学反应如皮下气肿、影响肝脏代谢和肾脏功能等。

(一)CO_2 人工气腹和手术体位对心血管系统的影响

CO_2 气腹对循环系统功能的影响主要与腹腔内压力(IAP)升高影响静脉回流从而影响回心血流(前负荷)以及高碳酸血症引起交感兴奋儿茶酚胺释放、肾素-血管紧张素系统激活、血管升压素释放导致血管张力(后负荷)增加有关。气腹期间 IAP 一般控制在 $1.6\sim2.0$ kPa($12\sim15$ mmHg),由于机械和神经内分泌共同介导,动脉血压升高,体循环阻力增加,心脏后负荷加重,气腹可使心排出血量降低 $10\%\sim30\%$,心脏疾病患者心排出血量可进一步下降;另一方面,增加的腹压压迫腹腔内脏器,使其内部血液流出,静脉回流增加,CVP 升高,心脏前负荷增加,心排血量增加,血压上升。而当 IAP 超过 2.0 kPa(15 mmHg)时,由于下腔静脉受压,静脉回流减少,CVP 降低,心脏前负荷降低,心排血量降低,血压下降。由于 CO_2 易溶于血液,人工气腹过程中不断吸收 CO_2,当 $PaCO_2$ 逐渐升高至 6.7 kPa(50 mmHg)时,高碳酸血症刺激中枢神经系统,交感神经张力增加,引起心肌收缩力和血管张力增加,CO_2 的直接心血管效应使外周血管扩张,周围血管阻力下降,引起反射性儿茶酚胺类递质分泌增加,增强心肌兴奋性,可能诱发室上性心动过速、室性早搏等心律失常。在置入腹腔穿刺针或者 Trocar 过程中,人工气腹引起腹膜受牵拉、电凝输卵管刺激、CO_2 气栓等情况均可引起迷走神经反射,导致心动过缓;而 CO_2 人工气腹引起的高碳酸血症引起交感兴奋儿茶酚胺释放、肾素-血管紧张素系统激活可以导致患者心动过速。CO_2 人工气腹对患者术中循环系统的影响并非表现为前述某一个方面的情况,而是上述各方面因素综合作用的结果。心血管功能正常的患者通常可以耐受人工气腹导致的心脏前后负荷的改变。患有心血管疾病、贫血或低血容量患者可能无法代偿人工气腹 IAP 改变引起的心脏前后负荷改变,人工气腹充气、补充容量和变换体位时需要特别谨慎。IAP 对心脏前负荷的影响还与机体自身血容量状态有关,在手术中由于患者迷走神经过度兴奋,人工气腹 IAP 过高,腹膜牵拉,CO_2 刺激反射性引起迷走神经兴奋,过度的迷走神经兴奋可抑制窦房结,导致脉率及血压下降,高碳酸血症时心肌对迷走神经的反应性增强,如果同时存在低血容量状态,易引起心搏骤停。

腹腔镜手术人工气腹期间患者体位对循环系统的影响比较复杂,头高位时回心血量减少,心排血量下降,血压下降,心指数降低,外周血管阻力和肺动脉阻力升高,这种情况让人容易与麻醉过深引起的指征相混淆,临床麻醉过程中应注意区分。相反,当头低位时回心血量增加,心排血量增大,血压升高,肺动脉压力、中心静脉压及肺毛细血管楔压增高。

(二)CO_2 人工气腹和手术体位对呼吸系统的影响

由于腹腔内充入一定压力的 CO_2 可使膈肌上升,肺底部肺段受压,胸肺顺应性降低,通气-血流比失调,气道压力上升,功能残气量(FRC)下降,潮气量及肺泡通气量减少,从而影响通气功能。气腹 IAP 在 $1.6\sim2.0$ kPa($12\sim15$ mmHg)范围内可以使肺顺应性降低 30%~50%、使气道峰压和平台压分别提高 50% 和81%。IAP 达 3.3 kPa(25 mmHg)时,对膈肌产生 30 g/cm^2 的推力,膈肌每上抬1 cm,肺的通气量就减少 300 mL。尤其是肥胖患者术前胸廓运动受阻,横膈提升,双肺顺应性下降,呼吸做功增加,耗氧量增多等,加上术中建立气腹,进一步增加腹压,膈肌上抬明显,使功能残气量明显下降,导致患者出现通气-血流比失衡,甚至带来严重的不良后果。呼吸功能不全的患者则应慎行腹腔镜手术,因呼吸功能不全的患者腹腔镜手术中建立 CO_2 气腹后,肺顺应性降低,潮气量减少,同时易产生高碳酸血症和 CO_2 潴留。人工气腹后,CO_2 的高溶解度特性,使之容易被吸收入血,加上 IAP 升高导致的胸肺顺应性下降、心排血量减少致通气-血流比失调,容易形成高碳酸血症。随着气腹时间延长,人体排出 CO_2 的能力减弱,高碳酸血症进一步加剧。此时,呼气末 CO_2 浓度已经不能反映血液的 CO_2浓度的真实情况。临床上,长时间 CO_2 人工气腹时应当进行动脉血气分析监测。

妇科腔镜手术采用头低脚高位时,可使功能残气量进一步减少,肺总量下降,肺顺应性降低 10%~30%,对呼吸系统影响加重。头低位时,腹腔内容物因重力和气腹压的双重作用,可使膈肌上抬,胸腔纵轴缩短,肺活量及功能残气量降低,呼吸系统顺应性下降,气道阻力增大,从而影响患者的通气功能,且随着气腹时间延长,变化越来越明显。

(三)CO_2 气腹对肝脏代谢的影响

CO_2 人工气腹时 IAP 急剧升高压迫腹内脏器和血管,使血液回流受阻,体内儿茶酚胺递质释放增加,同时 CO_2 气腹引起的高碳酸血症,引起肠系膜血管收缩,使肝血流量减少,肝血流灌注不足是影响肝功能的直接原因。由于肝脏缺血缺氧,使肝细胞内 ATP 合成下降,引起各种离子出入细胞内外,导致细胞生物膜、细胞骨架及线粒体功能障碍,造成肝细胞损害。另外,手术结束时突然解除气腹,血流再通,内脏血流再灌注,出现一过性充血,在纠正缺血缺氧的同时,亦会产生缺氧-再灌注损伤,不可避免地引起活性氧自由基增多,使磷脂、蛋白质、核酸等过度氧化损伤,进一步造成肝细胞损伤,甚至坏死。

(四)CO_2 气腹对肾脏功能的影响

CO_2 气腹条件下对肾脏功能的影响主要表现在对尿量、肌酐清除率、肾小球滤过率、血肌酐及 BUN 的影响。CO_2 人工气腹引起 IAP 升高,直接压迫肾脏,使肾皮质灌注血流下降,可导致肾脏尿排出量减少。这已在动物实验和临床中得以证实,而且气腹压越高,尿量减少就越明显。CO_2 气腹还影响肾脏中的激素水平,人工气腹机械刺激导致血浆肾素-血管紧张素系统被激活,引起肾血管收缩,降低肾血流量,影响肾功能。

(五)CO_2 人工气腹对颅内压的影响

由于妇科腹腔镜手术 CO_2 人工气腹期间发生的高碳酸血症、IAP 升高、外周血管阻力升高以及头低位等因素的影响,引起脑血流量(CBF)增加,颅内压升高。人工气腹期间 CO_2 弥散力强,腹膜面积大,CO_2 经腹膜和内脏吸收,致血 CO_2 分压及呼气末 CO_2 分压($PETCO_2$)上升,很容易形成碳酸血症,可使 CBF 明显增加,且随气腹时间延长,CBF 增加更加明显,一方面由于 CO_2 吸收引起高碳酸血症,而 CBF 对 CO_2 存在正常的生理反应性,当 $PaCO_2$ 在 $2.7\sim8.0$ kPa($20\sim60$ mmHg)范围内与 CBF 呈直线相关,$PaCO_2$ 每升高 0.1 kPa(1 mmHg),CBF 增加 $1\sim2$ mL/(100 g·min)。另一方面是腹压增高刺激交感神经,导致平均动脉压增高,同时伴有微血管痉挛而致血流减少,CBF 增加主要体现在局部大血管,形成脑充血,从而使脑组织氧摄取和利用减少。

(六)CO_2 气腹对神经内分泌和免疫系统的影响

腹腔镜手术对神经内分泌的影响明显轻于同类开腹手术。CO_2 气腹可引起血浆肾素、血管升压素及醛固酮明显升高。结合时间-效应曲线分析,可发现上述三者与外周血管阻力(SVR)及 MAP 变化密切相关;促肾上腺皮质激素、肾上腺素、去甲肾上腺素、皮质醇和生长激素虽有增加,但变化不显著,而且在时间上也晚于血管升压素等;催乳素则依据气腹中是否使用过阿片类镇痛药而有不同改变。腹腔镜手术与开腹手术后白细胞介素均有升高,但开腹手术患者的升高水平比腹腔镜手术患者明显,因此腹腔镜手术免疫抑制程度小。研究表明,CO_2 具有免疫下调作用。

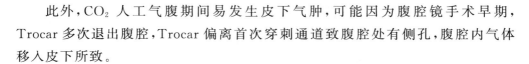

此外,CO_2人工气腹期间易发生皮下气肿,可能因为腹腔镜手术早期,Trocar多次退出腹腔,Trocar偏离首次穿刺通道致腹腔处有侧孔,腹腔内气体移入皮下所致。

三、妇科腹腔镜手术的麻醉

(一)麻醉前准备

1.麻醉前访视

麻醉医师应该在麻醉前1～2天访视患者,全面了解患者一般状态、既往史、现病史及疾病治疗过程,与妇科医师充分沟通,了解手术具体方案,评估麻醉中可能出现的问题,制订合适的麻醉方案。

(1)详细了解病史、认真实施体格检查:询问患者既往是否有心脏病史、高血压病史、血液系统病史、呼吸系统病史、外伤史、手术史、长期用药史以及药物过敏史等;进行全面的体格检查,重点检查与麻醉相关的事项,如心肺功能、气道解剖和生理状况等。

(2)查阅实验室检查及辅助检查结果:血、尿、便常规,胸透或胸片、心电图;血清生化、肝功能检查;年龄＞60岁者或有慢性心肺疾病者应常规做动脉血气分析、肺功能检查、屏气时间等。查阅相关专科检查结果,了解患者病情。

(3)与患者和术者充分沟通:使患者了解手术目的、手术操作基本过程、手术难度及手术所需要的时间等情况,根据患者病情向术者提出术前准备的建议,例如是否需要进一步实施特殊检查,是否需要采取措施对患者血压、血糖及电解质等基础状态进行调整等。

(4)对患者作出评价:在全面了解患者病情的基础上评价患者 ASA 分级、评估心功能分级和气道 Mallampati 分级,制订合适的麻醉方案,向患者交代麻醉相关事项,让患者签署麻醉知情同意书。

2.患者准备

(1)患者心理准备:通过向患者介绍麻醉方法、效果和术后镇痛等情况,尽量消除患者对手术造成痛苦的恐惧、焦虑心理,充分了解患者的要求与意见,取得患者的充分信任,使患者得到充分的放松和休息,减少紧张导致的应激反应。

(2)胃肠道准备:术前访视患者应告知患者术前禁食水时间,以防患者因不知情而影响麻醉。一般情况下,妇科医师会给患者使用缓泻剂以清理胃肠道,防止手术中胀大的肠管影响术野清晰,妨碍手术操作。

3.麻醉器械、物品准备

(1)麻醉机:麻醉前常规检测麻醉机是否可以正常工作,包括检查呼吸环路是否漏气,气源是否接装正确,气体流量表是否灵活准确,是否需要更换 CO_2 吸收剂等。

(2)监护仪:检查监护仪是否可以正常工作,通常要监测血压、心电图、脉搏氧饱和度、呼气末 CO_2 浓度、体温等。

(3)麻醉器具:检查负压吸引设备是否工作正常,检查急救器械和药品是否齐备。在麻醉诱导前准备好麻醉喉镜、气管导管、气管导管衔接管、牙垫、导管管芯、吸痰管、注射器、口咽通气道、吸引器、喉罩等器械物品,并检查所有器械物品工作正常。

(二)妇科腹腔镜手术麻醉选择

麻醉医师应当在选择麻醉方式的一般原则的基础上,根据腹腔镜手术的特点、患者体质的基本状态、麻醉设备情况、麻醉医师的技术和临床经验来决定实施麻醉的方案。

1.人工气腹腹腔镜手术麻醉方法选择

(1)全身麻醉:虽然腹腔镜手术对局部的损伤小,但是如前所述人工气腹腹腔镜手术过程中对患者的呼吸循环功能影响较大,因此应该选择全身麻醉实施手术。这样就利于术中患者气道管理,调节合适的麻醉深度,控制不良刺激引起的有害反射,有利于保证适当的麻醉深度和维持有效的通气,又可避免膈肌运动,利于手术操作,在监测 PETCO₂ 下可随时保持通气量在正常范围。全身麻醉期间宜应用喉罩或者气管插管进行气道管理,时间短小、术中体位变化不大、采用低压人工气腹技术时,可以在应用喉罩通气道的情况下安全实施手术;而由于气管插管全身麻醉是最确切、安全的气道管理技术,因此目前临床上大多数人工气腹腹腔镜手术都是采用这种气道管理方式,尤其是手术时间长,术中体位变动大的情况更是应该实施气管插管。

(2)椎管内麻醉:椎管内麻醉镇痛确切、肌肉松弛效果良好,可以基本满足腹腔镜手术的麻醉镇痛需要,但是 CO_2 人工气腹升高的 IAP、手术操作牵拉腹膜、CO_2 刺激等均可导致迷走神经反射性增强;CO_2 人工气腹期间导致的高碳酸血症也使心肌迷走神经反射增强;椎管内麻醉阻滞部分交感神经,导致副交感神经相对亢进;椎管内麻醉不能满足手术过程中所有的需要,患者舒适度差,可以辅助静脉镇静-镇痛剂,使用不当则会影响到呼吸、循环系统的稳定;上述这些因素都是导致患者术中出现腰背、肩部不适,甚至虚脱、恶心呕吐等症状,使手术无法继续进行,而且这些因素也是麻醉过程中发生不良事件的潜在风险,麻醉管理起来相当困难,因此目前已基本不选择椎管内麻醉实施人工气腹腹腔镜手术。诊断性检查,或短小手术,可考虑选择椎管内麻醉。

2.免气腹腹腔镜手术麻醉方法选择

(1)局麻:如前所述,时间短小的免气腹腹腔镜检查术是采用局麻的适应证。

(2)椎管内麻醉:由于免气腹腹腔镜手术没有人工气腹操作导致一系列的生理学改变,但是要求腹肌肉松弛弛度良好,以便腹壁得到充分悬吊,为手术创造良好视野;椎管内麻醉镇痛确切、肌肉松弛效果好,术后恢复快,术后恶心呕吐发生率低,因此椎管内麻醉尤其是腰硬联合麻醉是妇科免气腹腹腔镜手术的理想麻醉选择。

(3)全身麻醉:虽然椎管内麻醉可以满足妇科免气腹腹腔镜手术的麻醉要求且有前述的很多优点,但是由于妇科患者大多数存在恐惧、焦虑等情况,很多患者自己选择全身麻醉实施手术,这些患者就是实施全身麻醉的适应证。

(三)妇科腹腔镜手术麻醉实施

虽然妇科腹腔镜手术以手术创伤小、对患者生理功能影响小为特点,但我们不可否认的是妇科腹腔镜手术的麻醉并不简单。虽然妇科腹腔镜手术的器械日新月异,随着科技的发展不断地为妇科医师实施手术创造条件,但是我们的麻醉设备和技术却仍然保持其基本面貌没有太大的改变。这就要求麻醉医师认真准备,努力以既往娴熟的技术来满足现代手术的需要。

(四)妇科腹腔镜手术麻醉监测与管理

1.妇科腹腔镜手术麻醉监测

妇科腹腔镜手术麻醉过程中在选择了合适麻醉方法的基础上必须进行合理的监测来及时发现异常情况和减少麻醉并发症。妇科腹腔镜手术麻醉时通常需要常规监测心电图、无创动脉血压、脉搏血氧饱和度、体温、气道压、PETCO$_2$、肌肉松弛监测、尿量等项目。对于肥胖患者、血流动力学不稳定患者以及心肺功能较差患者,术中需要实施动脉穿刺置管严密监测血压变化、定时监测血气分析。

(1)PETCO$_2$监测是妇科腹腔镜手术麻醉期间最常用的无创监测项目,用以代替 PaCO$_2$ 来评价人工气腹期间肺通气状况。然而应该特别注意的是人工气腹时由于通气/血流不相匹配致使 PETCO$_2$ 与 PaCO$_2$ 之间浓度梯度差异可能增加,此时两者的浓度梯度差已不是普通手术全身麻醉时的两者之间相差 0.4~0.7 kPa(3~5 mmHg),而是因患者心肺功能状态、人工气腹 IAP 大小等因素而异。因此,我们无法通过 PETCO$_2$ 来预测心肺功能不全患者的 PaCO$_2$,故在这种情况下就需要进行动脉血气分析来评价 PaCO$_2$ 以及时发现高碳酸血症。对于肥胖患者、术中高气道压、低氧血症或 PETCO$_2$ 不明原因增高患者,也需要监测动脉血气分析。

(2)妇科腹腔镜手术机械通气时术中监测气道压的变化有利于及时发现 IAP 过高。当 IAP 升高时,由于膈肌抬高,胸肺顺应性降低,导致气道压升高,故当术中发现气道压较高时,排除气道梗阻、支气管痉挛等情况后,应当提醒术者注意 IAP 是否太高。

(3)妇科腹腔镜手术期间应当监测患者肌肉松弛状态,术中肌肉松弛,以使腹壁可以有足够的伸展度,令腹腔镜有足够的操作空间,且有清楚的视野,同时可以降低 IAP;另外,足够的肌肉松弛状态也可以确保患者术中不会突然运动,导致意外损伤腹腔内组织器官。

2.妇科腹腔镜手术麻醉管理要点

妇科腹腔镜手术的特点决定了麻醉的特点,除遵循常规的麻醉原则外,尚需针对妇科腹腔镜手术的特点注意相应的特殊问题。一般地,腹腔镜手术麻醉过程中首先要维持手术时适宜的麻醉深度,合适的肌肉松弛状态,以防术中患者突然运动造成腹腔内组织器官损伤。其次,CO$_2$ 人工气腹腹腔镜手术时,要适当过度通气,以维持体内酸碱平衡状态。最后,妇科腹腔镜手术时体位改变也可能对患者造成一定的影响,应当注意防止体位改变引起的损伤。这里主要叙述 CO$_2$ 人工气腹腹腔镜手术时全身麻醉的管理要点。

(1)麻醉维持:提供适当的麻醉深度,保障循环和呼吸平稳,适当的肌肉松弛状态并控制膈肌抽动,慎重选择麻醉前用药和辅助药,保证术后尽快苏醒,早期活动和早期出院。妇科腹腔镜手术时间一般较短,因此要求麻醉诱导快、苏醒快、并发症少。适合此类手术麻醉维持的药物及方式如下:①丙泊酚、芬太尼、罗库溴铵静脉诱导,吸入异氟烷、七氟烷维持麻醉,术中适量追加肌肉松弛药。②丙泊酚、芬太尼、罗库溴铵静脉诱导,静脉靶控输注丙泊酚、瑞芬太尼或者可调恒速输注丙泊酚、瑞芬太尼维持麻醉,术中适量追加肌肉松弛药。③吸入七氟烷麻醉诱导,吸入或者静脉麻醉维持。

(2)妇科腹腔镜手术麻醉循环管理:腹腔镜手术人工气腹 IAP 在 2.0 kPa 以下时,中心性血容量再分布引起 CVP 升高,心排血量增加。当 IAP 超过 2.0 kPa 时,则压力压迫腹腔内血管影响右心充盈而使 CVP 及心排血量降低,麻醉过程中应当考虑这些因素对循环的影响,采取相应的措施。当人工气腹头低位时,要注意由于头低位可能引起回心血量增加,前负荷增加,引起血压升高,并非是麻醉深度不足的表现,不要一味加深麻醉而致麻醉药过量。腹腔镜手术过程中可能由于人工气腹压力升高、手术操作牵拉腹膜等因素,引起迷走神经反射,导致心动过缓,应当及时发现,对症处理。术中根据手术出血量情况适当输血补液,维持患者血容量正常。

(3)妇科腹腔镜手术麻醉呼吸管理:目前,腹腔镜手术多数是在 CO_2 人工气腹下实施的,腹压升高可致膈肌上抬而引起胸肺顺应性下降,潮气量下降,呼吸无效腔量增大,FRC 减少,$PETCO_2$ 或 $PaCO_2$ 明显升高,BE 及 pH 降低,$P_{A-a}CO_2$ 增加,加之气腹时腹腔内 CO_2 的吸收,造成高碳酸血症,上述变化在头低位时可更显著。人工气腹后,腹式呼吸潮气量降低,胸式呼吸潮气量与总潮气量比值增加,均说明腹部呼吸运动受限,因此要求人工机械通气实施过度通气。常规实施 $PETCO_2$ 监测,及时调节呼吸参数,使 $PETCO_2$ 维持在 $4.7\sim6.0$ kPa($35\sim45$ mmHg)。

(4)苏醒期管理:妇科腹腔镜手术结束后早期,即使是已经停止了 CO_2 人工气腹,由于手术过程中人工气腹的作用,患者仍然有可能存在高碳酸血症,这种状态一方面可以刺激患者呼吸中枢,使患者呼吸频率增快,通气量增加,另一方面也导致患者 $PETCO_2$ 升高。如果在此期间由于麻醉药物残留患者呼吸功能尚未完全恢复,通气量不足,更加容易加重高碳酸血症状态,导致严重后果,此时就需要延长机械通气时间,等待患者通气功能完全恢复后方可停止机械通气。术前患有呼吸系统疾病的患者可能无法排出多余的 CO_2 导致高碳酸血症甚至呼吸衰竭。患有心脏疾病的人可能由于腹腔镜人工气腹导致的高碳酸血症而引起血流动力学状态不稳定。麻醉医师必须关注这些腹腔镜手术结束时特有的情况,并且予以及时处理。

(5)术后镇痛:虽然与开腹手术相比,腹腔镜手术后患者的疼痛程度相对轻,持续时间也没有开腹手术疼痛时间长,但是腹腔镜手术后也是相当痛的,因此也需要预防和处理。通常可以使用局麻药、非甾体抗炎药和阿片类镇痛剂来进行处理,可以手术开始前非甾体抗炎药等实施超前镇痛,使用也可以这几种药物联合应用。

3.妇科腹腔镜手术麻醉常见问题及处理

(1)妇科腹腔镜手术过程中可能会出现低血压、心动过缓、心动过速等心律失常、CO_2 蓄积综合征和 CO_2 排出综合征等并发症。气腹后 CVP 升高,肺内分流量增大,下腔静脉受压回流减少,心排血量下降,可致血压下降,CO_2 吸收入血可致总外周阻力增加,通气/血流比例失调,因而可增加心肺负荷。人工气腹吹胀膈肌、手术操作牵拉腹膜,都可能引起迷走神经反射,高碳酸血症心肌对迷走神经的反应性增强,引起心动过缓。气腹压和术中头低位所致的血流动力影响,对心功能正常者尚能代偿,但心血管系统已有损害者将难以耐受。患者存在高碳酸血症可能引起 CO_2 蓄积综合征,使患者颜面潮红、血压升高、心率增快。在 CO_2 快速排出后容易导致 CO_2 排出综合征,使患者血压急剧下降,甚至可能导致心搏骤停。另外,手术期间由于呼吸性酸中毒、缺氧、反应性交感神经刺激都可能导致心律失常。如果术中发生低血压,首先要分辨低血压原因,如果是由于 IAP 过高导致静脉回流减少所致,应提醒妇科医师调整 IAP,如果是由于麻醉深度过深导致低血压则需降低麻醉药用量,在没有查清原因前,可以对症处理。对于心动过缓者,给予阿托品静脉注射对症处理。术中监测 $PETCO_2$,调整呼吸参数,防止 CO_2 蓄积,一旦出现 CO_2 蓄积,在处理时要逐步降低 $PETCO_2$,以防出现 CO_2 排出综合征。

(2)气管导管移位进入支气管:由于人工气腹期间腹腔内压力增加,膈肌上升,肺底部肺段受压,头低位时引起腹腔内脏器因重力而向头端移位,使胸腔长径缩短,气管也被迫向头端移位,从而使绝对位置固定的气管导管与气管的相对位置发生改变,原本位于气管内的导管滑入了支气管内,导致单肺通气,患者表现为低氧血症、高碳酸血症、气道压上升,故当人工气腹建立后、体位改变后都要重新确认气管导管位置,以及时发现气管导管进入支气管。相反地,当头低位时,也可能由于重力的原因导致气管导管滑脱,这种情况相对少见。

(3)胃液反流:人工气腹后,因胃内压升高可能致胃液反流,清醒患者常有胃肠不适的感觉,全麻患者则有吸入性肺炎之虑。因此,要求术前常规禁食至少6 小时,禁水 4 小时,术中经胃管持续胃肠减压。术前应用抗酸药和 H_2 受体拮抗剂可提高胃液 pH,以减轻误吸的严重后果。气管插管选用带气囊导管、气腹过程中常规将气囊充足。

(4)术后恶心呕吐:由于女性患者容易发生恶心呕吐、腹腔镜手术人工气腹牵拉膈肌、术中以及术后使用阿片类药物等因素,所以妇科腹腔镜手术后恶心呕吐发生率较高。所以妇科腹腔镜手术以后可以预防性使用止呕药,尤其是术后使用阿片类药物镇痛者更应该使用。甲氧氯普安、氟哌利多以及 5-HT 受体阻滞剂昂丹司琼、阿扎司琼、托烷司琼等均可以降低术后恶心呕吐的发生率。

第二节 妇科宫腔镜手术麻醉

一、宫腔镜手术的特点

宫腔镜检查是采用膨宫介质扩张宫腔,通过纤维导光束和透镜将冷光源经宫腔镜导入宫腔内,直视下观察子宫颈管、子宫颈内口、宫内膜及输卵管开口,以便针对病变组织直观准确取材并送病理检查,同时也可在直视下行宫腔内的手术治疗。目前比较广泛应用的宫腔镜为电视宫腔镜,经摄像装置把宫腔内图像直接显示在电视屏幕上观看,使宫腔镜检查更方便。

检查适应证:①异常子宫出血的诊断;②宫腔粘连的诊断;③节育环的定位及取出;④评估超声检查的异常宫腔回声及占位性病变;⑤评估异常的子宫输卵管造影(HSG)宫腔内病变;⑥检查原因不明不孕的宫内因素。

治疗适应证:①子宫内膜息肉;②子宫黏膜下肌瘤;③宫腔粘连分离;④子宫纵隔切除;⑤子宫内异物的取出。

宫腔镜有两种基本操作技术接触镜和广角镜,分别取决于镜头的焦距。接触镜通常不需扩张子宫颈和宫腔,供诊断用,检查简便但视野有限,亦不需麻醉和监测,可在门诊实施。广角宫腔镜应用复杂精细的设备,通过被扩张的子宫颈并需使用膨胀宫腔的膨宫介质,视野满意,便于镜检诊断及手术治疗,因扩张子宫颈及宫腔以及手术治疗,都需麻醉和监测。

宫腔镜有直的硬镜和纤维光学可弯软镜,前者有镜鞘带有小孔供膨胀宫腔的膨宫介质或灌流液流通,硬镜主要管道可容手术器械通过,如剪刀、活检钳、手术镜以及滚动式电切刀等。纤维光镜外径细,适用于诊断及活组织检查,尤其适用于非住院患者的诊断应用。

二、宫腔镜麻醉处理

宫腔镜手术刺激仅限于子宫颈扩张及宫内操作。感觉神经支配前者属 $S_{2\sim4}$,后者属 $T_{10}\sim L_2$。

麻醉选择取决于:①诊断镜或手术治疗镜用光学纤维镜或是硬镜;②是否为住院患者;③患者的精神心理状态能否合作,患者的麻醉要求;④手术医师的要求和熟练程度。

　　麻醉可分别选择全身麻醉、区域麻醉（脊髓麻醉、硬膜外麻醉或由手术医师行子宫颈旁阻滞）。区域麻醉最大的优点是一旦发生 TURP 综合征和穿孔时便于患者提供主诉症状并监测其特有的体征，尤其是稀释性低钠血症时可能发生的意识改变，硬膜外麻醉和子宫颈旁阻滞适用于非住院患者，对中老年患者可选择脊髓麻醉，脊髓麻醉后头痛发生率低于青年女性，脊髓麻醉阻滞效果完善，阻滞速度优于硬膜外麻醉。

　　宫腔镜麻醉和监测一如常规，但更重要的是基于麻醉医师应知晓宫腔镜手术可能发生的不良反应（如 TURP 综合征）和手术操作的并发症，通过分析监测生理参数及其变化，为尽早诊治提供依据，并为手术医师对并发症的进一步手术处理（如腹腔镜手术诊治内出血，必要的剖腹探查等）提供更好的麻醉支持和生理保障。

　　术中应监测与评估体液平衡情况，有主张在膨宫液中加入乙醇，监测呼出气中乙醇浓度可提示膨宫液吸收程度。对泌尿科应用 5％葡萄糖为冲洗液或进行妇科宫腔镜检查时用膨宫液的患者，术中输液仅用平衡液，定时快速测定血糖浓度（one touch 血糖测定仪），遇血糖升高提示冲洗液或膨宫液吸收，继而测定床边快速生化（I-stat 生化测定仪），测定血液电解质，可早期检出稀释性低钠血症，为防治急性水中毒提供可靠诊断依据。

　　宫腔镜手术一般耗时不长，被认为是普通手术，而忽视正确安放手术体位——截石位。长时间截石位时膝关节小腿固定不妥可致腓骨小头受压使腓总神经麻痹，术后并发足下垂，妥善的体位安置避免组织受压亦应作为麻醉全面监测项目之一。

　　新型的宫腔镜已采用高亮度纤维冷光源，通过微型摄像头将宫腔图像借助电视屏幕显示。手术关键是为了宫腔镜能窥视宫腔，常需扩张子宫颈，同时应用气体（CO_2）或液体作膨宫介质扩张宫腔。随之在术中可能引发有关不良反应和严重并发症。麻醉人员对此应有所认识，除麻醉处理外应进行相应的监测，以行应急治疗。

三、宫腔镜的并发症

(一)损伤

　　(1)过度牵拉和扩张子宫颈可致子宫颈损伤或出血。

　　(2)子宫穿孔：诊断性宫腔镜手术子宫穿孔率为 4％，美国妇科腹腔镜医师协会近期报道，宫腔镜手术子宫穿孔率为 13％。严重的子宫粘连、瘢痕子宫、子宫过度前倾或后屈、子宫颈手术后、萎缩子宫、哺乳期子宫均易发生子宫穿孔。有时子宫穿孔未能察觉,继续手术操作,可能导致严重的肠管损伤。穿孔都发生在子宫底部。同时应用腹腔镜监测可减少穿孔的发生。一旦发生穿孔,应停止操作,退出器械,估计穿孔的情况,仔细观察腹痛及阴道出血。5 mm 的检查镜穿孔无明显的后遗症,而宫腔镜手术时穿孔,则需考虑开腹或腹腔镜检查。近年来使用的电凝器或激光器所致的穿孔,更应特别小心。宫腔电切手术时,通过热能传导可能损伤附着于子宫表面的肠管,或者电凝器穿孔进入腹腔,灼伤肠管、输尿管和膀胱。宫腔镜电切手术时,同时用腹腔镜监测,可协助排开肠管,确认膀胱空虚,减少并发症的发生。宫腔镜下输卵管插管可能损伤子宫角部,CO_2 气体膨宫可致输卵管积水破裂,气体进入阔韧带形成气肿。

(二)出血

宫腔镜检术后一般有少量阴道出血,多在 1 周内消失。宫腔镜手术可因切割过深、宫缩不良或术中止血不彻底导致出血多,可用电凝器止血,也可用 Foly 导管压迫 6～8 小时止血。

(三)感染

感染发生率低。掌握好适应证和禁忌证,术前和术后适当应用抗生素,严格消毒器械,可以避免感染的发生。

1.膨宫引起的并发症

膨宫液过度吸收是膨宫常见的并发症,多发生于宫腔镜手术,与膨宫压力过高、子宫内膜损伤面积较大有关。膨宫时的压力维持在 13.3 kPa(100 mmHg)即可,过高的压力无益于视野清晰,反而促使液体经静脉或经输卵管流入腹腔被大量吸收。手术时间长,也容易导致过度吸收,导致血容量过多及低钠血症,引起全身一系列症状,严重者可致死亡。用 CO_2 做膨宫介质,若充气速度过快,可引起静脉气体栓塞,可能导致严重的并发症甚至死亡。目前采用专用的充气装置,充气速度控制在 100 mL/min,避免了并发症的发生。CO_2 膨宫引起术后肩痛,系 CO_2 刺激膈肌所致。

2.变态反应

个别患者对右旋糖酐过敏,引起哮喘、皮疹等症状。

第三节　妇科肿瘤手术麻醉

妇科肿瘤根据病理性质分为良性肿瘤和恶性肿瘤,根据肿瘤的发生部位又可分为外阴肿瘤、阴道肿瘤、子宫肿瘤、卵巢肿瘤、输卵管肿瘤、滋养细胞肿瘤等。子宫肌瘤是最常见的妇科良性肿瘤,子宫颈癌、子宫内膜癌和卵巢癌则是常见的妇科恶性肿瘤。一般良性肿瘤如外阴乳头状瘤、卵巢囊肿、子宫肌瘤等,手术涉及范围较小,但恶性肿瘤如子宫颈癌等根治性手术,手术范围除切除子宫及附件外,还可涉及盆腹腔的其他器官,如直肠、膀胱、输尿管、尿道、大网膜、淋巴结等盆腹腔内的器官组织,这类手术时间长、范围广、创伤大、出血多,对机体内环境干扰大,加之恶性肿瘤患者术前存在严重贫血、营养不良,晚期出现恶病质,某些恶性肿瘤患者术前还可能进行化疗、放疗,患者全身状况差,因此,增加了麻醉的难度和风险。本节主要介绍几种常见妇科肿瘤的病理解剖学特点、手术主要步骤及麻醉特点。

一、子宫肌瘤

子宫肌瘤是女性生殖器中最常见的良性肿瘤,也是人体最常见的良性肿瘤之一。多见于 30～50 岁妇女,以 40 岁～50 岁女性发病率最高。子宫肌瘤主要由子宫平滑肌组织增生而成,其间有少量纤维结缔组织,故又称为"子宫纤维肌瘤""子宫纤维瘤"或"平滑肌瘤"。

(一)子宫肌瘤的分类及其病理解剖学特点

子宫肌瘤按其生长位置与子宫壁各层的关系可分为子宫壁间肌瘤、浆膜下肌瘤、黏膜下肌瘤 3 种类型。

1.子宫肌壁间肌

子宫肌壁间肌最为常见,占总数的 60％～70％,肌瘤位于子宫肌层内,周围被肌层所包围。壁间肌瘤常使子宫增大,宫腔弯曲变形,子宫内膜面积增加。

2.浆膜下肌瘤

浆膜下肌瘤约占总数的 20％,肌瘤向子宫体浆膜面生长,突起于子宫表面。瘤体继续向浆膜面生长时,可仅有一蒂与子宫肌壁相连,成为"有蒂肌瘤",营养由蒂部血管供应。当血供不足时可变性、坏死,或蒂部扭转、断裂,肌瘤脱落至腹腔或盆腔,可两次获得血液供应而形成游离性或寄生性肌瘤。肌瘤还可贴靠邻近的组织器官如大网膜、肠系膜等。有时,可使在大网膜随行部分扭转或阻塞而发生组织液漏出,形成腹水,子宫肌瘤的症状因肌瘤生长的部位、大小、生长速度、有无继发变性及并发症等而异,浆膜下子宫肌瘤多以腹部包块为主要症状,极少出现子宫出血、不孕症等。当肌瘤发展增大到一定程度时,可产生邻近脏器压迫症状。

3.黏膜下肌瘤

黏膜下肌瘤占总数的 $10\%\sim15\%$,肌瘤向子宫黏膜方向生长、突出于宫腔。常为单个,易使宫腔变形增大,多不影响子宫外形。极易形成蒂,在宫腔内犹如异物,可以刺激子宫收缩,将肌瘤推出子宫口或阴道口。

子宫肌瘤常为多发性,并且以上不同类型肌瘤可同时发生在同一子宫上,称为多发性子宫肌瘤。

(二)子宫肌瘤的手术方式及其特点

手术治疗是有症状的子宫肌瘤患者的最佳治疗方法。经腹全子宫切除术、次全子宫切除术及子宫肌瘤剔除术是传统的子宫肌瘤手术方式。随着微创外科的发展,近几年国内腔镜手术治疗子宫肌瘤也得到迅速发展,成为治疗子宫肌瘤的手术方式之一。可根据肿瘤的大小、数目、生长部位及对生育的要求,采取相应的手术方式。

1.全子宫切除术适应证

(1)子宫出血较多,经药物治疗无效且造成贫血。

(2)子宫达妊娠 3 个月大小,或有明显的压迫症状,如大小便困难、尿频尿急、下肢水肿、腰腿酸痛等症状日趋严重。

(3)子宫肌瘤可疑肉瘤变性。

(4)附件触诊不满意。

2.子宫切除的方式

(1)经腹全子宫切除术:经腹全子宫切除术(total abdominal hysterectomy,TAH)是传统的手术方式,适用于肌瘤较大数目较多的患者,可选用下腹部横切口或纵切口。

TAH 操作简单直接,容易掌握,技术及理论成熟且肉眼判断肌瘤恶变可立即扩大手术,减少转移,但 TAH 容易出现一些术后并发症,在处理子宫血管、主韧带、骶骨韧带时,有可能直接损伤膀胱、输尿管、直肠等盆腔脏器。此外,交感和副交感神经经骨盆神经丛到达膀胱,穿过主韧带到 Fran Kenhauser 神经丛,子宫全切术在子宫颈旁分离时易损伤这些神经,术后膀胱和肠发生感觉神经整合性改变。

(2)经腹次全子宫切除术:次全子宫切除术又称子宫颈上子宫切除术,是将子宫体部切除保留子宫颈的手术,手术适应证大体上同全子宫切除术。做全切或次全切除有时要在开腹探查或手术进行中才能做最后决定,如探查发现子宫颈周围组织有严重粘连,向下剥离时可能损伤直肠、膀胱及输尿管,或引起出血者可行次全子宫切除术。根据病情需要,在不影响切除子宫病灶的情况下,对年轻妇女也可做高位子宫部分切除,能保留部分子宫的生理功能。次全子宫切除术易于操作,出血较少,能保持阴道的解剖学关系,对术后性生活影响较少。

(3)经腹筋膜内全子宫切除术:筋膜内全子宫切除术与全子宫切除术的主要差别在于前者保留包绕和固定子宫颈的韧带、血管、筋膜组织。该术式的优点如下:①不需要充分分离膀胱,避免了膀胱损伤。②不切断子宫骶、主韧带及宫旁和阴道组织,维护了盆底支持结构,缩短了手术时间。③保持了阴道完整供血系统,对性功能影响小。手术成败的关键是正确分离子宫颈筋膜。

(4)经阴道子宫切除术:经阴道子宫切除术(trans-vaginal hysterectomy,TVH)即从阴道切除子宫,关闭阴道断端。经阴道子宫切除术的优点:①TVH使用特制的专用器械,对手术步骤进行如下简化及改进。一是在分离子宫间隙时采用组织剪尖端紧贴子宫颈筋膜向上推进、撑开;二是处理子宫骶主韧带及子宫血管时采用一次钳夹处理;三是处理圆韧带和输卵管、卵巢固有韧带时将过去的分次钳夹改为用固有韧带钩形钳一并钩出,在直视下一次钳夹处理,加上阴式手术无须开、关腹,明显缩短手术时间。②经阴道子宫切除术具有创伤小、手术时间快、术后疼痛轻、肠功能恢复早、术后并发症发生率低、住院时间短及腹壁无切口瘢痕等优点。

(5)子宫肌瘤的内镜手术:近10年来,妇科手术已从经典的剖腹术转向最小损伤的内镜手术。包括宫腔镜黏膜下肌瘤切除、子宫内膜切除和腹腔镜子宫切除等。

1)宫腔镜下黏膜下肌瘤切除术:宫腔镜下子宫肌瘤挖除术适用于有症状的黏膜下肌瘤、内突壁间肌瘤和子宫颈肌瘤。肌瘤的大小、瘤蒂的有无、肌瘤的位置、宫腔的深度都会影响镜下手术的时间,在临床上综合以上因素恰当选择病例和手术方式。宫腔镜手术的优点是不开腹,缩短了术后恢复时间。子宫无切口对未生育者,大大减少了以后剖宫产率。对出血严重又不要求再生育的妇女,可同时行子宫内膜切除术。缺点是手术技术要求高,目前尚不能在基层普及。对于无蒂肌瘤,手术需分期进行,一次难以切除干净。对于壁间肌瘤、浆膜下肌瘤不适用。手术有一定的并发症,可导致子宫穿孔及引起肠管、膀胱的损伤。术中应用膨宫液,液体吸收导致体液超负荷,可能引起肺水肿和电解质紊乱等并发症。

2)腹腔镜下子宫切除术:随着腹腔镜器械的更新及手术操作技巧的提高,应用腹腔镜行子宫切除有普及的趋势,一些适用于阴式子宫切除的病例可借助腹腔镜完成手术。手术类型包括腹腔镜全子宫切除术、腹腔镜阴道上子宫切除术及腹腔镜筋膜内子宫切除术。腹腔镜手术的优点是避免了腹部大切口,并发症少,住院时间短,恢复快。缺点是对手术者技术要求高,手术时间长、费用高;如在术中发现严重盆腔粘连、出血、视野显露困难、恶性病变、膀胱损伤等则需中转开腹,以及术后出现气腹、感染等不良反应。

(6)子宫肌瘤剔除术。子宫肌瘤剔除术的适应证如下:①单个或多个子宫肌瘤,影响生育。②子宫肌瘤引起月经失调、痛经。③子宫颈肌瘤需保留生育功能。此术式的优点:保留生育功能。黏膜下肌瘤或突向阴道的子宫颈肌瘤可经宫腔镜或经阴道摘除。对生理影响小。此术式缺点:术后复发率高。子宫肌瘤剔除术后妊娠,发生子宫破裂的风险增加。

(三)子宫肌瘤手术的麻醉

1.术前评估与准备

子宫肌瘤是最常见的妇科疾病,子宫切除术也是妇科最常采用的手术方式。麻醉医师麻醉前访视应重点了解患者有无贫血及其程度,是否合并内科疾病,如瓣膜性心脏病、高血压、冠心病、糖尿病。对于重度贫血的患者,术前应将血红蛋白升至 70 g/L 以上。对伴有风湿性瓣膜疾病、冠心病、高血压等患者,应详细了解心血管系统情况,必要时请专科医师会诊,指导术前治疗,改善心脏功能。对糖尿病患者,应详细了解血糖水平、有无酮症酸中毒、水电解质失衡以及有无心、肾功能受损,还应了解采用的治疗方案,尤其要了解胰岛素的使用情况。肥胖患者应充分评估气道和呼吸功能,对于评估为困难气道者,无论是采用全身麻醉或椎管内麻醉,均应按困难气道患者处理,做好困难气管插管的各种准备。

2.常用的麻醉方法及管理要点

(1)局部麻醉和区域阻滞麻醉:可用于浆膜下小型肌瘤的切除术。经腹或腹腔镜子宫肌瘤手术宜选用椎管内麻醉或全身麻醉。

(2)蛛网膜下腔阻滞(腰麻):单次腰麻(0.5%～0.75%布比卡因)持续时间为2～3小时,可用于子宫肌瘤剔除术、估计手术难度不大、手术时间2小时内可完成的子宫全切除术,但为了保证足够的麻醉时间及术后镇痛之需要,目前大多数以腰麻联合硬膜外麻醉取代单次腰麻。伴有高血压、冠心病及心功能差的患者慎用腰麻。

（3）硬膜外阻滞：硬膜外阻滞是子宫切除术传统的麻醉方法，一点法（$L_{2\sim3}$向头端置管）或两点法（$T_{12}\sim L_1$向头端置管加 $L_{2\sim3}$ 或 $L_{3\sim4}$ 向尾端置管）连续硬膜外阻滞均可满足手术要求，但麻醉阻滞不全发生率较高，可达 10%，需辅助应用镇静镇痛药。两点法硬膜外阻滞要注意避免局麻药过量所引起的局麻药中毒。

（4）腰麻联合硬膜外阻滞：腰麻联合硬膜外阻滞（CSEA）作为一点穿刺达到两种麻醉效果的技术，操作简便、对患者损伤小、起效迅速、麻醉确切且可行术后镇痛等优点，尤其术中仅需给予少量镇静药，易于保持呼吸通畅。但 CSEA 的应用应注意以下两点：①当硬膜外腔常规注入试验量时，因患者已出现腰麻平面，给硬膜外导管是否误入蛛网膜下腔的判断带来一定的障碍，故置入硬膜外导管后必须回抽有无脑脊液，同时仔细观察麻醉平面的扩散及患者的生命体征。CSEA 针内针技术一个潜在不利因素是硬膜外导管可能通过腰穿针孔进入蛛网膜下腔。②采用 CSEA 时腰麻宜选择低浓度小剂量的局麻药，选择$0.375\%\sim$ 0.500%布比卡因 $7\sim10$ mg，既保留了腰麻起效快、麻醉效果确切、骶神经阻滞完善的优点，又尽量避免了腰麻的各种不良反应如低血压、恶心、呕吐及术后头痛等。随后辅以亚剂量的硬膜外腔局麻药，加强延续了麻醉效果，并可通过硬膜外进行术后镇痛。

（5）全麻：适用于严重高血压、心肺功能较差、凝血功能障碍或椎管有病变的患者。腹腔镜下子宫切除术应首选全麻，以确保麻醉效果和安全。但对患有糖尿病的患者尽可能不采用全麻，因为与椎管内麻醉相比，全麻对患者的血糖及术后恢复的不利影响较大。全麻可采用静吸复合麻醉或者全凭静脉麻醉。对伴有高血压、冠心病等心脏病的患者，尽量避免应用对心肌抑制明显的药物，力求麻醉诱导平稳，避免血流动力学剧烈波动。肥胖患者或其他原因而存在困难气道的患者，无论采用何种麻醉方式，均必须严格按照困难气道的处理原则实施麻醉。

二、子宫颈癌

子宫颈癌是全球妇女中仅次于乳腺癌的第 2 个最常见的恶性肿瘤，在发展中国家的妇女中尤为常见。在 1990 年至 1992 年我国部分地区女性常见肿瘤死因构成中占 4.6%，发病率为$3.25/10$ 万，仍居女性生殖系统恶性肿瘤第 1 位。

（一）子宫颈癌的病理分类及临床分期

子宫颈癌的组织类型主要有鳞状细胞癌及腺癌两种。子宫颈癌随着浸润的出现,可表现为 4 种类型。

1.糜烂型

环绕子宫颈外口有较粗糙的颗粒状糜烂区,或有不规则的溃破面,触之易出血。

2.外生型

癌一般来自子宫颈外口,向外生长成息肉、乳头或菜花状肿物。肿瘤体积大,但浸润子宫颈组织表浅。可侵犯阴道,较少侵犯子宫颈旁组织,预后相对较好。

3.内生型

内生型多来自子宫颈管或从外口长出后向子宫颈管内生长。浸润子宫颈深部组织,使子宫颈增大成桶状或浸透子宫颈达子宫颈旁组织,预后较差。

4.溃疡型

内生或外生型进一步发展,合并感染坏死后可形成溃疡。尤其是内生型,溃疡可很深,有时整个子宫颈及阴道穹隆部组织可溃烂、完全消失。

(二)子宫颈癌的治疗

1.微小浸润癌

只有在子宫颈锥切活检边缘阴性,或子宫颈切除或全宫切除后才能做出子宫颈癌Ⅰa1或Ⅰa2期的诊断。如果是子宫颈上皮瘤样病变(CIN)Ⅲ级子宫颈锥切边缘阳性或浸润癌,需要再做一次子宫颈锥切或者按Ⅰb1期处理。在确定治疗前应该做阴道镜检查排除相关的阴道上皮内瘤变(VAIN)。

(1)Ⅰa1期:推荐经腹或经阴道全子宫切除术。如果同时存在阴道上皮内瘤变,应该切除相应的阴道段。如患者有生育要求,可行子宫颈锥切,术后 4 个月、10 个月随访追踪子宫颈细胞学抹片。如两次子宫颈细胞学抹片均阴性,以后每年进行一次子宫颈抹片检查。

(2)Ⅰa2期:Ⅰa2期子宫颈癌明确有淋巴结转移可能,治疗方案应该包括盆腔淋巴结切除术。推荐的治疗是改良广泛子宫切除术(Ⅱ型子宫切除术)加盆腔淋巴结切除术。如果没有淋巴血管区域浸润,可以考虑行筋膜外子宫切除术和盆腔淋巴结切除术。要求保留生育功能者,可选择:①大范围的子宫颈锥切活检,加腹膜外或腹腔镜下淋巴结切除术。②广泛子宫颈切除术,加腹膜外或腹腔镜下淋巴结切除术。

2.浸润癌

(1)Ⅰb1和Ⅱa期(肿瘤直径<4 cm):①早期子宫颈癌(Ⅰb1、Ⅱa<4 cm)采用手术或放疗的预后均良好。②手术和放疗联合应用并发症将增加。为了减少

并发症的发生,初始治疗方案时应该避免联合应用广泛手术和放疗。③手术治疗,Ⅰb1和Ⅱa期(肿瘤直径<4 cm)子宫颈癌的标准手术治疗方法是改良广泛子宫切除术或广泛子宫切除术和盆腔淋巴结切除术。年轻患者可以保留卵巢,如果术后需要放疗,应将卵巢悬吊于盆腔之外。对于特殊病例,可以行经阴道广泛子宫切除术和腹腔镜下盆腔淋巴结切除术,加放疗或术后辅助治疗。

(2)Ⅰb2和Ⅱa期(肿瘤直径>4 cm),初始治疗措施包括:①放化疗;②广泛子宫切除术和双侧盆腔淋巴结切除术,术后通常需要加辅助放疗;③新辅助化疗(以铂类为基础的快速输注的3个疗程化疗),随后进行广泛子宫切除术和盆腔淋巴结切除术加或不加术后辅助放疗或放化疗,手术加辅助放疗。新辅助化疗后广泛子宫切除术加盆腔淋巴结切除术。

3.晚期子宫颈癌(包括Ⅱb、Ⅲ、Ⅳa期)

标准的初始治疗是放疗,包括盆腔外照射和腔内近距离放疗联合同期化疗。

(三)子宫颈癌各种手术及麻醉特点

1.子宫颈锥形切除术

子宫颈锥形切除术是由外向内呈圆锥形的形状切下一部分子宫颈组织。此手术适用于:①原位癌排除浸润。②子宫颈重度非典型增生,进一步明确有无原位癌或浸润癌同时存在。③子宫颈刮片持续阳性,多次活检未能确定诊断者。此手术尤其适用于要求保留生育能力的年轻患者。全身情况差、不能耐受大手术、病变局限者,也可采用子宫颈锥形切除术。

子宫颈锥形切除术可选用腰麻、硬膜外麻醉。理论上,完全阻滞骶神经丛即可满足手术要求,但如果为了减轻或消除手术牵拉子宫引起的牵拉反射,阻滞平面应达到T_6或适当使麻醉性镇痛药以消除牵拉痛。

2.次广泛性全子宫切除术和广泛性全子宫切除术加盆腔淋巴结清除术

(1)次广泛性全子宫切除术适用于子宫颈癌Ⅰa期,子宫内膜癌Ⅰ期以及恶性滋养细胞肿瘤,经保守治疗无效者。有严重心、肝、肾等重要器官疾病不能耐受手术者禁施行此手术。

手术范围:切缘距病灶>2 cm,必须游离输尿管、打开输尿管隧道,向侧方分离,切除宫旁组织、韧带及阴道壁2~3 cm。

(2)广泛性全子宫切除术主要适用于子宫颈癌Ⅰb~Ⅱa期,Ⅰa期中有脉管浸润及融合性浸润者,子宫内膜癌Ⅱ期。此手术禁忌证:①年龄65岁以上,又有其他伴发不良因素。②体质虚弱或伴有心、肝、肾等脏器疾病不能耐受手术者。③盆腔有炎症或伴有子宫内膜异位症,且有广泛粘连者。④子宫颈旁有明显浸润,或膀胱、直肠已有转移的Ⅱa期以上患者。⑤过分肥胖者。

3.子宫颈癌次广泛性全子宫切除和广泛性子宫切除术加盆腔淋巴结清除术的麻醉

手术切口在脐上 3～5 cm 到耻骨联合,腹腔探查范围广及全腹、盆腔,涉及中胸、腰、骶段脊神经支配区,因此,根据患者情况、手术要求、患者的意愿、麻醉条件及麻醉者的技术水平,可选用全身麻醉、硬膜外阻滞或腰硬联合麻醉。腹腔镜下施行的广泛性全子宫切除术、高龄患者或合并严重心血管疾病的患者,采用全身麻醉较椎管内麻醉更易于维持血流动力学的稳定及充分的氧供。目前尚无足够的临床证据说明全身麻醉与椎管内麻醉对术后患者康复的影响存在差异。椎管内麻醉完全无痛平面要求上至 $T_{5\sim6}$,下达 $S_{3\sim4}$。硬膜外阻滞采用两点法($T_{12}\sim L_1$ 向头端置管加 $L_{2\sim3}$ 或 $L_{3\sim4}$ 向尾端置管)更能确保麻醉平面满足手术要求。麻醉平面小于此范围切皮可以完全无痛,然而腹腔内脏牵拉反应往往较严重,除恶心、呕吐、低血压及心动过缓外,甚至腹肌紧张、鼓肠、牵拉痛,影响术野暴露。遇腹壁厚、骨盆深患者更增加手术困难。测试麻醉平面时如果耻骨联合区皮肤有痛感,常提示骶神经阻滞不完善,牵拉子宫尤其涉及子宫颈旁组织时有大、小便感及酸胀不适,致使患者不能安静。盆腔淋巴结清除术野达闭孔,此处神经支配来自 $L_{1\sim2}$ 脊神经,因此,只要子宫提拉时无反应,手术解剖此区时麻醉效果也应满意。

盆腔血管由盆侧壁向正中集中,除子宫动脉外在腹膜外与盆腔之间有丰富的静脉丛,其特点是管腔大、壁薄,因此易发生渗血。麻醉者应注意吸引血量及血染纱布数,粗略估计出血量,及时输血输液,维持有效循环血量。对于高龄、全身情况差的患者,既要维持足够的血容量,但又要避免容量过多而损害心肺功能,此类患者应行中心静脉压监测,以指导液体治疗。

三、子宫内膜癌

子宫内膜癌又称子宫体癌是指发生于子宫内膜腺上皮的癌,包括腺癌、棘腺癌、腺鳞癌及透明细胞癌等类型,是女性生殖道常见的恶性肿瘤之一。约占女性总癌症的 7%,占女性生殖道恶性肿瘤的 20%～30%,近年发病率有上升趋势,多见于老年妇女。

(一)子宫内膜癌的大体病理解剖与病理分级

1.子宫内膜癌的大体病理解剖

按腺癌的生长方式,病变主要表现局限型和弥漫型。局限型病变局限于一个区域,多位于宫底或宫角处,后壁比前壁多见。肿瘤形成局部的斑块、息肉或结节、菜花,向肌层侵犯较深,有时病灶较小而浅,可于刮宫时被刮去,手术切除子宫标本检查,注意多在宫角处取材。弥漫型肿瘤累及宫腔内膜大部或全部,病灶呈息肉状、乳头状瘤组织,脆灰白,表面可有溃疡坏死,肿瘤可侵及肌层或向下蔓延累及子宫颈甚至突出于子宫颈外口处。

2.病理分级

根据细胞分化程度,子宫内膜癌又可分为 G_1、G_2、G_3 3 级:①I 级(G_1),高分化腺癌。②H 级(G_2),中等分化腺癌。③M 级(G_3),低分化腺癌。

子宫内膜癌发展缓慢,局限在子宫内膜的时间较长,可通过直接蔓延、淋巴道或血行侵犯邻近器官或转移远处器官。

(二)子宫内膜癌的治疗及手术的麻醉特点

1.治疗原则

子宫内膜以手术治疗为主,以放疗、孕激素治疗及化疗为辅。手术是 I、Ⅱ 期子宫内膜癌的主要治疗手段,选择性地辅加放疗。对晚期患者,多数学者倾向于尽量切除病灶,缩小瘤体,再辅加放疗或孕激素治疗。复发性癌可行综合治疗。

2.子宫内膜癌的手术治疗

手术方式:有常规的全子宫切除术常规切除双附件、次广泛性全子宫切除术、广泛性全子宫切除术及盆腔淋巴结清扫术 3 种。目前,人们对子宫内膜癌术式的选择有不同意见。应用最广的是次广泛性全子宫切除术,切除子宫同时,切除一部分宫旁组织和约 2 cm 长阴道穹隆部分。如病变很早,且年龄较大,或合并其他脏器病变,手术耐受性差,可以选择子宫全切加双附件切除术,缩短手术时间。对早期年轻患者,可保留一侧卵巢,但须作楔形切除活检,以排除癌瘤侵犯的可能性。第 3 种手术方式一般用于细胞分化不好,肌层浸润较深或癌瘤已侵及子宫外的病例,因这些情况下,淋巴转移率较高。病变属于临床早期,且仅有浅肌层浸润者,一般不考虑第 3 种手术,但手术中须探查淋巴结。

3.子宫内膜癌手术的麻醉特点

子宫内膜癌多见老年妇女,因此,对于子宫内膜癌的老年患者,麻醉医师应在麻醉前了解患者的全身情况,尤其要注意患者有无合并重要的心、肺、肝、肾等重要系统疾病。此类患者可能因全身情况差,对手术和麻醉耐受的能力差,因此,选择麻醉时应做出全面的评估。对于情况良好的患者可选用椎管内麻醉,情况差或合并有严重系统疾病患者,采用全身麻醉则更容易维持稳定的血流动力学和充分的氧供。

四、卵巢良性肿瘤

卵巢肿瘤是妇科常见病,占女性生殖道肿瘤的 32%,可以发生于任何年龄,但多见于生育期妇女。实性肿瘤较少见,囊性肿瘤多为良性。目前无法预防卵巢肿瘤的发生,但早期发现及时处理,对防止其增长、恶变、发生并发症及保留卵巢功能有重要意义。

(一)卵巢良性肿瘤常见类型

良性卵巢肿瘤占卵巢肿瘤的 75%,多数呈囊性,表面光滑,境界清楚,可活动。常见类型有以下几种。

1.浆液性囊腺瘤

浆液性囊腺瘤约占卵巢良性肿瘤的 25%,常见于 30～40 岁患者,以单侧为多。外观呈灰白色,表面光滑,多为单房性,囊壁较薄,囊内含淡黄色清亮透明的液体,有部分病例可见内壁有乳头状突起,群簇成团或弥漫散在,称乳头状浆液性囊腺瘤。乳头可突出囊壁,在囊肿表面蔓延生长,甚至侵及邻近器官,如伴有腹水者,则多已发生恶变。

2.黏液性囊腺瘤

黏液性囊腺瘤占卵巢肿瘤的 15%～25%,最常见于 30～50 岁。多为单侧。肿瘤表面光滑,为蓝白色,呈多房性,囊内含藕粉样黏液,偶见囊壁内有乳头状突起,称乳头状黏液性囊腺瘤,若囊壁破裂,瘤细胞可种植于腹膜及内脏表面,产生大量黏液,称腹膜黏液瘤。

3.成熟畸胎瘤

成熟畸胎瘤又称囊性畸胎瘤或皮样囊肿。占卵巢肿瘤 10%～20%,占畸胎瘤的 97%,大多发生在生育年龄。肿瘤多为成人拳头大小,直径多<10 cm,单侧居多,约 25% 为双侧,外观呈圆形或椭圆形,呈黄白色,表面光滑,囊壁较厚,切面多为单房,囊内常含皮脂及毛发,亦可见牙齿、骨、软骨及神经组织,偶见甲状腺组织。

(二)卵巢良性肿瘤的手术治疗

卵巢肿瘤不论大小,一经确诊,原则上一律行手术治疗。年轻或要求保留生育功能且肿瘤不大者,可行肿瘤剔除(剥出)术,较大肿瘤行患侧附件切除术,术前须排除卵泡囊肿、黄体囊肿、黄素囊肿、巧克力囊肿(即卵巢的子宫内膜异位囊肿)、输卵管伞端积液及输卵管卵巢囊肿(炎症性)等卵巢的瘤样病变。

卵巢良性肿瘤合并蒂扭转、囊内出血、感染、盆腔嵌顿或囊壁破裂者,一经确诊,应立即手术。

大型卵巢囊肿手术时,应尽可能将囊肿完整取出。如有粘连,应仔细分离,避免撕破囊壁。如延长切口仍不能取出时,可穿刺放出部分液体,但必须注意保护,勿使囊液流入腹腔,以防瘤细胞在其他组织上种植或引起化学性腹膜炎。

卵巢良性肿瘤常用术式有以下几种。

1.卵巢良性肿瘤剔除术

卵巢良性肿瘤剔除术是指将肿瘤从卵巢中剔除,保留正常卵巢组织,保留其功能的手术。缝合卵巢包膜重建卵巢组织,剔除肿瘤时切忌挤压,以防肿瘤破裂引起瘤细胞种植。

2.患侧附件切除术

患侧附件切除术适用于单侧卵巢良性肿瘤,对侧卵巢经查正常,或患者年龄较大(45岁以上),如浆液性乳头状囊腺瘤可行患侧附件切除术。

3.全子宫及附件切除术

发生于围绝经期或绝经期妇女患一侧或双侧卵巢肿瘤,则行全子宫及附件切除术。

4.双侧附件切除术

绝经期前后的妇女患一侧或双侧卵巢肿瘤而患者全身情况不能耐受手术或子宫周围严重炎症患者,可行此手术。

(三)卵巢囊肿蒂扭转

卵巢囊肿蒂扭转是卵巢囊肿的一种常见并发症。多数患者过去在下腹部有中等大小、能活动的肿块,扭转后,突然下腹一侧剧烈疼痛(多为持续性或发作性绞痛),或恶心、呕吐,疼痛有时可恢复。不能恢复的瘤蒂扭转,时间过长,瘤蒂内静脉闭塞,肿瘤充血,继而发生间质出血,且流入囊肿腔内,使囊肿呈紫茄色,还可继发感染或破裂,故一经确诊,应立即手术。

手术特点:主要是蒂的处理与卵巢囊肿有区别。在切除前,应先用弯止血钳夹住扭转蒂的根部正常组织,再行转回扭转的瘤蒂。因为卵巢囊肿扭转后、蒂内静脉淤血,可形成血栓,如不先夹住就复位,有可能造成血栓脱落,引起栓塞危及生命。也可先钳夹根部,不用复位,直接切除。手术步骤按输卵管卵巢切除处理。

(四)巨大卵巢囊肿手术

卵巢囊肿过大(如近足月妊娠大小)者,完整切除肿瘤要做很大的切口,从大切口突然托出巨大肿物,可因腹压骤减而使血压下降,甚至休克。经探查无恶性征象时,可先做穿刺放液,然后再手术。用盐水棉垫隔开肠管,在囊壁较厚处先做一个荷包缝合,勿穿透囊壁,在其中心用刀或穿刺器刺入囊腔,连接吸管,吸出囊内液。待瘤体缩小后,将荷包缝合线抽紧结扎,防止液体继续外溢。如无吸引设备,也可用100 mL空针连续抽取囊内液,以缩小囊肿体积。抽液后以中弯止血钳夹住穿刺部位的囊壁,将囊肿托出切口外,进行切除。这样可避免延长腹壁切口,防止腹压骤降所引起的休克。巨大卵巢囊肿可能会压迫腹腔血管,引起仰卧位低血压综合征,这为实施麻醉增加了一系列需要处理的问题。在麻醉手术过程中,应当保证上肢静脉通路通畅。囊肿切除步骤同输卵管、卵巢切除术。

(五)卵巢良性肿瘤手术的麻醉特点

1.术前评估与准备

卵巢囊肿可发生于任何年龄,其囊肿的大小亦相去甚远,巨大的卵巢囊肿由于腹压升高而出现相应的脏器受压症状,对心肺功能均构成一定威胁,术前访视应加以重视。卵巢囊肿发生蒂扭转,起病急骤需施行紧急手术,此时患者全身情况及术前准备难以达到通常的要求,所以麻醉医师术前访视应根据患者的特点,给予适当的调整,做好麻醉前的准备。

(1)一般卵巢囊肿的手术:对比较小的囊肿,患者往往因其他疾病就诊时被发现,或在妇科普查时才被发现,此类患者以年轻人居多,无明显的症状。中等大小的囊肿,患者因腰围增粗而被发现,患者多无压迫症状,全身情况较好。此类患者的手术,按麻醉常规准备即可。

(2)巨大卵巢囊肿的手术:巨大卵巢囊肿病程较长,全身状况较差,心肺功能受累较严重,巨大的囊肿充盈整个腹腔内,压力增高致膈肌上升胸腔内容积缩小,潮气量减少,故术前应进行肺功能检查和血气分析。下腔静脉受压,回心血容量减少,下腔静脉回流受阻,导致腹水和下肢水肿。术前应了解心脏功能,常规检查心电图,超声心动图。全身情况较差的如贫血、低蛋白血症,术前应积极纠正。

(3)卵巢囊肿蒂扭转:发生蒂扭转的囊肿一般为中等大小,可以是急性扭转,也可以是慢性扭转。发生急性扭转的患者,起病急骤,腹痛的同时伴恶心呕吐。卵巢囊肿在妊娠及产褥期由于子宫位置的改变也易发生蒂扭转。此类患者饱胃的比例较大,麻醉医师对此类患者应及时进行访视,重点了解患者循环、呼吸、神志及肝肾功能,是否进食,进食时间,做好饱胃患者麻醉的防治措施。

2.麻醉前用药与麻醉选择

麻醉前用药:对于巨大卵巢囊肿患者,术前避免使用阿片类镇痛药,以免加重呼吸抑制。对蒂扭转的急症患者,镇痛、镇静药要避免药量过大,以保持患者的意识和反射,对呕吐严重的给予抗吐药。

麻醉方式应根据患者的情况及手术要求进行选择。

(1)局部麻醉:适用于腹腔镜的检查,或在腹腔镜的检查中进行治疗,如腹腔镜下卵巢囊肿的穿刺,或剔除术。

(2)腰麻:适用于囊肿比较小而又年轻的患者,其手术范围不大,手术需时较短如卵巢囊肿除术,或一侧的输卵管、卵巢切除术。

(3)硬膜外阻滞或腰硬联合麻醉:对切口在脐以下的中等大小囊肿,可采用连续硬膜外麻醉或腰硬联合麻醉。对囊肿较大的患者,因囊肿长期压迫腔静脉,可使硬膜外腔血管扩张,在硬膜外穿刺及置管时易损伤血管,应予以注意,同时硬膜外的局麻药用量应减少。

(4)全身麻醉:对巨大卵巢囊肿,麻醉处理比较困难,采用全身麻醉比较稳妥。全麻药物的选择可根据患者心肺情况来决定。

3.术中管理

对于非巨大卵巢肿瘤情况良好的患者,麻醉则按常规管理即可。对蒂扭转的饱胃患者,术中慎用辅助用药,积极防止呕吐误吸。较大的囊肿,麻醉管理的难易与囊肿的大小直接相关。要注意患者平卧时可出现仰卧位低血压综合征,一旦发生立即手术床向左侧倾斜 15°～30°,必要时静脉注射适量麻黄碱。巨大卵巢囊肿,由于腹压升高,胃受压,麻醉诱导易导致反流误吸。麻醉前应置入胃管进行胃肠减压。全身麻醉诱导宜采用表面麻醉下清醒插管或慢诱导气管插管,如采用快速麻醉诱导插管,麻醉前应高流量 8 L/min,吸氧 3～5 分钟,然后采用快速序贯法进行麻醉诱导插管,避免大潮气量辅助呼吸,以防气体进入胃内,增加反流误吸的风险。

术中探查及吸除囊内液时,要注意心率、血压、中心静脉压的变化。防止由于减压过快致腹压骤减,回心血量突然增加而发生肺水肿,故吸放囊液要分次,缓慢减压。当囊肿搬出腹腔时要立即给予腹部加压,可以将囊肿暂放在腹腔或用沙袋给腹部加压,患者采取头低位,以防腹压骤然消失,腹主动脉的压迫突然解除造成血压骤降。注意术中输液的调整,囊肿减压前后应适当加快输液速度,补充血容量,同时根据中心静脉压随时调整输液速度,适当增加胶体的输入。

因巨大囊肿难以平卧的患者,如诊断明确,可以考虑术前 B 超引导下行囊肿穿刺,缓慢放液减压后再施行麻醉。

五、卵巢恶性肿瘤

恶性卵巢肿瘤是妇科多见的肿瘤之一,其发病率占女性全身恶性肿瘤的5％(仅次于乳腺癌、皮肤癌、胃肠癌、子宫颈癌和肺癌),居第 6 位。在妇科恶性肿瘤中,发病率仅次于子宫颈癌和恶性滋养细胞肿瘤,占第 3 位。由于卵巢位于盆腔深处,故对恶性卵巢肿瘤缺乏早期特异性诊断方法,又无特殊症状,所以当出现症状就诊时多数已达晚期,故其病死率超过子宫颈癌和子宫内膜癌病死率的总和,居妇科恶性肿瘤病死率之首。

恶性卵巢肿瘤常见转移部位主要在盆腔器官,其次是腹膜、大网膜及肠壁,远处转移的器官有肝、胆囊、胰、胃肠道、肺、膈肌等。淋巴转移主要在腹主动脉旁及盆腔淋巴结等处。

(一)卵巢肿瘤的临床分期

在妇科癌瘤中,子宫颈癌及子宫体癌首先是局部浸润,继而远处扩散,而卵巢癌的转移,很早就出现盆腔或腹腔内扩散种植,或淋巴结转移。这些部位的转移,在早期无症状和体征,单凭临床检查不易发现。其转移部位及累及的范围也不易确定。因而卵巢癌的准确全面分期需要依靠手术所见和手术时详细探查的结果,而且还要配合病理组织学及细胞学的检查。国际妇产科联盟(FIGO)为取得一个卵巢癌完善的分期标准,曾对不同分期的定义多次反复修改。

(二)卵巢恶性肿瘤的手术治疗

目前对恶性卵巢肿瘤多数仍处于确诊晚、治疗效果差的状况,手术治疗仍是恶性卵巢肿瘤首选的方法,无论肿瘤属于早期或晚期都应行手术探查。原则上应尽量将癌瘤切除,强调首次手术的彻底性,但不宜进行不必要的扩大手术范围,术后辅以化疗或放疗。太晚期的患者以姑息性手术为妥。

1.手术适应证

卵巢恶性肿瘤的手术治疗几乎不受限制,初次接受治疗者,都应给予 1 次手术切除的机会。但对有大量胸腔积液和腹水、不能耐受 1 次手术者,应于胸腔积液和腹水基本控制后再手术;经探查,腹腔广泛种植,原发灶很小或大部分肠管包裹在肿瘤之中、肠系膜缩成一团已分不清,则不宜立即行手术切除。

2.各期卵巢恶性肿瘤的手术范围

一般根据手术分期、患者全身情况、年龄等来决定手术范围。

(1)对Ⅰ、Ⅱa期癌原则上行全子宫、双侧附件、阑尾、大网膜切除。

（2）对Ⅱ期以上的中晚期患者，初治病例应行肿瘤缩减术或细胞灭减术。

肿瘤细胞灭减术是将肉眼所见的肿瘤，包括全子宫和双侧附件、大网膜、阑尾、肠段、腹膜等转移病灶全部切除，还包括腹膜后淋巴结切除。

（三）卵巢恶性肿瘤手术的麻醉特点

卵巢恶性肿瘤患者年龄及全身情况个体差异悬殊。30%患者腹部肿块巨大或有大量腹水，近半数患者有化疗、激素或手术治疗史。近半数患者可出现心电图异常，其中心律不齐最为常见。一般病例全身情况尚好，肿瘤亦不太大，手术单纯行全子宫及附件切除或包括部分大网膜切除者，硬膜外麻醉或腰硬联合麻醉基本满足手术的要求。对于需清除腹主动脉旁淋巴结者，如果清除范围只达髂总动脉分叉处，椎管内麻醉平面亦无特殊。但如果若清除范围达肾门区，麻醉平面需相应提高达 $T_{4\sim5}$ 水平，此时可考虑采用两点穿置管（$T_{10\sim11}$，$L_{1\sim2}$），推荐采用全身麻醉。

晚期患者全身情况很差，常出现营养不良、贫血、低蛋白血症、腹部膨隆，腹腔内脏受压，肠曲被推向横膈，膈面抬高，膈肌活动受限，肺下叶受压发生盘状肺不张，肺容量减少，顺应性降低。呼吸浅速甚至呼吸困难，不能平卧。心脏被推移，活动受限，可能影响每搏量和心排血量。下腔静脉受压迫致腹壁静脉曲张，甚至波及胸壁静脉，回心血量减少，脉搏细速。反复放腹水可加重低蛋白血症和水电解质的紊乱。有的患者可伴有发热、低血容量。这些状态都给实施麻醉提出了挑战，麻醉前必须充分了解患者病情、准确评估麻醉风险，麻醉过程中必须处理好这些变化与麻醉的关系，尽可能保障麻醉安全。

对于腹腔肿块巨大，伴有大量腹水或呼吸困难不能平卧的患者，麻醉方式宜选用全身麻醉，以确保血流动力学的稳定和充分的氧供，防止低氧血症和高碳酸血症的发生。对曾用化疗药者，要了解用药及剂量，注意化疗药物对心肺等脏器功能的影响以及麻醉药与化疗药的协同作用。术前曾用皮质激素治疗者，麻醉前及术中、术后均需补充用药，以免引起肾上腺皮质功能低下，导致严重低血压。肿块巨大或伴有大量腹水的患者，在手术吸除腹水或搬出瘤体时，注意维持循环稳定，避免输液过多或过少。输入液体过多过快或麻黄碱多次反复使用，可导致心脏前负荷增加而诱发肺水肿。

六、外阴癌

外阴癌是最常见的外阴恶性肿瘤，占外阴恶性肿瘤的 95%，平均发病年龄 60 岁，但 40 岁以前也可发病。

(一)外阴癌的病理解剖

外阴是特殊的皮肤区域,可发生性质不同的肿瘤,最常见的是鳞状细胞癌,其次是恶性黑色素瘤、基底细胞癌及腺癌。发生部位以皮肤较黏膜多见,外阴前部较后半部多见。外阴受侵部位以大阴唇最常见,其次是小阴唇及阴蒂。癌瘤可多灶性或在两侧大阴唇对称性生长,称"对称癌",这不是直接接种,而是属于多灶癌或经淋巴转移。根据镜下结构分类如下。

1.外阴原位癌

外阴原位癌有时与子宫颈原位癌同时存在,属多灶癌。基底完整,无间质浸润。镜下表皮增厚过度角化,棘细胞层排列紊乱,失去极性。外阴原位癌包括 3 类特殊原位癌:外阴鲍文病、外阴佩吉特(Paget)病及增生性红斑。

2.外阴镜下浸润癌

上皮内少数细胞侵入间质,侵入深度不超过 5 mm,局部基底膜断裂或消失,周围有淋巴细胞浸润。容易继发感染,流脓发臭,触及出血。镜下绝大多数为分化好的棘细胞癌,可见癌巢向间质浸润。分化差的鳞癌生长快,转移早且远。分化良好者生长慢易治愈。

3.外阴浸润癌

外阴浸润癌可继发于白斑、外阴原位癌或没有先驱病变。肉眼见溃疡、结节或菜花型。早期外阴鳞癌小结节状,表面有光滑的皮肤或黏膜。以后皮肤水肿与癌块粘连,继续发展表面破溃坏死脱落形成溃疡,表现为外凸或内陷。

4.基底细胞癌

基底细胞癌早期为表面光滑圆形斑块,表皮菲薄,也可有边缘隆起的侵蚀性溃疡。除个别病例外,一般不发生转移。镜下特征性改变为细胞核大而呈卵圆形或长形,胞质较少,各细胞质界线清,胞核无细胞间桥,无间变,大小不一,无异常核分裂象。

5.外阴腺癌

外阴腺癌一般起源于前庭大腺。

(二)转移方式

转移方式以局部蔓延与淋巴转移为主,极少血行转移。

1.局部蔓延

外阴部逐渐增大,可沿黏膜向内侵及阴道和尿道,并可累及肛提肌、直肠与膀胱。

2.淋巴结转移

外阴有丰富的、密集的毛细淋巴网,错综复杂、互相吻合。大阴唇的淋巴管均沿大阴唇本身向前经阴阜外下转向腹股沟淋巴结。会阴部的淋巴管沿大阴唇外侧斜横向流经大腿部到达腹股沟淋巴结,且一侧癌肿可经双侧淋巴管转移。经腹股沟浅淋巴结转向腹股沟下方的股管淋巴结(Cloquet 淋巴结),并经此进入盆腔淋巴结。阴蒂部癌可直接至 Cloquet 淋巴结,而外阴后部及阴道下段癌可绕开直接转移到盆腔淋巴结,所以该处癌应清扫盆腔淋巴结。淋巴系统的转移主要是癌栓的转移,而不是渗透作用。外阴癌即使到晚期也很少血行远处转移,少数病例可以转移到远处器官脏器。

(三)外阴癌的手术治疗

1.癌前病变——白斑

外阴白斑剧烈瘙痒,经常搔破,治疗效果不佳者,应预防性切除。

2.原位癌

由于原位癌多灶性或隐性浸润,应行外阴广泛切除术,术后若浸润,应加双腹股沟淋巴结清扫。

3.镜下浸润癌的治疗

当肿块<2 cm,间质浸润<5 mm,无脉管浸润者,可以行外阴广泛切除术。否则应行外阴广泛切除加双腹股沟淋巴结清扫。

4.浸润癌

浸润癌应行外阴广泛切除加双腹股沟淋巴结清扫术。当腹股沟管淋巴结(Cloquet 淋巴结)转移时,应加盆腔淋巴结清扫术。对侵犯尿道直肠患者,可行部分尿道、直肠切除术。

(四)外阴癌手术的麻醉特点

根据患者情况及手术要求,外阴手术的麻醉方式可选用椎管内麻醉或全身麻醉。椎管内麻醉应根据手术范围选择相应的穿刺点。如做外阴广泛切除术加双腹股沟淋巴结清扫术,硬膜阻滞平面上达 T_{10},下达 S_5 即可。若需行腹膜外盆腔淋巴结清扫术则阻滞平面需达 $T_{8\sim9}$,方可阻滞腹膜刺激反应。全膀胱切除回肠代膀胱、直肠切除、人工肛门等需同时开腹者,麻醉平面要求与子宫内膜癌相同。如手术广泛、时间冗长,患者难以配合者,可考虑采用全身麻醉,且必须加强呼吸循环的管理。

第七章 产科麻醉

第一节 早产手术麻醉

早产是指妊娠满28周至不满37足周间分娩者。在围产期死亡中约有75%与早产有关。

一、病因学

与早产发生相关的因素如下。①最常见的是下生殖道、泌尿道感染。②胎膜早破、绒毛膜羊膜炎,30%～40%早产与此有关。③子宫膨胀过度及胎盘因素:如羊水过多、多胎妊娠、前置胎盘及胎盘早剥等。④妊娠合并症与并发症:如先兆子痫、妊娠期肝内胆汁淤积症(intrahepatic cholestasis of pregnancy,ICP)、妊娠合并严重贫血、心脏病、慢性肾炎等。⑤子宫畸形:如纵隔子宫、双角子宫等。⑥子宫颈内口松弛。⑦吸烟、酗酒。

二、病理生理学

早产儿死亡的原因多为缺氧、颅内出血、呼吸窘迫综合征等。病理基础如下:①早产儿的呼吸中枢和肺发育不全,毛细血管通透性高,易出现肺透明膜病等导致呼吸窘迫综合征。②早产儿的颅骨钙化不全,硬脑膜脆弱,脑血流调节功能不完善,因此容易出现产时窒息、脑出血等,尤其是在缺氧情况下,早产儿颅内压升高,易加重肺出血,硬肿症及颅内出血,最终导致死亡。因此选择合适的分娩方式或积极采取围产期的处理措施,力求产程平顺可降低围产期早产儿的病死率。大量研究证实:在阴道分娩过程中恰当的镇痛与麻醉可降低围产期新生儿的病死率;剖宫产由于缩短了取胎时间,并避免早产儿在产道下降时的颅骨变形而可能出现的脑静脉窦破裂及大血管撕裂也降低了早产儿的病死率。

三、围产期处理

(一)抑制宫缩药物的使用

1.β₂ 肾上腺素受体激动剂

能激动子宫平滑肌中的 β_2 受体,抑制子宫平滑肌收缩,减少子宫的活动。目前常用药物有利托君和沙丁胺醇。

2.硫酸镁

镁离子直接作用于子宫平滑肌细胞,拮抗钙离子对子宫收缩的活性,抑制子宫收缩。

3.钙通道阻滞剂

钙通道阻滞剂是一类能选择性地减少慢通道的 Ca^{2+} 内流,从而干扰细胞内 Ca^{2+} 浓度而影响细胞功能的药物,能抑制子宫收缩。

4.前列腺素合成酶抑制剂

前列腺素有刺激子宫收缩及软化子宫颈的作用。前列腺素合成酶抑制剂可抑制前列腺素合成酶的合成或前列腺素的释放以抑制宫缩。

(二)预防新生儿呼吸窘迫综合征

对妊娠 35 周前的早产,应用肾上腺糖皮质激素 24 小时后至 7 天内,能促进胎儿肺成熟,明显降低新生儿呼吸窘迫综合征的发生率。

四、麻醉与镇痛要点

未成熟胎儿较到期新生儿更容易受产科镇痛与麻醉药物的影响。增强早产儿对药物敏感性的相关因素:更少的药物结合蛋白;更高水平的胆红素,可以和药物竞争与蛋白的结合;由于血-脑脊液屏障发育不完善更多的药物进入中枢神经系统;体水多而脂肪含量低;代谢和清除药物能力低。

尽管早产儿有如上的这些缺陷,但事实上并不像我们想象的那么严重,在选择麻醉药物和技术时,考虑药物对新生儿的作用远没有预防窒息对胎儿的损伤重要。对于经阴道分娩者,硬膜外阻滞能消除产妇的下推感,松弛产道和会阴部;对于剖宫产分娩者应根据病情的紧急程度、母儿的状况、母亲的意愿等选择麻醉方式。

术中管理:麻醉医师应该注意产科医师为阻止早产经常术前应用多种药物抑制子宫活动,已报道了许多由此引发的母体并发症,如低血压、低血钾、高血糖、心肌缺血、肺水肿和死亡。因此,术前应用了 β_2 肾上腺素受体激动剂者硬膜外阻滞时应减少一次用药量以防止产妇血压大幅度下降;术前存在心动过速、低血压和低血钾时全身麻醉会增加低血压发生的危险性;紧急扩容需小心以防发生肺水肿;避免应用氟烷(心律失常)、泮库溴铵(心动过速);在非急诊条件下,从安胎停止到麻醉至少应延迟 3 小时以便 β 交感作用消退;尽管血清钾降低,但是细胞内钾浓度常是正常的,因此一般不需补钾。

五、对早产的患者,做好新生儿复苏的准备

Apgar 评分在 5 分以下者即为复苏的适应证,在 3 分以下为新生儿重度窒息,新生儿的复苏以保持呼吸道通畅和使肺膨胀为首要,吸痰一定要充分,同时要注意保暖,因为温暖的环境(32~34 ℃)对新生儿的复苏最为有利。抗酸治疗常采用脐静脉给予 5% $NaHCO_3$ 10 mL。人工呼吸,在徒手复苏无效时,应立即喉镜直视下清理呼吸道,并气管插管,动作要轻柔,以纯氧控制呼吸,频率为30~40 次/分,同时行心外按压。复苏时纳洛酮的应用:有研究发现 1 分钟 Apgar 评分与脑脊液 β 内啡肽呈高度负相关,窒息新生儿脐血 β 内啡肽浓度升高,可引起新生儿肺功能障碍,由于纳洛酮与非特异性吗啡受体结合,成为竞争性吗啡抑制剂,使吗啡样物质 β 内啡肽失活而起到治疗作用,可消除因 β 内啡肽升高所致的一系列生物效应。再者纳洛酮还可拮抗因麻醉性镇痛药引起的呼吸抑制。复苏时建议采用心前区皮下注射纳洛酮0.4 mg。

第二节 剖宫产手术麻醉

近年来,国内剖宫产率显著增高(25%~50%),剖宫产麻醉是产科麻醉的主要组成部分。麻醉医师既要保证母婴安全,又要满足手术要求、减少手术刺激引起的有害反应和术后并发症,这是剖宫产手术麻醉的基本原则。剖宫产麻醉的特点:其手术与其他专科手术比较相对简单、时间短小,如果不出现并发症则恢复较顺利,但由于麻醉医师面对的是产妇特殊的病理生理改变以及孕妇、胎儿的双重安危,不恰当的麻醉处理可导致严重的甚至致死性的后果,因此,剖宫产手术对麻醉的要求很高,我们对围麻醉期的每一个环节都必须予以高度的重视,如采用的技术方法和药物在使用前应反复权衡,避免或减少使用可能透过胎盘屏障的药物,麻醉方法的选择应力求做到个体化。

剖宫产麻醉要点:①麻醉医师应有足够的经验和预防、处理并发症的能力与条件,以最大限度保证母婴安全。②在妊娠期间孕妇的病理生理发生了一系列明显的变化,必须针对这些变化考虑麻醉处理,做好紧急处理失血、栓塞、呼吸循环骤停等严重并发症的应对措施。③一些妊娠并发症如先兆子痫、子痫、产前与产后出血等增加了麻醉风险,麻醉医师应拓宽知识面,能事先考虑到并有效处理围产期的各种问题。因此,做好剖宫产麻醉的关键是必须通晓产妇的病理生理改变,掌握各种麻醉技术,了解麻醉药物对胎儿的影响,合理选择麻醉方法,并注重围术期麻醉医师、产科医师及相关人员及时有效的沟通与协作,这样才能最大限度地保证母婴安全。

一、择期剖宫产麻醉

(一)麻醉特点

目前,造成择期剖宫产率升高的原因是多方面的。

(1)选择性剖宫产比率的上升是使剖宫产率增高的原因之一。国外把以社会因素为指征的剖宫产称为选择性剖宫产,即指母体无并发症,缺乏明显的医学指征而患者积极要求的剖宫产。

(2)母婴有异常者,为了确保母婴安全,临床工作中常常放宽了剖宫产的指征,包括以下几方面。①头位难产:骨盆狭窄、畸形、头盆不称、巨大胎儿、胎头位置异常等。②瘢痕子宫。③胎位异常:臀位、横位等。④中重度妊娠高血压综合征。⑤前置胎盘。⑥妊娠并发症。

(3)剖宫产手术技术和麻醉安全性的提高,使剖宫产率有了不断上升的趋势。其麻醉特点如下:①麻醉医师、产科医师、患者三方都有充足的准备时间,利于术前准备,包括满意的禁食水,良好的术前评估、合理的麻醉选择等。②没有发动宫缩的产妇剖宫产后易出现宫缩乏力,应备好促进子宫收缩的药物及做好补液、输血的准备。

(二)麻醉前准备及注意事项

麻醉医师必须深刻地认识到产科麻醉的风险,高度的警惕性与合理的防范措施可确保产科麻醉的安全。

1.术前评估

麻醉医师应全面了解孕产妇有关病史,包括既往史、药物过敏史、实验室检查结果,同时在麻醉前产科医师应监测胎心,预测手术的紧迫程度及胎儿的风险,并同麻醉医师积极沟通母胎的情况,产妇是否合并有严重并发症,如妊娠高血压综合征、先兆子痫、心肝肾功能不良等,并了解术前多科会诊结果、术前用药的效果以指导术中用药,对凝血功能障碍或估计有大出血的产妇应做好补充血容量和纠正凝血障碍的各种准备。麻醉前必须评估凝血功能状态,对凝血功能的评估以及麻醉方法的选择可能是年轻麻醉医师的难点。许多行剖宫产的产妇往往合并凝血功能异常,如妊娠期高血压疾病、子痫、HELLP 综合征(妊娠高血压综合征患者并发溶血、肝酶升高和血小板数减少,称为 HELLP 综合征)、预防性抗凝治疗等。评估凝血功能的方法包括实验室检查及临床观察是否有出血倾向的表现,其中实验室检查方法主要有:出血时间(BT)、凝血酶原时间(PT)、部分凝血酶原激活时间(APTT)、血小板数(PC)、国际标准化比率(PT-INR)、血栓弹性图描记法等。只有通过对多种检查结果的综合分析,才能全面评估产妇的凝血功能情况。产妇的血小板由于高凝状态的耗损往往较低,美国麻醉学会(ASA)曾建议血小板数$<100\times10^9/L$ 的产妇尽量避免椎管内麻醉而选择全身麻醉。但国内学者认为血小板数$<50\times10^9/L$ 或出血时间>12 分钟应禁忌椎管内麻醉。血小板数在$(50\sim100)\times10^9/L$ 之间且出血时间接近正常者应属相对禁忌,预计全麻插管困难者可谨慎选用椎管内麻醉,但需注意操作轻柔。另外,如果各项凝血功能的实验室检查结果都正常而且临床上无任何易出血倾向表现者,只要血小板数$>50\times10^9/L$,也可谨慎选用椎管内麻醉。当然,麻醉方法的选择还与麻醉医师的熟练程度密切相关。

2.术前禁食禁饮

由于产妇胃排空延迟、不完全,对于择期剖宫产产妇必须禁食固体食物 6~8 小时,对于无并发症的产妇在麻醉前 2 小时可以进清液体。由于产妇糖耐量下降,考虑到胎儿的糖供应,术前可补充适量的 5%葡萄糖液。

3.术前用药

目前,剖宫产术前镇静药的应用并不常见,但对于某些具有并发症的产妇,如:先兆子痫或其他原因引起的癫痫样发作、抽搐等,必须给予镇静剂加以控制。对于合并精神亢奋、焦虑过度的产妇在耐心劝解效果不良时可以在严密监测母胎情况下静脉注射咪达唑仑 1.0~2.5 mg。

对于可以选择椎管内麻醉的产妇,不常规给予抗酸剂,选择全麻的产妇为了降低胃内容物的酸度,可在麻醉前给予抗酸剂,临床常用 H_2 受体拮抗剂,如西咪替丁、雷米替丁以减少胃酸的分泌,需要注意的是 H_2 受体拮抗剂不能影响胃内容物本来的酸度,需在麻醉前 2 小时前应用才有效。或者术前 30 分钟内口服枸橡酸钠液 30 mL,效果更佳。

对于易恶心、呕吐的产妇可以麻醉前静脉注射 5-HT 受体拮抗剂如格雷司琼、恩丹西酮等,以预防术中各种原因导致的恶心、呕吐,减少反流、误吸的发生率。

4.麻醉方法的选择及准备

择期剖宫产术的麻醉选择主要取决于产妇的情况,大多数可以选择椎管内麻醉,包括硬膜外麻醉,蛛网膜下腔麻醉或腰麻-硬膜外联合麻醉。对于椎管内麻醉有禁忌证或合并精神病不能合作的患者,可选择全身麻醉。

麻醉前,麻醉医师必须亲自检查麻醉机、氧气、吸引器、产妇及新生儿的急救设备、药物,以便随时取用。根据术前的评估状况,向巡台护士口头医嘱患者所需的套管针型号及穿刺部位,以便输血、补液。备好各项监测手段,包括血压、心电图、脉搏氧饱和度。对于心肺功能障碍、凝血功能障碍等高危产妇应进行有创监测,动态观察动脉压及中心静脉压,以指导术中容量补充,并可以及时进行血气分析,合理调节产妇的内环境稳态。

5.术前知情同意

麻醉医师经过认真的术前评估后,拟定麻醉方案,向产妇简述麻醉过程,以征得其信任与配合,并客观地向患者及其家属交代麻醉风险,以获得理解与同意并签写麻醉同意书。对于选择性剖宫产者,要特别注意意外情况的告知,如麻醉的严重并发症,围产期大出血等。

6.关于预防性扩容

剖宫产麻醉大多数选择椎管内麻醉,椎管内麻醉后,由于交感神经阻滞,血管扩张,相对血容量不足而引起低血压;加之产妇仰卧位时下腔静脉受压,使回心血量下降而发生仰卧位低血压综合征。产妇低血压又会导致子宫血流量下降,引起胎儿缺氧,所以为了减少椎管内麻醉所致低血压的发生,在实施椎管内麻醉前进行预防性扩容治疗是十分必要的。

(1)晶体液的选择:生理盐水虽为等张液,但除含钠离子和氯离子外不含其他电解质,且氯离子含量高于血浆,大量输入可造成高钠血症和高氯血症,现已被乳酸钠林格液取代。

1)乳酸钠林格液:林格液是在生理盐水的基础上增加了 Ca^{2+}、K^+ 等电解质,属等张溶液。乳酸钠林格液在此基础上又增加了乳酸钠 28 mmol/L,更接近于细胞外液的组成,但为低钠、低渗液。乳酸钠林格液又称为平衡盐溶液,主要用于补充细胞外液容量。输入后在血管内存留时间很短,且还有稀释血液,对红细胞的解聚作用,妊娠末期,产妇自身血容量增多,常合并有稀释性血细胞降低,因此,椎管内麻醉引起的低血压不能完全通过乳酸钠林格液来纠正,相反,大量输注可以降低携氧能力,使剖宫产后肺水肿与外周水肿的危险性增加。

2)葡萄糖液:葡萄糖液是临床上常用的不含电解质的晶体液,然而,麻醉与手术期间由于应激反应会使血糖增高,若术中输入葡萄糖液,产妇和胎儿都可能发生高血糖,并且出现相关的不良反应,可降低脐动静脉血的 pH 和胎儿的血氧饱和度,出现新生儿反应性低血糖和大脑缺血引起的神经系统功能损伤。因此,剖宫产术中基本不用葡萄糖液扩容。

(2)胶体液的应用:剖宫产麻醉前应用胶体液主要是预防低血压。在 Ueyama 的研究中用晶体液(乳酸林格液)与胶体液(中分子羟乙基淀粉)做了扩容效应的比较:当快速输注 1 500 mL 晶体液后 30 分钟,仅 28% 的输注量留在血管内,只增加血容量 8%,而心排血量无显著变化。当输注胶体液(贺斯,HES)后,100% 留在血管腔内,输入 500 mL 和 1 000 mL 胶体液可分别增加心排血量 15% 和 43%,同时降低腰麻引起的低血压发生率达到 17% 和 58%。这一研究结果表明若想有效降低低血压的发生率,预防性扩容必须足量到使心排血量增加,选择胶体液可以达到事半功倍的效果。

在剖宫产术中目前常用的胶体液有羟乙基淀粉、琥珀酰明胶。临床一般选择晶体液与胶体液的容量比为 2∶1 至 3∶1 之间,既可有效减少低血压的发生,对产妇和新生儿又不会带来任何不良影响,但研究显示明胶的类变态反应发生率较羟乙基淀粉明显增高。

7.围术期的用药

(1)术前应用地塞米松:择期剖宫产,尤其是选择性剖宫产,多数是在产程未发动、无宫缩情况下进行,容易引起新生儿湿肺等并发症,应用地塞米松预防可减少并发症的发生。地塞米松为糖皮质激素类药物,能刺激肺表面活性物质基因的转录,上调肺表面活性物质 mRNA(SPmRNA)的表达,并维持其稳定性,从而增加肺表面活性物质产生。此外应用地塞米松可以增加 SPmRN A 的水平,提高肺泡Ⅱ型细胞对表面活性物质激动剂如 ATP 的敏感性,且随地塞米松浓度升高敏感性升高。另外它还可通过多种途径促进肺成熟,如通过增加肺组织抗氧化酶活性,增加肺组织抗氧化损伤的能力,上调肺内皮型一氧化氮合成酶表达,增加上皮细胞钠离子通道活性等。而且静脉注射地塞米松有预防恶心、呕吐的作用,研究显示,此作用的最低有效剂量为 5 mg。

(2)预防性应用葡萄糖酸钙:妊娠时子宫肌组织尤其是子宫体胎盘附着部的

肌细胞变肥大,胞质内充满具有收缩活性的肌动蛋白和肌球蛋白,进入肌内的钙离子与肌动蛋白、肌球蛋白的结合,引起子宫收缩与缩复,对宫壁上的血管起压迫结扎止血作用,同时由于肌肉缩复使血管迂回曲折、血流阻滞,有利血栓形成血窦关闭。另外钙离子是凝血因子Ⅳ,在多个凝血环节上起促凝血作用。尤其是对于术前没发动宫缩但要行选择性剖宫产的患者,由于术后部分患者子宫平滑肌细胞不能及时收缩致产后出血量增多。有研究报道,妊娠晚期选择性剖宫产术前静脉滴注葡萄糖酸钙能有效预防产后出血、降低产后出血发生率。

(3)预防性应用抗生素:关于预防性应用抗生素问题一直有争议,提倡应用者认为:正常孕妇阴道和子宫颈内存在着大量细菌,各种菌群保持着相对稳定性,当剖宫产时子宫切口的创伤,手术干扰和出血等可使机体免疫抵抗力下降,为阴道内细菌上行入侵和繁殖创造了机会。细菌一旦入侵后即大量繁殖,其倍增时间为 15～20 分钟。因此选择性剖宫产术后感染实为阴道内潜在病原菌的内源性感染。鉴于选择性剖宫产术前患者并无感染存在,抗生素的使用完全是预防手术创伤而引起的感染,故抗生素应在细菌污染或入侵组织前后很短时间内达到局部组织。术前30 分钟应用抗生素能把大量的细菌消灭在手术前,当手术时药效在血液中已达到高峰。但麻醉医师须了解抗生素与麻醉药物的关系,避免围术期药物的相互作用对母婴安全造成影响。

总之,应高度重视剖宫产麻醉的术前评估与准备工作,产科医师、接产护士、麻醉医师必须训练有素,各负其责并能积极配合,从而避免人为因素、设备因素等造成严重并发症。

(三)麻醉方法的选择

择期剖宫产最常用的麻醉方法为椎管内麻醉(腰麻、连续硬膜外麻醉、腰麻-硬膜外联合麻醉)和全身麻醉,只有在极特殊的情况下,选用局部浸润麻醉,每种麻醉方法都有其优缺点,麻醉方法的选择应根据产妇的身体状况、预计剖宫产手术时间、麻醉医师对麻醉技术的熟练程度等来决定。尽可能做到因人施麻,在保证母婴安全的前提下个体化地选择麻醉方法、麻醉药物的种类和剂量。

(四)椎管内麻醉

因具有镇痛完善、肌肉松弛满意、便于术后镇痛、对胎儿影响小等特点,适用于大多数择期剖宫产手术患者。

1.连续硬膜外阻滞(continuous epidural anesthesia,CEA)

(1)连续硬膜外阻滞的特点:①硬膜外阻滞在剖宫产术中镇痛效果可靠,麻醉平面易于控制,一般不超过 T_6。②局麻药起效缓慢,血压下降缓慢易于调节,仰卧位低血压综合征的发生率明显低于蛛网膜下腔阻滞。③并发症少,便于术后镇痛。④对母婴不良影响小,由于阻滞区的血管扩张,动静脉阻力下降,可减轻心脏前后负荷,对心功能不全的产妇有利;区域阻滞后可增加脐血流而不增加其血管阻力,对胎儿有利。⑤与全麻相比降低了静脉血栓的发生率。

(2)连续硬膜外阻滞的方法:硬膜外隙穿刺采取左侧卧位(或右侧),常用的 CEA 有两种。①一点法: $L_{1\sim2}$ 或 $L_{2\sim3}$ 穿刺置管的连续硬膜外麻醉,麻醉平面上界控制在 $T_{6\sim8}$。优点:减少多点穿刺所造成的穿刺损伤;不足之处在于麻醉诱导潜伏期较长,延长了胎儿娩出时间,对急需娩出胎儿者不利。②两点法: $T_{12}\sim L_1$, $L_{2\sim3}$ 或 $L_{3\sim4}$ 穿刺分别向头尾侧置管进行双管持续硬膜外麻醉。优点在于用药量小,阻滞作用出现快于一点法,但 $L_{2\sim3}$ 或 $L_{3\sim4}$ 易置管困难,可在备好急救药品、静脉通路的前提下行 $T_{12}\sim L_1$ 穿刺向头侧置管, $L_{2\sim3}$ 或 $L_{3\sim4}$ 不置管,单次推入适量局麻药,平卧后了解麻醉平面情况后于 $T_{12}\sim L_1$ 再注入适量局麻药。其优点是用药量小,麻醉阻滞作用出现快,无置管困难发生。通过大样本的临床研究显示:硬膜外导管置入的顺畅程度、注入试验量以后导管内是否有回流均与硬膜外麻醉效果有显著的相关性。

(3)常用局麻药的选择:由于酰胺类局麻药渗透性强,作用时间较长,不良反应较少,普遍用于产科麻醉。我国目前最常用的局麻药:利多卡因、布比卡因、罗哌卡因。①利多卡因:为酰胺类中效局麻药。剖宫产硬膜外阻滞常用 1.5%～2.0%溶液,起效时间平均 5～7 分钟,达到完善的节段扩散需15～20 分钟,时效可维持 30～40 分钟,试验量后应分次注药,总量因身高、肥胖程度不同而应有所差异。可与布比卡因或罗哌卡因合用,增强麻醉效果、延长麻醉时间。1.73%碳酸利多卡因制剂,渗透性强,起效快于盐酸利多卡因,适于产科硬膜外麻醉,但其维持时间亦短于盐酸利多卡因。②布比卡因:为酰胺类长效局麻药。0.5%以上浓度腹部肌肉松弛尚可,起效时间约 18 分钟,镇痛作用时间比利多卡因长2～3 倍,由于其与母体血浆蛋白的结合度高于利多卡因等因素,相比之下布比卡因不易透过胎盘屏障,对新生儿无明显的抑制作用,但布比卡因的心脏毒性较强,一旦入血会出现循环虚脱,若出现严重的室性心率失常或心搏骤停,复苏非常困难。因此剖宫产硬膜外麻醉时很少单独使用布比卡因,可与利多卡因合用,增强麻醉效果,减少毒性反应。③罗哌卡因:是一种新型的长效酰胺类局麻药,神经阻滞效能大于利多卡因,小于布比卡因。起效时间 5～15 分钟,作用时间与布比卡因相似,感觉阻滞时间可为 4～6 小时,与布比卡因相当浓度、相同容量对比,罗哌卡因起效快、麻醉平面扩散广、运动阻滞作用消退快、感觉阻滞消退慢、肌肉松弛效果略弱,但神经毒性、心脏毒性均小于布比卡因。在剖宫产硬膜外麻醉中其常用浓度为0.50%～0.75%的溶液,总量不超过150 mg,可与盐酸利多卡因合用,但不可以与碳酸利多卡因合用(避免结晶物的产生)。

(4)常见并发症及处理。

1)低血压:硬膜外阻滞后引起交感神经阻滞,其所支配的外周静脉扩张,导致血容量相对不足,易发生低血压;如平面高达 $T_{1～5}$ 时则阻滞心交感神经,迷走神经相对亢进,出现心动过缓,分钟心排血量下降,进一步引起血压下降;有90%临产妇在仰卧位时下腔静脉被子宫压迫,使回心血量减少,即出现仰卧位低血压综合征,表现为血压降低、心动过速或过缓、并伴恶心、呕吐、大汗。如不及时处理,重者会虚脱和晕厥,甚至意识消失。持续低血压将影响产妇肾与子宫胎盘的灌注,对母胎都会带来不良影响,应高度重视,积极防治。

预防性的扩容会减低硬膜外麻醉下低血压的发生率;由于子宫压迫下腔静脉,其回流受限,下肢静脉血通过椎管内和椎旁丛及奇静脉等回流至上腔静脉,使椎管内静脉扩张,硬膜外间隙相对变窄,因此临产妇硬膜外腔局麻药的容量应少于非产妇,且应根据身高、体重做到个体化,少量分次注入直到满意的阻滞平面可降低低血压的发生率;产妇在硬膜外穿刺后向左倾斜30°体位可避免仰卧位低血压综合征的发生。在扩容的基础上如血压下降大于基础值的20%,可使用血管活性药物,目前常用静脉注射麻黄碱5～10 mg,但研究显示,麻黄碱在维持血流动力学稳定的同时却减少了子宫胎盘的血流。2007 年,ASA 产科麻醉的指南中指出对于不存在心动过缓的患者可以优先使用去氧肾上腺素(每次 0.1 mg),因为它可以改善胎儿的基础酸状态。如出现心动过缓,可静脉注射阿托品0.3～0.5 mg。麻醉中除连续监测心率血压外,产妇应持续面罩吸氧。

2)恶心呕吐:硬膜外麻醉下剖宫产时的恶心、呕吐主要源于血压骤降,脑供氧减少,兴奋呕吐中枢;其次,迷走神经功能亢进,胃肠蠕动增加也增加了此并发症的风险。处理上应首先测定麻醉平面和确定是否有血压降低,并采取相应措施;其次,暂停手术,以减少迷走神经刺激,一般多能收到良好效果。若不能控制呕吐,可考虑使用止吐药氟哌利多,甲氧氯普胺(胃复安)或5-HT$_3$受体拮抗剂恩丹西酮、格雷司琼、阿扎司琼、托烷司琼等。

3)呼吸抑制:硬膜外麻醉下剖宫产时的呼吸抑制多数是由于局麻药误入蛛网膜下腔,或局麻药相对容量过大,使药物扩散广泛引起,由此导致麻醉平面过高,胸段脊神经阻滞,引起肋间神经麻痹、呼吸抑制,表现为胸式呼吸减弱,腹式呼吸增强,严重时产妇潮气量不足,咳嗽无力,不能发声,甚至发绀。

因此,再次强调注入局麻药时应少量多次给予到满意平面,严密观察心率、血压变化及麻醉平面的扩散范围,能及时避免此并发症的发生。一旦出现呼吸困难处理原则同全脊麻,应迅速面罩辅助或控制通气,直至肋间肌张力恢复为止,必要时行气管内插管机械通气。同时静脉注射血管活性药来维持循环的稳定。

4)寒战:与其他手术相比,剖宫产产妇的寒战发生率较高,可高达62%。其机制可能如下:①妊娠晚期基础代谢率增高,循环加快,阻滞区血管扩张散热增加。②在胎儿娩出后,因腹压骤降,使内脏血管扩张而散热增多。③羊水和出血带走了大量的热量。④注射缩宫素后,血管扩张等因素而使寒战更为易发。寒战使产妇耗氧量增加,引起产妇不适,重者可导致胎儿宫内窘迫。目前,尚未发现决定寒战反应的特定解剖学结构或生理药理作用部位,可能是神经内分泌及运动等系统共同调节寒战的发生、发展过程。

建议椎管内麻醉下剖宫产产妇应采取保温措施,维持适当的室温,尽可能使用温液体输注,最大限度地减少产妇寒战的发生。寒战发生后,应当常规面罩吸氧,避免因产妇缺氧而导致胎儿宫内窒息的发生,并且及时采取有效的治疗措施。有研究表明,μ受体激动剂对术后寒战有一定的治疗效应,其中镇痛剂量的哌替啶具有独特的抗寒战效应;有研究证实硬膜外麻醉前静脉注射 1 mg/kg 曲马多可防治剖宫产产妇的寒战,而曲马多的镇静作用较弱且极少透过胎盘,对新生儿基本上无影响,现已有静脉注射曲马多施行分娩镇痛的报道。

5)硬膜外阻滞不充分:剖宫产麻醉在置管时发生异常感觉及阻滞效果不全的发生率显著高于一般人及同龄女性,当硬膜外麻醉后,阻滞范围达不到手术要求,产妇有痛感,肌肉松弛不良,牵拉反应明显,其原因如下。硬膜外导管位置不良:包括进入椎间孔、偏于一侧、弯曲等;产妇进行过多次硬膜外阻滞致间隙出现粘连,使局麻药扩散受阻;局麻药的浓度与容量不足。

对于局麻药的浓度与容量不足,可追加局麻药量,静脉使用阿片类药最好在胎儿娩出后给予。Milon 等发现,硬膜外使用 1 μg/kg 或 0.1 mg 芬太尼,可以使产妇疼痛有所改善,芬太尼剂量<100 μg 时对母婴未见不良影响。如经以上处理后产妇仍感觉疼痛时可视母胎状况改换间隙重新穿刺或改成蛛网膜下腔阻滞或全麻完成手术。

6)局麻药中毒:临产产妇由于下腔静脉受压、回流受限,硬膜外间隙内静脉血管怒张,穿刺针与导管易误入血管,一旦局麻药注入血管后会引发全身毒性反应。早期神经系统表现为头晕、耳鸣、舌麻、多语；心血管系统表现为心率加快、血压增高；呼吸系统表现为深或快速呼吸。血浆内局麻药浓度达到一定水平会出现面肌颤动、抽搐、意识丧失、深昏迷；心血管毒性反应：血压下降、心率减慢、心律失常，甚至心脏停搏。

硬膜外穿刺置管后、给药前应常规回抽注射器，看有无血液回流；给局麻药开始就密切观察产妇以早期发现中毒反应。一旦可疑毒性反应立即停止给药，面罩吸氧的同时注意观察产妇或试验性的再次给予并观察产妇的反应，如确定为全身毒性反应，应拔管重新穿刺。若没有及时发现，出现抽搐与惊厥应立即面罩加压给氧，静脉注入硫喷妥钠、咪达唑仑或地西泮中止抽搐与惊厥。同时边准备心肺复苏边继续行剖宫产术立刻终止妊娠，并做好新生儿复苏准备。

7）全脊麻：全脊麻是硬膜外麻醉中最严重的并发症，若大量局麻药误入蛛网膜下腔，可迅速麻痹全部脊神经与脑神经，使循环与呼吸中枢迅速衰竭，若处理不及时则为产妇致死的主要原因。临床表现为注药后，出现迅速广泛的感觉与运动神经阻滞，意识丧失、呼吸衰竭、循环衰竭。

预防措施：麻醉医师熟练操作技巧，按常规细心操作，以免刺破硬膜，一旦穿破可向上改换间隙，但需注意注入局麻药用量减少，必要时改全麻完成手术。同时要求规范的操作程序，如试验剂量 3～5 mL 后的细心观察，置管、给药前的常规回抽，以及少量间断注药。

处理原则：一旦发现全脊髓麻醉，应当立即按照心肺脑复苏（CPCR）程序实施抢救处理，维持产妇呼吸及循环功能的稳定，若能维持稳定对产妇及胎儿没有明显不利影响。争取同时实施剖宫产术，尽快终止妊娠娩出胎儿。如果心搏骤停发生，施救者最多有5分钟来决定是否可以通过基本生命支持和进一步心脏生命支持干预使心脏复跳。娩出胎儿可能通过缓解对主动脉、腔静脉的压迫来改善心肺复苏产妇的效果。

2.腰麻（SA）

（1）腰麻的特点：①起效快，肌肉松弛良好，效果确切。②与硬膜外阻滞相比，用药量小，对母胎的药物毒性作用小。

（2）腰麻的方法：左侧（或右侧）卧位，选择 $L_{3\sim4}$ 为穿刺部位。

（3）常用局麻药及浓度的选择。①轻比重液：0.125％布比卡因 7.5～10.0 mg（6～8 mL），0.125％罗哌卡因 7.5～10.0 mg（6～8 mL）。②等比重液：5％布比卡因≤10 mg，0.5％罗哌卡因≤10 mg。③重比重液：0.75％布比卡因 2 mL（15 mg）＋10％葡萄糖 1 mL＝3 mL，注药 1.0～1.5 mL（5.0～7.5 mg），0.75％罗

哌卡因 2 mL(15 mg)＋10％葡萄糖 1 mL＝3 mL,注药 2.0～2.5 mL(10.0～12.5 mg),临床中轻比重与重比重液常用。

(4)常见并发症及处理。①头痛:是腰麻常见的并发症,由于脑脊液通过硬脊膜穿刺孔不断丢失,使脑脊液压力降低、脑血管扩张所致。腰麻后头痛与很多因素有关:穿刺针的直径、穿刺方法以及局麻药中加入辅助剂的种类均会影响到头痛的发生率,如加入葡萄糖可使头痛发生率增高,而加入芬太尼(10 μg)头痛发生率则降低。典型的症状为直立位头痛,而平卧后则好转。疼痛多为枕部、顶部,偶尔也伴有耳鸣、畏光。预防措施为尽可能采用细穿刺针(25 G、26 G 或 27 G)以减轻此并发症;新型笔尖式穿刺针较斜面式穿刺针占有优势;直入法引起的脑脊液漏出多于旁入法,所以直入法引起的头痛发生率也高于旁入法。治疗方法主要有去枕平卧;充分扩容,避免应用高渗液体,使脑脊液生成量多于漏出量,其压力可逐渐恢复正常;静脉或口服咖啡因可以收缩脑血管,从而用于治疗腰麻后头痛;硬膜外持续输注生理盐水(15～25 mL/h)也可用于治疗腰麻后头痛;硬膜外充填血法,经上述保守治疗后仍无效,可使用硬膜外充填血疗法。80％～85％脊麻后头痛患者,5 天内可自愈。②低血压:单纯腰麻后并发低血压的发生率高于硬膜外阻滞,其机制与处理原则同前所述,麻醉前进行预扩容,麻醉后调整患者的体位可能改善静脉回流,从而增加心排血量,防止低血压。进行扩容和调整体位后血压仍不升,应使用血管升压药,麻黄碱是最常用的药物,它兼有 α 及 β 受体兴奋作用,可收缩动脉血管以升高血压,也能加快心率,一次常用量为 5～10 mg。③平面过广:腰麻中任何患者都可能出现平面过广,通常出现于脊麻诱导后不久。平面过广的症状和体征包括恐惧、忧虑、恶心、呕吐、低血压、呼吸困难、甚至呼吸暂停、意识不清,治疗包括给氧、辅助呼吸及维持循环稳定。④穿刺损伤:比较少见。在同一部位多次腰穿容易损伤,尤其当进针方向偏外侧时,可刺伤脊神经根。脊神经被刺伤后表现为 1 根或 2 根脊神经根炎的症状。⑤化学或细菌性污染:局麻药被细菌、清洁剂或其他化学物质污染可引起神经损伤。用清洁剂或消毒液清洗脊麻针头,可导致无菌性脑膜炎。使用一次性脊麻用具既可避免无菌性脑膜炎,也可避免细菌性脑膜炎。而且局麻药的抽取、配制应注意无菌原则。⑥马尾综合征:通常用于腰麻的局麻药无神经损伤作用,但是目前临床有腰麻后截瘫的报道。表现为脊麻后下肢感觉及运动功能长时间不恢复,神经系统检查发现鞍骶神经受累、大便失禁及尿道括约肌麻痹,恢复异常缓慢。

由于腰麻的并发症多且严重,近年来单独腰麻应用得较少。

3.连续腰麻

随着微导管技术的出现,使得连续腰麻成为可能。连续腰麻的优点主要是使传统的腰麻时间任意延长;但是连续腰麻不仅操作不方便,而且导管置入蛛网膜下腔较费时、腰麻后头痛的发生率也随之增加,目前在临床上还很少应用。

4.腰麻-硬膜外联合麻醉(CSEA)

(1)腰麻-硬膜外联合麻醉的特点:CSEA 是近年来逐渐受欢迎的一种新型麻醉技术,其优点如下。①起效快、肌肉松弛满意、阻滞效果好、镇痛作用完善。②麻醉药用量小,降低了药物对母体和胎儿的不良影响。③可控性好,灵活性强,可任意延长麻醉时间,并可提供术后镇痛。④笔尖式穿刺针对组织损伤小,脑脊液外漏少,头痛发生率低。

(2)腰麻-硬膜外联合麻醉的方法:常用的 CSEA 有两种。①单点法(针内针法):左侧(或右侧)卧位,选择 $L_{3\sim4}$ 进行穿刺,穿刺针进入硬膜外隙后,将腰麻针经硬膜外针内腔向前推进直到出现穿破硬脊膜的落空感,拔出腰麻针芯,见脑脊液流出,将局麻药注入蛛网膜下腔,然后拔出腰麻针,再经硬膜外针置入导管。其不足之处是当发生置管困难时,可能在置管时其麻醉固定于一侧或放弃置管则会出现麻醉平面不够。②双点法:常用 $T_{12}\sim L_1$ 间隙行硬膜外穿刺置管,$L_{3\sim4}$ 间隙进行腰麻。优点在于麻醉平面易控性好,硬膜外穿刺和腰穿不在同一椎间隙,减少硬膜外注入的局麻药进入蛛网膜下腔的量及导管进入蛛网膜下腔的机会。

(3)常用局麻药及浓度选择:常用局麻药的比重、浓度与药量同腰麻所述。

(4)腰麻-硬膜外联合麻醉在临床应用中的地位及注意事项:①由于其阻滞快速、肌肉松弛完善等特点,使 CSEA 优于 CEA,尤其在紧急剖宫产时。②由于其头痛发生率、局麻药的用量、低血压发生率均低于 SA,使 CSEA 的临床应用多于 SA。③CSEA 在临床中应用的比例越来越高,但应注意硬膜外导管可经腰麻针穿破的硬脊膜孔误入蛛网膜下腔,硬膜外给药进行补充阻滞范围或进行术后镇痛时均应先注入试验量。④鉴于 CSEA 的患者有截瘫等神经损伤的发生率,建议选择 $L_{3\sim4}$ 间隙实施腰穿。

(五)全麻

1.全麻的特点

剖宫产全麻最大的优点是诱导迅速,低血压发生率低,能保持良好的通气,便于产妇气道和循环的管理。其次,全麻效果确切、能完全消除产妇的紧张恐惧感、产生理想的肌肉松弛等都是区域麻醉无法比拟的,尤其适用于精神高度紧张与椎管内麻醉有禁忌的产妇。其不足在于母体容易呕吐或反流而致误吸，甚至死亡。此外，全麻的操作管理较为复杂，要求麻醉者有较全面的技术水平和设备条件，麻醉用药不当或维持过深有造成新生儿呼吸循、环抑制的危险。

在我国，全麻在产科剖宫产术中应用不多，但近几年随着重症产妇的增多，为确保产妇与胎儿的安全，在全麻比例上升的同时，全麻的质量也逐渐在提高。

择期剖宫产采用全麻的适应证：①凝血功能障碍者。②某些特殊心脏病患者，因心脏疾病不能耐受急性交感神经阻滞，如肥厚型心肌病，法洛四联症，单心室，Eisenmenger 综合征，二尖瓣狭窄，扩张型心肌病等。③严重脊柱畸形者。④背部皮肤炎症等不宜行椎管内麻醉者。⑤拒绝区域麻醉者。

全麻对胎儿的影响主要通过 3 条途径。

（1）全麻药物对胎儿的直接作用：目前所用的全麻药物几乎都会对胎儿产生不同程度的抑制作用，其中镇静、镇痛药的作用最明显。决定全麻药物对胎儿影响程度的关键因素除了用药种类和剂量外，主要是麻醉诱导至胎儿娩出时间（I-D Intervals）的长度。Datta 等认为，全麻下 I-D 时间＞8 分钟时就极有可能发生低 Apgar 评分，因此，应尽量缩短麻醉诱导至胎儿娩出时间，提高手术者的操作水平以缩短切皮至胎儿娩出时间，使全麻对胎儿的影响降到最低点。

（2）全麻引起的血流动力学变化特别是子宫胎盘血流的改变对胎儿氧供的影响：在全麻时，尽管低血压发生率较低，但我们也应该意识到 90% 的临产产妇平卧时子宫都会对腹主动脉、下腔静脉造成压迫，在手术前应考虑到体位的问题，避免仰卧位低血压综合征的发生，减少血管活性药物的使用，因为这些药物虽然可以维持血流动力学的稳定但是却减少了子宫胎盘的血流。

（3）全麻过程中通气、换气情况的改变所致的酸碱变化及心排血量的变化对胎儿的影响：因产妇的氧耗量增加，功能残气量减少，氧储备量下降，在麻醉诱导前先用面罩吸纯氧或深吸气 5 分钟，以避免产妇及胎儿低氧血症的发生。而且在全麻中应维持动脉二氧化碳分压在 $4.3 \sim 4.5$ kPa（$32 \sim 34$ mmHg），在胎儿娩出前避免过分过度通气，因由此产生的碱血症会使胎盘和脐带的血流变迟缓，并使母体的氧离曲线左移，减少氧的释放，影响母体向胎儿的氧转运。

2.麻醉方法

产妇进入手术室后，采取左侧卧位或垫高右侧臀部 30°，使之稍向左侧倾斜。连续监测血压、心电图、脉搏血氧饱和度，开放静脉通路，准备吸引器，选择偏细的气管导管（ID $6.5 \sim 7.0$ mm）、软导丝、粗吸痰管及合适的喉镜，做好困难插管的准备。同时手术医师进行消毒、铺巾等工作准备，开始诱导前，充分吸氧去氮

3～5 分钟。静脉快速诱导,硫喷妥钠(4～6 mg/kg)或丙泊酚(1.0～2.0 mg/kg)、氯琥珀胆碱(1.0～1.5 mg/kg)静脉注射,待产妇意识消失后由助手进行环状软骨压迫(用拇指和中指固定环状软骨,示指进行压迫),待咽喉肌肉松弛弛后放置喉镜行气管内插管。证实导管位置正确并使气管导管套囊充气后才可松开环状软骨压迫,此法可有效减少呕吐的发生。麻醉维持在胎儿娩出前后有所不同,胎儿娩出前需要浅麻醉,为满足产妇与胎儿的氧供可以吸入 1：1 的氧气和氧化亚氮,并辅以适量吸入麻醉药(恩氟烷、异氟烷、七氟烷),以不超过 1％为佳,肌肉松弛药选用非去极化类(罗库溴铵、维库溴铵、顺阿曲库铵),这些药通过胎盘量少。阿片类药对胎儿异常敏感,宜取出胎儿,断脐后应用以及时加深麻醉。娩出胎儿后静脉注射芬太尼(100 μg)或舒芬太尼(10 μg),同时氧化亚氮浓度可增至 70％。手术结束前 5～10 分钟停用吸入药,用高流量氧"冲洗"肺泡以加速苏醒。待产妇吞咽反射,呛咳反射和神志完全恢复后才可以拔除气管内导管。

总之,剖宫产全麻应注意的环节:①仔细选择全麻药物及剂量。②有效防治仰卧位低血压综合征。③断脐前避免过度通气,以防止子宫动脉收缩后继发胎盘血流降低,对胎儿造成不利影响。④认真选择全麻诱导时机(待消毒,铺巾等手术准备就绪后再诱导),以尽力缩短 ID 时间。通过注意各环节,全麻对胎儿的抑制是有可以避免的。

3.全麻的并发症及处理

(1)插管困难:由于足月妊娠后产妇毛细血管充血,体内水分潴留,致舌、口底及咽喉等部位水肿;另一方面脂肪堆积于乳房及面部。这些产妇特有的病理生理特点使困难气管插管的发生率大为提高。产妇困难插管的发生率约为 0.8％,较一般人群高 10 倍。Mallampati 气道评分 Ⅳ 级和上颌前突被认为是产妇困难气道的最大危险因素。产妇死亡病例中有 10％没有进行适当的气道评估,随着椎管内麻醉比例的增加,产妇总的病死率有所下降,但全麻病死率几乎没有改变。1979-1990 年的一项麻醉相关的产妇死亡的研究显示,因气道问题死亡占全麻死亡的 73％。问题在于:没有足够时间评估气道;意料外的气道水肿;急诊手术;操作者水平所限;对插管后位置确认不够重视等。对策:根据实际情况尽可能全面的评估气道;除常规备齐各型导管、吸引器械等设施外,可能尚需备气道食管联合导管、喉罩等气道应急设施,并做好困难插管的人员等准备,当气管插管失败后,使用面罩正压通气,或能使口咽通畅的仪器保证通气,如果仍不能通气或不能使患者清醒,那么就应该实施紧急气管切开了。

(2)反流误吸:反流误吸也是全麻产妇死亡的主要原因之一,急诊手术和困难插管时更容易出现。不做预防处理时,误吸综合征的发生率为0.064%。在美国,大多数医院碱化胃液已作为术前常规。尽管没有一个药物能杜绝反流,但30 mL的非颗粒抗酸剂可显著降低反流后的风险。H_2受体拮抗剂(如雷尼替丁)虽能碱化胃液但不能立即起效,需提前2小时服用,其余对策包括术前严格禁食水;麻醉前肌内注射阿托品0.5 mg;快速诱导插管时先给小剂量非去极化型肌肉松弛药如维库溴铵1 mg以消除琥珀胆碱引起的肌颤,避免胃内压的显著升高;诱导期避免过度正压通气,并施行环状软骨压迫闭锁食管;给予5-HT受体拮抗剂如格雷司琼预防呕吐。

(3)术中知晓:术中知晓是产科全身麻醉关注的另一个问题,部分全麻剖宫产者主诉术中做梦或能回忆起术中的声音,但全麻剖宫产术中知晓的确切发生率目前尚无统计。术中知晓并不一定导致显性记忆,但即便是在没有显性记忆的情况下,隐性记忆也可产生不良影响,甚至是创伤后应激反应综合征(PTSD)。有研究发现,单纯50%的一氧化二氮并不能提供足够的麻醉深度,术中知晓的发生率可高达26%。有学者对3 000例孕妇辅以低浓度的强效挥发性麻醉药(如0.5%的氟烷、0.75%的异氟烷或1%的恩氟烷或七氟烷),可使知晓发生率降至0.9%,同时不增加新生儿抑制。娩出后适当增加一氧化二氮和挥发性麻醉药的浓度,给予阿片类或苯二氮䓬类药物以维持足够的麻醉深度也可降低知晓的发生率。

(4)新生儿抑制:除某些产前急症外,很多原因都可导致新生儿抑制,已证实,臀位和ID时间延长是导致全麻下剖宫产新生儿抑制和窒息的重要因素。有研究显示,全麻和椎管内麻醉下行择期剖宫产时,新生儿酸碱状态、Apgar评分、血浆β内啡肽水平、术后24小时和7天行为学均无明显差异,但全麻下ID时间与1分钟Apgar评分存在显著相关。ID时间<8分钟,对新生儿的抑制作用有限;ID时间延长,可减少Apgar评分,但只要防止产妇低氧和过度通气、主动脉压迫和低血压或是控制ID时间<3分钟,新生儿的酸碱状态可不受影响。

(5)宫缩乏力:挥发性吸入麻醉药呈浓度相关性抑制宫缩,这在娩出前是有益的,但术后可能导致出血。有学者分别用0.5 MAC的异氟烷和8 mg/(kg·d)丙泊酚持续输注维持麻醉(两组都合用67%N_2O和33%O_2),结果异氟烷组产妇宫缩不良比例较高。如果能将挥发性吸入麻醉药浓度控制在0.8~1.0 MAC以下,子宫仍能对缩宫素有良好的反应。氧化亚氮对子宫张力无直接影响。氯胺酮对宫缩的影响各家报道不一。

(6)产妇死亡和胎儿死亡:尽管全麻下剖宫产的相对危险度较高,但考虑到全麻在高危剖宫产术中的地位,全麻剖宫产母婴病死率高居不下也不足为奇。美国麻醉护士协会(AANA)对 1990－1996 年有关产科麻醉的内部资料进行回顾:新生儿死亡和产妇死亡是最常见的严重并发症,分别占 27％和 22％,产妇死亡病例中有 89％是在全麻下实施剖宫产的,不能及时有效控制气道是导致产妇死亡最主要原因。

二、紧急剖宫产麻醉

紧急剖宫产是指分娩过程中母体或胎儿出现异常紧急情况需快速结束分娩而进行的手术,是产科抢救母胎生命的有效措施之一。常见原因为胎儿宫内窘迫、前置胎盘、胎盘早剥、脐带脱垂、忽略性横位、肩难产、子宫先兆破裂、产时子痫等,以急性胎儿宫内窘迫因素手术者为多见。由于手术是非常时刻临时决定的,以最快的速度结束产程、减少手术并发症、降低新生儿窒息率、保证母婴安全,高质量地完成手术是最终目的。故急诊剖宫产麻醉的选择非常重要。

紧急剖宫产时通常选择全麻,或静脉麻醉辅助下的局麻,也可通过原先行分娩镇痛的硬膜外导管施行硬膜外麻醉。美国妇产科学会(ACOG)指出,对于因胎心出现不确定节律变化而行剖宫产者,不必要将椎管内麻醉作为禁忌,腰麻-硬膜外联合麻醉使麻醉诱导时间缩短,镇痛及肌肉松弛作用完全,内脏牵拉反应少,避免了应用镇静镇痛药对胎儿造成的不良影响,减少新生儿窒息和手术后并发症,提高了剖宫产抢救胎儿的成功率,对减少手术后并发症起到很大的作用,是多数胎儿宫内窘迫可选择的麻醉方式。而且如果事先已置入硬膜外导管,通过给予速效的局麻药足以应付大多数紧急情况。如遇到子宫破裂、脐带脱垂伴显著心动过缓和产前大出血致休克等情况仍需实施全麻。

注意要点:①对急诊或子痫昏迷患者需行全麻时,宜按饱胃处理,留置胃管抽吸,尽可能排空胃内容物。术前给予 H_2 受体拮抗剂,如西咪替丁以减少胃液分泌量和提高胃液的 pH,给予5-HT 受体拮抗剂如格雷司琼预防呕吐。②快速诱导插管时先给小剂量非去极化型肌肉松弛药以消除琥珀胆碱引起的肌颤,避免胃内压的显著升高,插管时施行环状软骨压迫闭锁食管,以防反流误吸。③常规备好应对困难气道的器具如:小号气管导管、管芯、喉罩、纤支镜等。④由于氯胺酮的全身麻醉效应及其固有的交感神经兴奋作用,故对妊娠高血压综合征、有精神病史或饱胃产妇禁用,以免发生脑血管意外、呕吐误吸等严重后果。

三、特殊剖宫产麻醉

(一)多胎妊娠

一次妊娠有两个或两个以上的胎儿,称为多胎妊娠。多胎妊娠属高危妊娠,与单胎妊娠相比较,具有妊娠并发症发生率高,病情严重等特点,并易导致胎儿生长受限,低体重儿发生率高,其围产儿病死率是单胎妊娠的 3～7 倍,随着辅助生育技术的提高和广泛开展,多胎妊娠发生率近年来有上升趋势,故如何做好多胎妊娠的分娩期处理十分重要。而多胎妊娠的分娩方式选择又与新生儿窒息密切相关,所以选择正确的分娩方式尤为重要。分娩方式对新生儿的影响:研究表明,第一胎儿出生后新生儿评分在剖宫产与阴道分娩两组间并无差异,而第二、三胎经阴道分娩组新生儿窒息率显著高于剖宫产组。因此,对于手术前已明确胎位不正、胎儿较大、产道狭窄或阴道顺产可能性不大的多胎妊娠以及前置胎盘、妊娠高血压综合征、瘢痕子宫及有母体并发症的产妇等应以剖宫产为宜。

1.多胎妊娠,妊娠期和分娩期的病理生理变化

(1)心肺功能易受损:多胎患者,宫底高,可引起腹腔和胸腔脏器受压,心肺功能受到影响,血流异常分布。胎儿取出后腹压骤减,受压的腹部脏器静脉扩张,双下肢血流增加,循环血容量不足引起血压下降;或胎儿取出后腹压骤减使下肢淤血回流,血压上升加重心力衰竭。因此在取胎儿时严密观察血压、心率、呼吸的变化,进行补液和使用缩血管药或扩血管药维持循环稳定。

(2)易并发妊娠高血压综合征:由于子宫腔过大,子宫胎盘循环受阻造成胎盘缺氧,如合并羊水过多,使胎盘缺血更甚,更易发生妊娠高血压综合征,比单胎妊娠明显增多,发生时间更早,而且严重并发症如胎盘早剥、肺水肿、心力衰竭多见。

(3)易并发贫血:多胎妊娠孕妇为供给多个胎儿生长发育,从母体中摄取的铁、叶酸等营养物质的量就更多,容易引起缺铁性贫血和巨幼红细胞性贫血;另外,多胎妊娠孕妇的血容量平均增加 50%～60%,较单胎妊娠血容量增加 10%,致使血浆稀释,血红蛋白和血细胞比容低、贫血发生程度严重,使胎儿发育受限。贫血不及时纠正,母体易发贫血性心脏病。

(4)易并发早产:多胎妊娠子宫过度膨胀,宫腔内压力增高,易发生胎膜早破,常不能维持到足月,早产儿及低体重儿是围产儿死亡的最主要因素,也是多胎妊娠最常见的并发症之一。

(5)易并发产后出血:多胎妊娠由于子宫腔容积增大,压力增高,子宫平滑肌

纤维持续过度伸展导致其失去正常收缩功能,且多胎妊娠有较多的产前并发症。妊娠高血压综合征者因子宫肌层水肿,及长期使用硫酸镁解痉易引起宫缩乏力导致产后出血。此外,多胎妊娠子宫肌纤维缺血缺氧、贫血和凝血功能的变化、胎盘附着面大,使其更容易发生产后出血。准备好常用的缩宫剂:如缩宫素、卡孕栓等,以及母婴急救物品、药品;术中建立两条静脉通道,做好输血、输液的准备。

2.多胎妊娠的麻醉处理要点

(1)重视术前准备:合并心力衰竭者一般需经内科强心、利尿、扩血管、营养心肌等综合治疗以改善心功能。妊娠高血压综合征轻、中度者一般不予处理,重度者给硫酸镁等解痉控制血压,以提高麻醉和手术耐受性。

(2)椎管内麻醉是首选方法:因其止痛效果可靠,麻醉平面和血压较易控制。宫缩痛可获解除,对胎儿呼吸循环几乎无抑制。

(3)充分给氧:妊娠晚期由于多胎子宫过度膨胀,膈肌上抬可出现呼吸困难等压迫症状。贫血发生率达40%,还有严重并发症如心力衰竭。氧疗能提高动脉血氧分压,对孕妇和胎儿均有利,故应常规面罩吸氧。

(4)合适体位:仰卧位时手术床应左倾20°~30°角,以防仰卧位低血压综合征的发生。有报道90%产妇于临产期取平卧位时出现仰卧位低血压综合征。多胎妊娠发生率更高。

(5)加强术中监护:常规监测心电图、血压、脉搏血氧饱和度、尿量,维持术中生命体征平稳。血压过低、心率过缓者,给麻黄碱、阿托品等心血管活性药。心力衰竭、妊娠高血压综合征者,随着硬膜外麻醉起效,血管扩张,血压一般会有所下降,只有少数患者才需降压处理。注意补液输血速度,特别是重度妊娠高血压综合征者,往往已使用大量镇静解痉药及降压利尿剂,注意预防术中、术后循环衰竭的发生。

(6)促进子宫收缩减少产时出血:多胎妊娠剖宫产中最常见并发症是产后出血,主要原因是子宫收缩力差。子宫肌层注射缩宫素10 U,静脉滴注缩宫素20 U,多能获得理想的宫缩力量,促进子宫收缩减少产后出血。

(7)重视新生儿急救处理:由于双胎妊娠子宫过度膨胀,发生早产可能性明显增加,平均孕期260天,有一半胎儿体重<2 500 g。多胎妊娠的新生儿中低体重儿,早产儿比例多,应做好新生儿抢救保暖准备,尽快清除呼吸道异物。重度窒息者尽早气管插管,及时建立有效通气。心率过缓者同时胸外心脏按摩,并注射血管活性药物和纠酸药品等。

(8)术后镇痛:适当的术后镇痛可缓解高血压,心力衰竭,有利于产妇康复。

(二)畸形子宫

畸形子宫类型有双子宫、纵隔子宫、双角子宫、单角子宫、弓形子宫等。畸形子宫合并妊娠后,在分娩时可发生产程延长,胎儿猝死以及胎盘滞留等。为挽救胎儿,畸形子宫妊娠的分娩方式多采用剖宫产。但就麻醉而言,无特殊处理,一般采用椎管内麻醉均可满足手术。

(三)宫内死胎

宫内死胎指与孕期无关,胎儿在完全排出或取出前死亡。尽管围产期病死率下降,宫内死胎的发生率一直持续在 0.32%,宫内死胎稽留可引起严重的并发症——"死胎综合征",这会引起潜在的、渐进的凝血障碍,纤维蛋白原浓度下降 <120 g/L,血小板数减少 <10^{12}/L,aPTT 延长大多在纤维蛋白原浓度下降 <100 g/L时才出现。凝血障碍发生率(平均 10%~20%)首先取决于死胎稽留的时间:在宫内胎儿死亡最初 10 天内这种并发症很少出现,时间若超过 5 周,25%~40%的病例预计发生凝血障碍病。因为从胎儿死亡到开始治疗的时间大多不明,确诊死胎后,为排除凝血障碍的诊断必须立即进行全套凝血检查:纤维蛋白原浓度、抗凝血酶Ⅲ浓度、血小板数、aPTT、凝血活酶值以及 D-二聚体。对血管内凝血因子消耗有诊断意义的是纤维蛋白原浓度下降至 120 mg/dL 以下,抗凝血酶Ⅲ的明显下降,血小板数减少至 10^{12}/L 以下,aPTT 延长以及 D-二聚体浓度升高。治疗应在止血能力降低时(如纤维蛋白原 <100 g/L),及时给予新鲜冰冻血浆,给予浓缩血小板的绝对适应证是血小板数降至 20×10^9/L 以下。凝血障碍严重者均采用全麻完成手术。

(四)产妇脊柱畸形

产妇脊柱畸形,伴随不同程度的胸腔容量减小,加上妊娠中晚期膈肌上抬,严重者可出现肺纤维化、肺不张、肺血管闭塞或弯曲等,引起肺活量降低和肺循环阻力增加,导致肺动脉高压和肺源性心脏病。如发生肺部感染,更增加通气困难,易致心肺功能不全。此外,妊娠期血容量比非孕时血容量增加约 35%,至孕32~34 周达高峰,每次心排血量亦增加 20%~30%,心脏负荷明显加重。因此脊柱畸形合并妊娠常引起呼吸循环衰竭,严重者威胁母儿生命。脊柱畸形孕妇对自然分娩的耐受力极低,一旦胎儿成熟,应择期行剖宫产终止妊娠,以孕 36~37 周为宜。临床麻醉医师应依据脊柱畸形部位、严重程度以及自身的麻醉技术水平来选择麻醉方式。

第三节 妊娠合并糖尿病妇女手术麻醉

妊娠可引起机体能量代谢复杂变化,包括胰岛素分泌过多和抗胰岛素效应增加、空腹血糖低、对酮体易感等。胰岛素通过调节血糖、脂肪和蛋白质代谢对母婴健康起关键作用。妊娠糖尿在妊娠妇女中发病率高达 2%～4%,其中 90% 的病例是妊娠期糖尿病(GDM)。GDM 被分为两型:A1 型糖尿病空腹和餐后 2 小时血糖分别低于 5.2 mmol/L 和 6.67 mmol/L,可通过控制饮食治疗,不需要胰岛素。A_2 型糖尿病空腹治疗和餐后 2 小时血糖分别高于 5.2 mmol/L 和 6.67 mmol/L,需要胰岛素治疗。

非妊娠期糖尿病分为 1 型和 2 型,其中 1 型糖尿病由于自身免疫破坏胰腺胰岛细胞引起,该类型患者依赖外源性胰岛素。2 型糖尿病与 GDM 相似,都是由于胰岛素抵抗引起的。90% 以上的 GDM 产妇在分娩前病情会有所发展,30%～50% 的 GDM 产妇在未来 7～10 年可能发展成为 2 型糖尿病。

一、糖尿病对妊娠的影响

(一)对孕妇的影响

GDM 主要由于对胰岛素抵抗增加引起胰岛素分泌相对不足,糖不能进入外周组织及糖利用下降,糖原分解增多,血糖增高。脂肪降解增多,游离脂肪酸释放过多引起酮体增多,酮体在体内聚集到一定程度会发生代谢性酸中毒如酮症酸中毒。另外,高血糖还可引起细胞内外渗透压发生变化,继发于尿糖的渗透性利尿使体内水分和电解质丢失增加,如果不及时治疗将引起血容量减少、酮体聚集、酸中毒和电解质紊乱。血浆高渗状态还可使细胞内钾外流,酸中毒加重细胞内钾外流。高血糖同时还可以使机体对感染的抵抗力下降,不利于伤口愈合。

在糖尿病孕妇中,高血压和先兆子痫的发生率高于正常人群,有肾病和高血压的糖尿病孕妇更易患肺水肿和左心室功能不全。

(二)对胎儿及新生儿的影响

糖尿病产妇所生新生儿病死率增加的主要原因有先天发育异常、胎儿宫内窘迫、巨大儿、早产和新生儿低血糖等。

巨大儿在糖尿病产妇中很常见,可能的机制是在糖尿病未控制的产妇存在胎儿高血糖症和高胰岛素血症。其确切机制还不清楚。糖尿病产妇的胎盘因绒毛扩大而稠密,这些扩大的绒毛通过减少绒毛内间隙使子宫胎盘血流减少35%～45%,合并有心血管病变和肾功能不全的糖尿病产妇其子宫胎盘血流减少更加明显,宫内生长迟缓和新生儿代谢并发症同样与脐动脉血流减少有关。糖尿病未控制产妇还可引起胎儿血糖的慢性波动,由于葡萄糖胎盘通过率大于胰岛素,加上胎儿的胰岛素抵抗性,可引起新生儿低血糖。

二、麻醉前准备

对不同类型与不同阶段的患者采用不同的治疗措施,包括饮食疗法,口服降糖药和胰岛素治疗等,改善全身状况,增加糖原贮备,提高患者对麻醉、手术的耐受性。

(一)择期手术患者的麻醉前准备

糖尿病产妇理想的饮食控制为 126～209 J/kg(30～50 cal/kg)。糖类食物应占总热量的 40%～50%,剩余的热量由脂肪和蛋白质提供。

麻醉手术前对糖尿病产妇血糖控制标准:①空腹血糖控制在 5.6 mmol/L 或更低,餐后2 小时血糖低于 7.8 mmol/L。②无酮血症、尿酮体阴性。③尿糖测定为阴性或弱阳性(＋或＋＋)。患者经过饮食控制疗法及口服降糖药物达上述标准,为避免术中发生低血糖,术前不要求血糖降到正常水平。已用长效或中效胰岛素的患者,最好术前 2～3 天改用普通胰岛素,以免麻醉与手术中发生低血糖。对酮症酸中毒患者,术前应积极治疗,纠正酮症酸中毒,待病情稳定后再进行手术。同时注意心、肝、肾等重要器官功能及各项化验检查结果。

(二)急诊手术的术前准备

糖尿病产妇行急诊手术时,首先应急查血糖、尿糖、尿酮体,做血清钾、钠、HCO_3^-、pH 等测定。如患者血糖高伴有酮血症时,权衡酮症酸中毒的严重性和手术的紧迫性,如果非紧迫性急诊应先纠正酮症酸中毒。酸中毒的主要原因是胰岛素的分泌不足所致,因此应以补充胰岛素为主纠正酸中毒。如血糖>16.6 mmol/L、血酮增高达(＋＋＋＋)以上,第 1 小时给普通胰岛素100 U,待血糖下降至13.8 mmol/L时,每小时给普通胰岛素 50 U,静脉注射葡萄糖 10 g。同时严密监测血糖和尿糖;每 4～6 小时给普通胰岛素 10～15 U,维持血糖8.3～11.1 mmol/L 之间。pH<7.1 时应给 5%碳酸氢钠 250 mL,根据血气及 pH 结果调整剂量。最好待尿酮体消失、酸中毒纠正后再行手术,如果是紧迫性急诊可

边手术边纠正酮症酸中毒。

三、麻醉方法的选择

尽可能选择对糖代谢影响最小的麻醉方法和麻醉药物。硬膜外阻滞对糖代谢影响小,可部分阻滞交感肾上腺系统,减少母体儿茶酚胺的分泌,有助于对血糖的控制,还可能有利于胎盘灌注,对糖尿病产妇尤为有利,应作为首选方法。但对糖尿病产妇剖宫产实施硬膜外阻滞容易引起低血压,糖尿病产妇的胎儿比非糖尿病产妇的胎儿更易发生低氧血症及低血压,这对胎儿宫内生长迟缓和胎儿宫内窘迫者有很大危害。低血压的预防比治疗更为重要,可在麻醉前预防性快速输注林格液 1 000 mL,麻醉完成后将手术台左倾 15°使子宫左侧偏移可有效预防低血压的发生。治疗低血压可通过快速输注液体和血管升压药。如果糖尿病产妇能很好地控制或分娩前不用含糖液体充分扩容,避免发生低血压,对于糖尿病产妇剖宫产实施腰麻也是安全的。全麻对机体的代谢影响较大,且该类患者可能出现插管困难,故不作为首选麻醉方法。对需要全麻的产妇应选择对血糖影响最小的全麻药如安氟醚、异氟醚、氧化亚氮及麻醉性镇痛药,麻醉深度适宜,麻醉期间加强对循环、呼吸、水电解质及酸碱平衡的管理。不论选用何种麻醉方法,应避免使用肾上腺素等交感兴奋药,局麻药中不加肾上腺素,可用麻黄碱代替。

四、围术期处理

(一)术中葡萄糖和胰岛素的应用

术中血糖、尿糖的监测应作为常规监测项目,一般术中每 2 小时测定一次,以控制血糖在 5~6.94 mmol/L,尿酮阴性、尿糖维持在(±)的程度为宜。

术中一般应用短效普通胰岛素。应根据血糖及尿糖结果给予胰岛素。糖尿病产妇分娩时,小量的胰岛素就可以维持血糖接近正常水平。

椎管内麻醉患者清醒时诉心慌、饥饿感、眩晕、出冷汗可考虑有低血糖。全麻期间患者出现不明显原因的低血压、心动过速、出汗、脉压增大或全麻停药后长时间不苏醒,也应考虑有低血糖可能,最好及时抽血查血糖,如低于 2.7 mmol/L,可明确诊断。治疗通过静脉注射 50%葡萄糖 20~40 mL 即可。

(二)麻醉管理

在麻醉与手术期同应尽量避免严重缺氧、CO_2 蓄积、低血压等可使儿茶酚胺释放增加、导致血糖升高的不利因素。加强对呼吸管理,维持适宜的麻醉深度,保持血流动力学稳定,对糖尿病患者尤为重要。糖尿病患者胃排空时间延迟,术中注意预防呕吐误吸的发生。糖尿病患者对感染的抵抗力较差,在应用局麻或椎管内麻醉时,穿刺应严格无菌操作,如穿刺部位有感染应改其他麻醉方法,或避开感染部位,以防感染扩散。围术期感染的防治很重要,除生殖道感染外,术后留置导尿管易发生泌尿道感染,应常规应用抗生素 3～5 天,使母婴安全度过围术期。术后由于胎盘排出后胰岛素的抵抗激素迅速下降,因此需根据血糖监测结果调整胰岛素用量,同时注意酮症酸中毒、电解质平衡,防止低血钾。

参 考 文 献

[1] 赫赤,宗晓菲,王昭安.现代麻醉与临床实践[M].北京:中国纺织出版社,2021.

[2] 徐知菲.临床急重症与麻醉学[M].西安:陕西科学技术出版社,2021.

[3] 时鹏飞.新编麻醉临床指南[M].昆明:云南科技出版社,2020.

[4] 种朋贵.现代临床麻醉学[M].昆明:云南科技出版社,2020.

[5] 孙德峰.实用临床麻醉理论与实践[M].沈阳:辽宁科学技术出版社,2020.

[6] 陈齐.实用临床麻醉新技术[M].开封:河南大学出版社,2020.

[7] 麦振江.实用麻醉技术及并发症处置[M].开封:河南大学出版社,2020.

[8] 吕海.现代临床麻醉与疼痛治疗学[M].天津:天津科学技术出版社,2020.

[9] 李玉梅.实用麻醉学[M].北京:科学出版社,2020.

[10] 邓小明.现代麻醉学[M].北京:人民卫生出版社,2020.

[11] 张学春.麻醉技术与临床实践[M].北京:中国纺织出版社,2020.

[12] 于兆祥.医学麻醉技术与手术应用[M].长春:吉林科学技术出版社,2020.

[13] 叶建荣.临床麻醉技术与应用[M].北京:科学技术文献出版社,2020.

[14] 冯斌.麻醉学新进展[M].天津:天津科学技术出版社,2020.

[15] 刘鹏.临床麻醉实践与研究[M].哈尔滨:黑龙江科学技术出版社,2020.

[16] 胡玉翠.实用临床麻醉学[M].哈尔滨:黑龙江科学技术出版社,2020.

[17] 王丽娟.实用临床麻醉技术[M].哈尔滨:黑龙江科学技术出版社,2020.

[18] 胡凯.现代临床麻醉技术[M].北京:科学技术文献出版社,2020.

[19] 王莉.麻醉并发症处理技术[M].北京:科学技术文献出版社,2020.

[20] 田崴.实用外科与麻醉[M].长春:吉林科学技术出版社,2020.

［21］唐松江,李仕梅,李曦.麻醉学新进展[M].北京:中医古籍出版社,2020.

［22］李圣平.实用麻醉技术及应用[M].天津:天津科学技术出版社,2020.

［23］郑晓春,龚灿生,黄风怡.临床麻醉技术与围手术期应用[M].北京:科学技术文献出版社,2020.

［24］刘迎春.麻醉复苏与疼痛治疗[M].南昌:江西科学技术出版社,2020.

［25］董学义.当代麻醉学[M].长春:吉林科学技术出版社,2020.

［26］王庆东.麻醉科临床精要[M].长春:吉林科学技术出版社,2020.

［27］董华.临床麻醉与疼痛诊疗[M].北京:科学技术文献出版社,2020.

［28］宋际明.现代临床麻醉新进展[M].南昌:江西科学技术出版社,2020.

［29］徐鹏.临床疼痛与麻醉治疗学[M].长春:吉林科学技术出版社,2020.

［30］陈春生.医学手术麻醉技术与疼痛[M].沈阳:沈阳出版社,2020.

［31］王欣.外科危重病手术麻醉[M].北京:科学技术文献出版社,2020.

［32］卢丙刚.外科疾病临床诊疗与麻醉[M].北京:科学技术文献出版社,2020.

［33］陈丽荣.临床麻醉与疼痛治疗学[M].南昌:江西科学技术出版社,2020.

［34］赵泽宇.实用临床麻醉学手册[M].天津:天津科学技术出版社,2020.

［35］王传光.实用麻醉学诊疗手册[M].天津:天津科学技术出版社,2020.

［36］赵丽云,徐铭军,朱斌,等.心脏病患者非心脏手术围麻醉期中国专家临床管理共识(2020)[J].麻醉安全与质控,2021,5(2):63-77.

［37］于学美.腹腔镜子宫切除术中不同麻醉的临床效果对比[J].中国现代药物应用,2021,15(6):44-46.

［38］孟庆花.剖宫产手术全身麻醉的一般用药[J].中国药物与临床,2021,21(13):2272-2274.

［39］王黛.连续硬膜外麻醉和腰硬联合麻醉在剖宫产手术中的应用效果分析[J].当代医学,2021,27(22):149-150.

［40］李波,吕改华,程艳.分娩镇痛中转剖宫产麻醉方式的选择与效果观察[J].中国药物与临床,2021,21(12):2079-2080.